普通高等教育中医药类"十三五"规划教材
全国普通高等教育中医药类精编教材

预 防 医 学

（第 3 版）

（供中医学、中西医临床医学、中药学、针灸推拿学等专业用）

U0188545

主 编

饶朝龙　朱继民

副主编

王晓波　闫国立　李　璐
高永刚　徐　谦　蔡　琨

主 审

申 杰　张雪飞

上海科学技术出版社

图书在版编目（CIP）数据

预防医学／饶朝龙,朱继民主编. —3 版. —上海：上海科学技术出版社,2017.8 （2024.9 重印）

普通高等教育中医药类"十三五"规划教材　全国普通高等教育中医药类精编教材

ISBN 978−7−5478−3599−9

Ⅰ.①预… Ⅱ.①饶… ②朱… Ⅲ.①预防医学−高等学校−教材　Ⅳ.①R1

中国版本图书馆 CIP 数据核字（2017）第 121968 号

预防医学（第 3 版）
主编　饶朝龙　朱继民

上海世纪出版（集团）有限公司
上海 科 学 技 术 出 版 社　出版、发行
（上海市闵行区号景路 159 弄 A 座 9F−10F）
邮政编码 201101　　www. sstp. cn
常熟市兴达印刷有限公司印刷
开本 787×1092　1/16　印张 12.75
字数 250 千字
2017 年 8 月第 3 版　2024 年 9 月第 24 次印刷
ISBN 978−7−5478−3599−9/R·1382
定价：25.00 元

普通高等教育中医药类"十三五"规划教材
全国普通高等教育中医药类精编教材

普通高等教育中医药类"十三五"规划教材
全国普通高等教育中医药类精编教材

普通高等教育中医药类"十三五"规划教材
全国普通高等教育中医药类精编教材

新中国高等中医药教育开创至今历六十年。一甲子朝花夕拾,六十年砥砺前行,实现了长足发展,不仅健全了中医药高等教育体系,创新了中医药高等教育模式,也培养了一大批中医药人才,履行了人才培养、科技创新、社会服务、文化传承的职能和使命。高等中医药院校的教材作为中医药知识传播的重要载体,也伴随着中医药高等教育改革发展的进程,从少到多,从粗到精,一纲多本,形式多样,始终发挥着至关重要的作用。

上海科学技术出版社于1964年受国家卫生部委托出版全国中医院校试用教材迄今,肩负了半个多世纪的中医院校教材建设和出版的重任,产生了一大批学术深厚、内涵丰富、文辞隽永、具有重要影响力的优秀教材。尤其是1985年出版的全国统编高等医学院校中医教材(第五版),至今仍被誉为中医教材之经典而蜚声海内外。

2006年,上海科学技术出版社在全国中医药高等教育学会教学管理研究会的精心指导下,在全国各中医药院校的积极参与下,组织出版了供中医药院校本科生使用的"全国普通高等教育中医药类精编教材"(以下简称"精编教材"),并于2011年进行了修订和完善。这套教材融汇了历版优秀教材之精华,遵循"三基""五性""三特定"的教材编写原则,同时高度契合国家执业医师考核制度改革和国家创新型人才培养战略的要求,在组织策划、编写和出版过程中,反复论证,层层把关,使"精编教材"在内容编写、版式设计和质量控制等方面均达到了预期的要求,凸显了"精炼、创新、适用"的编写初衷,获得了全国中医药院校师生的一致好评。

2016年8月,党中央、国务院召开了新世纪以来第一次全国卫生与健康大会,印发实施《"健康中国2030"规划纲要》,并颁布了《中医药法》和《〈中国的中医药〉白皮书》,把发展中医药事业作为打造健康中国的重要内容。实施创新驱动发展、文化强国、"走出去"战略以及"一带一路"倡议,推动经济转型升级,都需要中医药发挥资源优势和核心作用。面对新时期中医药"创新性发展,创造性转化"的总体要求,中医药高等教育必须牢牢把握经济社会发展的大势,更加主动地服务和融入国家发展战略。为此,精编教材的编写将继续秉持"为院校提供服务、为行业打造精品"的工作要旨,在全国中医院校中广泛征求意见,多方听取要求,全面汲取经验,经过近一年的精心准备工作,在"十三五"开局之年启动了第三版的修订工作。

本次修订和完善将在保持"精编教材"原有特色和优势的基础上,进一步突出"经典、精炼、新颖、实用"的特点,并将贯彻习近平总书记在全国卫生与健康大会、全国高校思想政治工作会议等系列讲话精神,以及《国家中长期教育改革和发展规划纲要(2010—2020)》《中医药发展战略规划纲要(2016—2030年)》和《关于医教协同深化中医药教育改革与发展的指导意见》等文件要求,坚持高等教育立德树人这一根本任务,立足中医药教育改革发展要求,遵循我国中医药事业发展规律和中医药教育规律,深化中医药特色的人文素养和思想情操教育,从而达到以文化人、以文育人的效果。

同时,全国中医药高等教育学会教学管理研究会和上海科学技术出版社将不断深化高等中医药教材研究,在新版精编教材的编写组织中,努力将教材的编写出版工作与中医药发展的现实目标及未来方向紧密联系在一起,促进中医药人才培养与"健康中国"战略紧密结合起来,实现全程育人、全方位育人,不断完善高等中医药教材体系和丰富教材品种,创新、拓展相关课程教材,以更好地适应"十三五"时期及今后高等中医药院校的教学实践要求,从而进一步地提高我国高等中医药人才的培养能力,为建设健康中国贡献力量!

教材的编写出版需要在实践检验中不断完善,诚恳地希望广大中医药院校师生和读者在教学实践或使用中对本套教材提出宝贵意见,以敦促我们不断提高。

全国中医药高等教育学会常务理事、教学管理研究会理事长

胡鸿毅

2016年12月

预防医学是现代医学的重要组成部分,具有较为成熟的理论和方法体系,并随着医学实践而不断发展,而中医药学数千年的实践亦闪耀着预防医学思想的光芒,两者的有机结合可以更好地满足新形势下社会和公众对医疗卫生和健康服务的多元化需求。

高质量的教材是高等教育的重要载体,是高层次人才培养的重要工具。上海科学技术出版社在全国中医药高等教育学会教学管理研究会的精心指导下,在2008年组织全国高等中医药院校一线教师编写了"全国普通高等教育中医药类精编教材"《预防医学》,并于2011年进行了修订(第2版),这两版教材都受到了广大读者的广泛认可。为适应高等医学教育的发展趋势,更好地满足新形势下全社会对医疗卫生和健康日益增长的多样化需求,在"十三五"开局之年启动了《预防医学》(第3版)的修订编写工作。

本书是普通高等教育中医药类"十三五"规划教材、全国普通高等教育中医药类精编教材,坚持以学生为中心,以人才培养为目标,遵循"经典、精炼、新颖、实用"的编写原则,坚持高等教育立德树人的根本任务和中医药教育改革发展要求,内容强调"三基"(基本理论、基本知识和基本技能),体现"五性"(系统性、继承性、科学性、先进性和实用性)。2016年9月,正值全国卫生与健康大会召开之际,在成都召开了《预防医学》(第3版)编委会会议,以第2版教材为基础,并在充分分析了现有诸多教材的优势和不足的基础上,结合近年来本学科及相关学科的新进展,以及教学实践过程中的反馈,根据执业医师考试及教学的要求,吐故纳新,讨论并确定了编写思路、提纲、要求与计划。2017年1月,在合肥举行的定稿会对教材书稿进行了认真深入的讨论,结合贯彻落实《"健康中国"2030规划纲要》等提出了大量修改意见。此后,进行了编委、副主编和主编的先后交叉审稿与终审,努力做到预防医学及其相关领域的理论、方法进展与中医预防医学实践相结合,实现预防与治疗的统一,确保教材质量。

本教材内容主要包括预防医学绪论、自然环境与健康、社会心理环境与健康、职业环境与健康、食物与健康、流行病学概述、描述流行病学、分析流行病学、实验流行病学、健康管理与健康促进、临床预防服务、社区健康服务、传染病防制、慢性非传染性疾病的防制、医源性疾病的防制(含中药不良反应)、伤害防制、突发公共卫生事件的防制等内容。

　　本教材以第2版为基础,并参考了历版《预防医学》教材,在此对《预防医学》第2版及各参考教材的主编和全体编委深表敬意!本书引用了许多专家和学者的最新研究成果,限于体例未能一一标注,在此一并表示谢意!也感谢参编专家所在院校领导的大力支持。

　　限于编著者的学术能力、水平,加之时间仓促,书中难免有不足甚至错漏之处。敬请各位专家和广大读者提出宝贵意见,以便再版时修订提高。

《预防医学》编委会

2017 年 4 月

第一章 绪 论

导学

1. 掌握健康的定义,三级预防、五层次预防和中医预防的基本内容。

2. 熟悉预防医学的定义、内容、特点和方法;现代医学模式及医学模式演变的意义;预防医学的基本观点。

3. 了解预防医学与公共卫生的区别与联系,我国的卫生工作方针及预防策略,学习预防医学的目的。

医学是人类在生存和发展过程中与危害健康的各种因素不断斗争而形成和发展起来的处理健康相关问题的学科群。按研究对象和任务的不同,医学分为基础医学、临床医学和预防医学三个一级学科,它们既有分工,又有联系并相互渗透,其共同目标是维护和促进健康、防制疾病、延长寿命、提高人群生命质量。"未来医学发展将重在预防"的观点,已经成为国内外医学界的共识。

第一节 预防医学概述

随着时代的发展和人们健康观念的改变,预防医学已经成为医学教育中与临床医学密切相关的重要组成部分。

一、预防医学的概念

(一)预防医学的定义

预防医学(preventive medicine)是以个体和确定的群体为研究对象,以"环境-人群-健康"模式为指导,运用现代科学理论和方法,探索环境因素对健康的影响及其规律,制定预防策略和措施,消除和控制危险因素,达到促进和维护健康、防制疾病、提高生命质量和延年益寿目标的一门医学应用学科。

(二)预防医学的内容

预防医学涉及的范围广泛,宏观上可到宇宙(如防止宇宙射线对健康的影响),微观上可到分子(如防止发生分子病),可概括如下。

(1) 研究环境因素对健康影响的规律,探索改善和利用环境因素预防疾病、增进健康、提高劳动能力的措施。

(2) 探索环境因素对健康和疾病影响的评价和研究方法。

(3) 描述健康状态的分布与健康水平的动态变化。

(4) 探讨卫生保健与疾病防制的组织和管理方法。

(三)预防医学的特点

(1) 研究对象包括个体和群体,以群体为主,主要着眼于健康人和无症状者。

(2) 研究重点是环境因素与人群健康的关系。

(3) 采用微观与宏观相结合的研究方法,全面、客观地观察分析健康问题及其影响因素。

(4) 预防对策具有较临床医学更大的人群健康效益,具有显著的社会性和公益性。

(四)预防医学的研究方法

1. **调查方法** 预防医学的基本方法,如调查研究环境中各种物理、化学、生物因素的性质、数量、消长规律等。

2. **实验方法** 在分析流行病学基础上,采用各种实验方法控制有关因素,或在人群中进行实验观察来研究和验证病因。

3. **统计学方法** 用统计学的理论和方法,研究健康问题,用样本特征反映总体特征。

4. **社会学方法** 应用社会学、史学、法学、经济学、社会心理学等方法研究医学问题,寻求增进健康和预防疾病。

二、预防医学发展简史

(一)古代经验阶段

经验阶段是预防医学思想的形成期,大约持续到 16 世纪。

1. **中国古代预防思想** 中医预防医学的思想源于实践,奠基于《内经》《难经》。《内经》首篇《素问·上古天真论》阐发了养生防病措施;次篇《素问·四气调神大论》云"是故圣人不治已病治未病,不治已乱治未乱,此之谓也。夫病已成而后药之,乱已成而后治之,譬犹渴而穿井,斗而铸锥,不亦晚乎",正是中医预防思想的集中体现;而"正气存内,邪不可干"(《素问·遗篇刺法论》)及"虚邪贼风,避之有时,恬淡虚无,真气从之,精神内守,病安从来"(《素问·上古天真论》),则又强调身心健康状态的重要性。

2. **国外古代预防思想** 希波克拉底在《空气、水和土壤》中首次阐述环境因素与疾病的关系。盖伦继承并发展了四体液说,提出"精气说"。英国学者埃文·查德威克于 1842 年发表《英国劳动阶级卫生状况报告》,促使英国政府制定《公共卫生法》。L.R.Villerme 于 1828 年研究证明,婴幼儿死亡率与疾病、贫困有着明显的联系。他们为预防医学的形成奠定了基础。

(二)近代实验阶段

18 世纪 60 年代英国和法国相继开始了产业革命,形成资本主义大工业,这也造成工人生产和生活条件的恶化,发生许多疾病的流行。工业的发展也促进了科学技术的全面进步,如病理学、微生物学和生理学的形成,为预防医学提供了实验的手段。许多卫生学家开始应用实验方法研究并阐明了空气、水、土壤、住宅等生活环境和工厂车间、矿井等生产环境对人体健康的影响,提出了许多迫切需要解决的外界环境因素对人体健康和疾病的影响问题。德国公共卫生学家皮腾科费尔于 1882 年发表了《卫生学指南》一书,被誉为预防医学的创始人。

(三) 现代社区预防阶段

自 19 世纪末到 20 世纪初,人类在控制天花、霍乱、鼠疫等烈性传染病的实践中,逐渐认识到仅从个体预防疾病的效益不高,必须以群体为对象进行预防,如人群免疫接种、隔离消毒、检疫监测、消灭病媒生物、处理垃圾粪便、重视食物和饮用水安全等。将个人防病扩大到社会性预防,这是医学史上著名的第一次卫生革命,其特点是把人群预防作为解决卫生问题的主要措施。20 世纪中叶以后,由于疾病谱和死亡谱发生了改变,人们认识到不良行为生活方式与慢性疾病关系密切,必须依靠改善社会环境、社会行为,依靠社会大卫生才能有效地防制心脏病、脑血管病、恶性肿瘤和意外伤害。随着新社会医学、行为医学和环境医学的应用,把预防医学推向社会预防阶段,称为第二次卫生革命。1975 年,世界卫生组织(WHO)提出"到 2000 年人人享有卫生保健"的战略目标,认为实现此目标关键在于基层(初级)保健,重点在预防,强调整体预防、行为预防、社会预防,从而将预防医学提高到社区预防阶段,亦称为第三次卫生革命。

第二节 医学模式与健康观

一、医学模式

医学模式(medical model)是在不同历史阶段和科学发展水平条件下,人类与疾病作斗争时观察、处理医学领域中各种问题的思想和方法,是人类健康观和疾病观的高度哲学概括。

(一) 医学模式的演变

1. **神灵主义医学模式(spiritualism medical model)**　认为人的健康与生命是上帝神灵所赐,疾病与灾祸是天谴神罚。

2. **自然哲学医学模式(natural philosophical medical model)**　把健康、疾病与人类生活的自然环境与社会环境联系起来观察与思考,应用自然现象的客观存在和发展规律来认识疾病和健康问题的思维方式。

3. **机械论医学模式(mechanistic medical model)**　以机械唯物主义的观点,批驳了唯心主义的生命观和医学观,并把医学带入实验医学时代,对医学的发展发挥过重要的作用。但它简单地把人比作机器,忽视了生命极其复杂的一面,也忽视了人的社会性和生物性。

4. **生物医学模式(biomedical model)**　认为每种疾病都必然可以在器官、细胞或分子水平上找到可以测量的形态学或化学改变,都可以确定出生物的或物理的特定原因,都应该能够找到治疗的手段。生物医学模式在保护人类健康以及对医学进一步发展的影响中,发挥了重大促进作用。但该模式只注重人体疾病的生物因素,忽视了许多重要的心理因素与社会等因素对健康状态的影响,从而逐渐凸显其片面性及局限性。

5. 生物-心理-社会医学模式（bio-psycho-social medical model）　认为人体是由生物因素、心理因素、社会因素三者共同构成的统一整体,三者共同制约着人类健康和疾病,有时某个因素起主导作用,但三者是相互影响的。健康和疾病具有互相延续、互相转化的特点。要维护和促进健康、治疗疾病,除了注重生物因素外,不能忽视心理因素和社会因素。该模式促进了临床医学的历史性变革,其核心是突出社会因素的主导性作用,强调医学的发展方向是从研究疾病到研究健康。

此外,随着医学实践的不断深入,尤其是伴随 SARS 等重大公共卫生事件的出现,人们还提出了生态医学模式、生物-心理-生态医学模式、生物-心理-社会-生态医学模式等,以强调环境和生态科学在维护人体健康中的作用和影响。

(二) 医学模式转变的意义

医学模式转变的意义主要表现为四个扩大:① 从治疗服务扩大到临床预防服务;② 从技术服务扩大到社会服务;③ 从院内服务扩大到院外服务;④ 从生理服务扩大到心理服务。

二、健康相关概念

(一) 健康

健康观是人们在特定医学模式指导下对健康的整体性认识。在生物医学模式指导下,人们认为无病即健康。1948 年 WHO 提出:健康是身体、心理和社会适应的完好状态,而不仅仅是没有疾病或不虚弱。这是生物-心理-社会医学模式指导下的现代健康观,也是人们对健康整体性认识的飞跃。这种新的健康观念是对生物医学模式下的健康定义的有力补充和发展,它既考虑到人的自然属性,又考虑到人的社会属性。

(二) 健康权

健康是人的基本权利,是生活质量的基础,也是人生最宝贵的财富之一。健康权是享受最高而能获得之健康标准,是指政府必须创造条件使人人能够尽可能健康。1986 年 WHO 在《渥太华宪章》中重申:应将健康看作日常生活的资源。2000 年联合国经济、社会、文化权利委员会指出:健康权不仅包括及时和适当的卫生保健,而且也包括决定健康的基本因素,如享有安全的饮水和适当的卫生条件,充足的安全食物、营养和住房供应,符合卫生的职业和环境条件以及获得卫生方面的教育和信息,包括性和生殖卫生的教育和信息。

健康权包括四个要素:① 便利:有足够数量、行之有效的公共卫生和卫生保健设施、商品和服务,以及卫生计划。② 获得条件:卫生设施、商品和服务必须面向所有人。获得条件有四个彼此之间相互重叠的方面:不歧视、实际获得的条件、经济上的获得条件(可支付)、获得信息的条件。③ 接受条件:所有卫生设施、商品和服务必须遵守医学职业道德,在文化上是适当的,并对性别和生活周期的需要敏感。④ 质量:卫生设施、商品和服务必须在科学和医学上是适当和高质量的。

(三) 健康决定因素

健康决定因素指决定个体和人群健康状态的因素,包括四大类:生活及行为方式、人类生物学因素、环境因素及卫生服务,它们对健康具有不同程度的影响。

第三节 我国的卫生工作方针与预防策略

一、我国的卫生工作方针

中华人民共和国成立初期,我国的卫生工作方针是"面向工农兵,预防为主,团结中西医,卫生工作与群众运动相结合"。1991 年调整为"预防为主,中西医并重,依靠科技与教育,动员全社会参与,为人民健康服务,同时把医疗卫生工作的重点放在农村"。1996 年,我国提出的新时期卫生工作方针是"以农村为重点,预防为主,中西医并重,依靠科技与教育,动员全社会参与,为人民健康服务,为社会主义现代化建设服务"。该指导方针的核心是为人民健康服务,为社会主义现代化建设服务。

2016 年发布的《"健康中国 2030"规划纲要》指出,要坚持"以基层为重点,以改革创新为动力,预防为主,中西医并重,将健康融入所有政策,人民共建共享"的卫生与健康工作方针,形成卫生与健康治理新格局。

二、预防策略与措施

(一)三级预防

传统的预防医学概念包含三种不同水平的疾病预防范畴,即以人群为对象,以消除健康危险因素为主要内容,以促进健康、保护健康、恢复健康为目的而制定的公共卫生策略与措施(表1-1)。

表 1-1 三级预防的特点与主要内容

预防层次	特 点	主要内容	举 例	目 的
第一级预防 (病因预防)	促进健康。范围广、工作艰巨、投资少、效益高	非特异性措施	卫生立法、保护环境、健康促进或保健行为,合理营养和改变不良行为生活方式等	防止疾病发生,降低发病率
		特异性措施	计划免疫、消除病因、职业预防、高危人群保护、婚前卫生工作、妊娠期和儿童的保健	
第二级预防 (临床前预防)	保护健康。控制疾病发展和恶化,防止疾病的复发	早期发现、早期报告	定期筛查、自我检查	防止疾病发展,降低死亡率
		早期诊断、早期隔离	对高危人群定期进行体检	
		早期治疗	早期合理用药、防止恶化、转移、防止合并症	
第三级预防 (临床预防)	恢复健康。促使患者功能恢复,能参加社会活动	防止病残	通过合理治疗,防止病情恶化,防止并发症、后遗症	防止病残、促进康复,提高生存率
		康复医疗	开展功能性康复及心理康复,使患者做到心理、生理和社会功能的恢复,提供适宜的康复机构和就业机会,社区康复、延长寿命、临终关怀	

（二）五层次预防

根据系统论的观点,围绕社会组成系统的个人、家庭、社区、国家和国际五个层次开展预防工作,使预防工作进一步扩大和深入(表1-2)。

表1-2   五层次预防的主要内容

预防层次	主要内容	举例
个人	定期体格检查和筛检 计划免疫和药物预防 健康的行为和生活方式	对高危人群和特殊人群进行定期体检 定期为儿童接种卡介苗以预防结核 合理膳食
家庭	居室环境 饮食习惯 文化娱乐活动	要经常保持居室干燥、通风良好 满足合理营养的基本要求 脑力、体力、娱乐活动均要适可而止,不要过度
社区	生活、生产环境 风俗习惯 行为生活方式	环境治理及监督 要尊重和弘扬有利于健康的习俗,改变不利于健康的陈规陋习 健康教育,扫除黄、赌、毒等社会丑恶现象
国家	卫生立法 卫生监督	对卫生违法行为依法追究其卫生行政责任、卫生民事责任和卫生刑事责任 预防性卫生监督,经常性卫生监督,国境卫生检疫
国际	初级卫生保健	普及健康教育;改善食品和营养供给,提供安全饮用水;创造良好的生活环境;开展妇幼保健和计划生育;开展传染病的预防接种;预防与控制地方病;常见病伤的有效处理;提供基本药物

（三）中医预防思想

"未病先防、欲病救萌、既病防变、瘥后防复"是中医预防医学思想的核心内涵,是正确处理医学研究对象及医学研究问题的共性与个性,实现预防与治疗相统一的科学和艺术的典范。

1. **未病先防** 通过各种"内养外防"的综合调摄措施,慎避外来虚邪贼风的侵害,调摄补养体内的精气神,从而保持正气的旺盛充沛。"未病"不仅是指机体处于尚未发生疾病时的状态,而且包括疾病在动态变化中可能出现的趋向和未来时段可能表现出的状态。包括疾病微而未显(隐而未现)、显而未成(仅有轻微表现)、成而未发(未有明显表现)、发而未传(有典型表现)、传而未变(有恶化表现)、变而未果(表现出或生或死的紧急关头)的全过程。

2. **欲病救萌** 指在疾病尚未发生,但已出现某些先兆;或疾病已处于萌芽状态时,根据个体体质进行调养,及时把疾病消灭或控制在萌芽状态,使体质趋于平和。《黄帝内经》中提出"上工救其萌芽"。《类经·针刺类》言"救其萌芽,治之早也;救其已成,治之迟也。早者易,功收万全;迟者难,反因病以败其形。在知与不知之间耳,所以有上工、下工之异"。

3. **既病防变** 指在疾病发生的初期或缓解期,采取积极有效的治疗措施逆转疾病,防微杜渐,将疾病控制在局部,不使其传变至新的脏腑和深的层次。如能在疾病的初期早期诊治,此时病位较浅,正气未衰,病情多轻而易治。若不及时诊治,病邪就有可能步步深入,使病情愈趋复杂、深重,治疗也就愈加困难。如《金匮要略》曰"见肝之病,知肝传脾,当先实脾"。

4. **瘥后防复** 指疾病初愈时,采取适当的调养方法及善后治疗,防止疾病再度发生所采取的防制措施。疾病恢复期,人体正气尚未复元,疾病症状虽已消失,但病根未除,若因调养不当或治疗不彻底,受某种因素诱发,将使潜伏于体内的旧病复发。

第四节 | 公共卫生概述

公共卫生是一个涉及面很广泛的概念,包括生物学、环境医学、社会文化、行为习惯、政治法律,以及与健康相关的其他许多方面,其目的是让每个人都能生活在健康安全的环境里。

一、公共卫生的定义

1920 年美国耶鲁大学 Winslow 教授提出:**公共卫生(public health)**是通过有组织的社区努力来预防疾病、延长寿命和促进心理与躯体健康,并能发挥个人更大潜能的科学和艺术。它融合了各种人文社会科学(伦理学、管理学、政治学、经济学、法学、社会学、心理学等)以及工程技术技能。1986 年《渥太华宪章》提出:公共卫生是在政府领导下,在社会的水平上保护人群远离疾病和促进健康的所有活动。强调了政府在公共卫生事业中的核心地位。

二、公共卫生的基本特点

公共卫生具有公共性、公益性和公平性三大特性,其基本特点可概括如下。

(1) 公共卫生的最终目标是促进居民健康,特别是延长期望寿命。

(2) 以人群为研究重点。

(3) 其实质是公共政策,必须得到政府强有力的领导和相关的法律法规保障。

(4) 是一个社会问题而非仅仅是技术问题,涉及社会的方方面面,强调社区的广泛参与。

(5) 必须有多学科背景的公共卫生队伍作为支撑。

三、公共卫生体系

公共卫生体系(public health system)是由政府主导并全力支持的,集疾病监测、预防、控制和治疗于一体的公共卫生工作系统。一个完整的公共卫生体系包括政府公共卫生管理部门、公共卫生服务提供机构、公共卫生学术机构、主要从事公共卫生服务的机构和卫生执法监督体系及媒体等。这些部门的协作和努力,将能有效地改善居民的社会经济状况、健康知识和工作环境,对公共卫生项目的执行和结果都会产生直接的影响,并且影响到公共卫生实施的效率。

四、公共卫生的功能

除了评价、发展政策和保证三个核心功能之外,公共卫生的主要功能还有健康监测和分析、对疾病暴发和突发公共卫生事件的调查处理、建立并管理或实施疾病预防和健康促进项目、提高公共卫生服务质量和效率、制定公共卫生法律法规、加强公共卫生执法、增强社区的公共卫生意识、建立和维持各级政府间、部门间和卫生部门内部的合作、发展和维持一支接受过良好教育的专业队伍、相关公共卫生政策的创新性研究等。

五、公共卫生与预防医学的区别与联系

公共卫生与预防医学的区别与联系见表1-3。

表1-3 预防医学与公共卫生的联系与区别

	联　　　系	区　　　别
公共卫生	以预防医学的理论和技术为基础,针对预防疾病和保障人群健康而采取的社会性实践(公共卫生措施)的总称。没有公共卫生实践,预防医学将成为空中楼阁	除了与预防医学相重合的部分外,主要是以卫生政策、卫生规划、卫生管理、卫生监督、卫生法规、卫生经济、卫生工程等宏观调控为主,范围比预防医学广泛。公共卫生的实质是公共政策,公共政策的主角是国家,不属于医学范畴
预防医学	公共卫生措施的理论和实践基础;没有预防医学的理论指导,公共卫生将成为无源之水	侧重于微观调控和监测,探究群体疾病病因,防制疾病流行,研究预防疾病的对策,既包括群体预防也包括个体预防,外延很大,但仍属于医学范畴

第五节　预防医学发展展望

一、预防医学发展趋势

世界范围的经济、社会、科技的快速发展以及由此引起的人们生活方式的改变、气候的暖化和环境污染的加剧、人口老龄化,正在引发一系列公共卫生问题和挑战。例如,非传染性慢性病对人群健康的危害加剧,精神卫生和心理健康问题日益突出,人口与环境面临巨大压力以及生物技术的双重性带来的"生物恐怖主义"等。为了应对这些问题与挑战,未来公共卫生的发展趋势主要体现在以下几个方面。

1. **宏观与微观同时并进研究**　由于慢性非传染病的多基因影响特点,分子流行病学、遗传流行病学的研究,由过去的个别基因变异或多态性研究深入为基因芯片、全基因扫描、家系研究、双生子分析、表观遗传研究、基因与环境、行为的研究。同时,不仅研究遗传、心理、行为与生活习惯等所谓慢性病危险因素,而且把目光转向更深层的社会经济文化对健康的影响。

2. **预防医学和临床医学结合**　国民不仅要求有病能及时得到治疗,而且要求懂得防病和保健的知识,以提高自我保健能力。因此预防医学和临床医学的结合是促进健康、提高生命质量和人口素质以及医学发展的必然趋势。

3. **更加重视心理、精神和行为因素对健康的影响**　目前社会的特点是节奏快,竞争激烈,经济和生活压力加重,精神压力大,随之而来的是一系列心理问题增多,需要心理卫生教育、社会的关心和政府的政策支持。

4. **在可持续发展战略指导下发展卫生保健事业**　增进人类健康水平是可持续发展战略追求的目标之一,也是社会经济发展程度的一个重要标志。**联合国环境与发展大会(United Nations Conference on Environment and Development, UNCED)**于1992年通过的《21世纪议程》(Agenda 21)高度概括了人类健康与可持续发展的彼此联结互为因果的辩证关系:"如果没有健康的人,也就不

可能有健康的发展。大多数发展活动会影响环境,从而通常会引起或加剧健康问题。与此同时,如果缺少发展,也会对许多人的健康造成不良影响。"**联合国教科文组织**(United Nations Educational Scientific and Cultural Organization, UNESCO)于 20 世纪 90 年代中期开始在全球范围内推进**环境人口与可持续发展教育项目**(UNESCO Project on Education for Environment Population and sustainable Development, EPD),其目的在于通过全世界各国的努力,把可持续发展与环境、人口教育联系起来,动员广大青少年和全社会成员积极参与,以改善人类的生存环境、提高人口素质、实现经济社会的可持续发展。

5. **注重复合型公共卫生人才的培养** 2003 年**美国医学会**(America Medical Association, AMA)在《谁来维护大众的健康》一书中呼吁公共卫生教育应该建立在生态学模式的基础上,强调影响健康的多重决定因素及多种干预策略。WHO 提出,对学生的培养目标应该从要求"什么都知道(know-all)"向"知道如何获取(know-how)"转移。作为一门实践性很强的学科,又要求我们的学生对中国公共卫生问题的历史和现状有充分的理解,并在基层实践中增长防病的能力和经验。

二、《"健康中国 2030"规划纲要》

国家"'十三五'规划"明确提出推进"健康中国"建设。中共中央、国务院于 2016 年 10 月 25 日印发并实施《"健康中国 2030"规划纲要》。《纲要》指出:健康是促进人的全面发展的必然要求,是经济社会发展的基础条件。实现国民健康长寿,是国家富强、民族振兴的重要标志。新中国成立以来特别是改革开放以来,我国卫生与健康事业加快发展,医疗卫生服务体系不断完善,基本公共卫生服务均等化水平稳步提高,公共卫生整体实力和疾病防控能力上了一个大台阶,人民健康水平和身体素质持续提高。同时,由于工业化、城镇化、人口老龄化,由于疾病谱、生态环境、生活方式不断变化,我国仍然面临多重疾病威胁并存、多种健康影响因素交织的复杂局面,我们既面对着发达国家面临的卫生与健康问题,也面对着发展中国家面临的卫生与健康问题,给维护和促进健康带来一系列新的挑战。

(一) 战略目标

到 2020 年,建立覆盖城乡居民的中国特色基本医疗卫生制度,健康素养水平持续提高,健康服务体系完善高效,人人享有基本医疗卫生服务和基本体育健身服务,基本形成内涵丰富、结构合理的健康产业体系,主要健康指标居于中高收入国家前列。

到 2030 年,促进全民健康的制度体系更加完善,健康领域发展更加协调,健康生活方式得到普及,健康服务质量和健康保障水平不断提高,健康产业繁荣发展,基本实现健康公平,主要健康指标进入高收入国家行列。

到 2050 年,建成与社会主义现代化国家相适应的健康国家。

(二) 具体目标(2030 年)

1. **人民健康水平持续提升** 人民身体素质明显增强,2030 年人均预期寿命达到 79 岁,人均健康预期寿命显著提高。

2. **主要健康危险因素得到有效控制** 全民健康素养大幅提高,健康生活方式得到全面普及,有利于健康的生产生活环境基本形成,食品药品安全得到有效保障,消除一批重大疾病危害。

3. **健康服务能力大幅提升** 优质高效的整合型医疗卫生服务体系和完善的全民健身公共服务体系全面建立,健康保障体系进一步完善,健康科技创新整体实力位居世界前列,健康服务质量和水平明显提高。

　　4. 健康产业规模显著扩大　建立起体系完整、结构优化的健康产业体系,形成一批具有较强创新能力和国际竞争力的大型企业,成为国民经济支柱性产业。

　　5. 促进健康的制度体系更加完善　有利于健康的政策法律法规体系进一步健全,健康领域治理体系和治理能力基本实现现代化。

第六节 | 学习预防医学的目的

　　预防为主是现代医学发展的方向。从健康问题的根源探究,预防是根本性的决策;从医学的目的来分析,预防应作为最优先考虑的要素;从卫生经济学的角度衡量,预防是最经济有效的措施;从卫生工作的成就来看,预防是健康最主要的保障。

一、明确医学目的与人文价值

　　1. 医学的目的　医学的目的代表着医学的核心价值。1988 年爱丁堡世界医学教育会议指出:医学教育的目的是培养促进全体人民健康的医生,即要求医生必须获得不仅对个人而且对人群的促进健康和处理疾病的能力。1996 年中、美、英等国联合制定的"十四国宣言"将医学的目的归纳为四点:① 预防疾病和损伤,促进和维持健康;② 解除由疾病引起的疼痛和疾苦;③ 治疗和照护疾病无法治愈的患者;④ 避免早死但追求安详死亡。因此,"好的医生应是使人不生病的医生,而不仅是把病治好的医生"。

　　2. 医学的人文价值　由于医学关注的对象是生命、人性、精神、心理、环境,因此,医学的人文价值不仅仅体现在诊断室里,也包括疾病前的预防及疾病后的相关干预措施。1992 年,Boelen 博士提出了"五星级医生"(five star doctor)的概念,即医生应具备五个方面的能力。

　　(1) 卫生保健提供者:即能根据患者预防、治疗和康复的总体需要,提供卫生服务。

　　(2) 医疗方案决策者:即从能力、费用与患者多方面的情况,综合考虑和合理选择各种诊疗新技术。

　　(3) 健康知识传播者:即医生不只是诊疗疾病,更应承担健康教育的任务,主动、有效地增强人们的健康保护意识。

　　(4) 社区健康倡导者:即能参与社区保健决策,平衡与协调个人、社区和社会对卫生保健的需求。

　　(5) 健康资源管理者:即协同卫生部门及其他社会机构开展工作,真正做到人人享有卫生保健。

二、弘扬中医预防医学思想

　　目前,西医学对于流行病学、卫生保健以及非传染性疾病的预防,均有着优越的临床和实验研究条件、成功的经验和广阔的前景。相对而言,中医学中的预防医学思想则显得零散,尚未形成系统的中医预防医学学科体系。因此,我们应该通过习古纳新、去伪存真、去粗取精、拓古创新构建中医预防医学学科体系;以"开放兼容、格物致知、科学理性、推陈出新"的理念发展中医预防医学体系,从而奠定中医预防医学理论与实践基础,丰富现代中医学的内涵与外延,为实现促进和维护健康、预防和控制疾病、延长寿命、提高生命质量做出应有的贡献。

国家中医药管理局在"十二五"中医药重点学科建设期间启动了中医预防医学培育学科的建设工作,由河南中医药大学、广州中医药大学第二附属医院、黑龙江中医药大学附属第二医院和天津中医药大学等单位承担建设工作,已取得一定成果。然而,如何将现代预防医学的理论及研究方法与注重个性化的中医"治未病"思想和实践有效结合起来,尤其是如何明确中医预防医学学科体系的内涵和外延等还需要不断深入地探索。

三、实现治疗与预防的统一

随着生活、文化、卫生水平的提高和健康观的转变,临床医学的任务已不是单纯"开医嘱",而是包括促进健康(对尚未患病的人)、预防疾病(对处于危险因素中的人)、协助康复(对已经患病的人)和减轻痛苦(对生命垂危的人)等。我国著名预防医学家苏德隆和陈志潜都分别指出了在医学实践和医学教育中所存在于医学和公共卫生之间两分的局面或鸿沟。1991 年美国的 Kerr L. White 在《弥合裂痕——流行病学、医学和公众的卫生》一书中回顾了公共卫生发展史、公共卫生与临床医学分离的过程,并探讨了它们重新弥合的必要性和途径。WHO 在《公共卫生的新挑战》一书中举了一个非常生动的"想想上游情景"的例子:医务工作者相当于一个站在急流边上的救护人,当看到沿河而下的落水者(患者)时,他们就跳下水去把他们救上来;接着,又有另一名落水者出现了。所以,他们整天在忙于救护落水者,而没有时间走到上游去看看,为什么有那么多的人掉到河里去? 针对这些原因,应该做些什么? 因此,医生只要求成为一名合格的救护人的想法是不够的,必须实现治疗与预防的统一。

(饶朝龙　朱继民)

第二章　自然环境与健康

导学

　　1. 掌握环境的概念,环境污染的概念、种类和来源,环境污染对健康的影响及其基本特征。
　　2. 熟悉环境的构成要素、生态平衡与食物链的概念,环境污染物的转归。
　　3. 了解人类与环境的辩证关系,环境介质对健康的影响。

　　人类既是环境的有机组成部分,同时又通过能动的活动不断改造环境,以使之更适合自身生存和发展;环境对人类的改造活动具有一定的承受能力,同时能够通过多种途径直接、间接影响人类的活动能力及健康状况。因此,人类与环境的关系是辩证统一的。学习研究环境、了解人类与环境的关系,是为了更好地探索、理解人类活动对环境影响的规律性,深刻认识不恰当的环境改造对环境、人类社会和健康的巨大影响,从而对环境保持应有的敬畏,合理开发、利用环境,以达到绿色、可持续的生态文明建设目标。

第一节　人类与环境

　　人类通过新陈代谢、生产、生活活动与环境发生密切的关系。早在两千多年前,中医学就提出了"天人合一"的观点,认为自然界是人类生命的源泉,人类依靠天地之气和水谷精微而生存,随着四时温热凉寒、生长收藏的规律而生活着。因此,人类生存与发展的历史,就是与环境既相互依存又相互制约的历史。

一、环境的概念

(一)环境的定义

　　环境(environment)指人类和生物共同生存的空间和赖以生存的外部条件,也是在特定时刻由地球表面的物质现象与人类发生相互作用的各种自然及社会因素所构成的统一体。按其因素属性和系统构成,环境分为自然环境和社会环境。**自然环境**(natural environment)指环绕人们周围的各种自然因素的总和;**社会环境**(social environment)指人类生存及活动范围内的社会物质、精神条件的总和。根据人类对自然环境的影响程度以及它们目前所保存的结构形态可分为原生环境和次生环境。**原生环境**(primary environment)指天然形成、未受或少受人为因素影响的环境,其中有许多有利于人体健康的因素,如清洁并含有适宜化学组成的空气、水、土壤和微小气候等;**次生环境**(secondary environment)指由于人类的生产、生活等活动对自然环境造成不同程度影响所致的环境。

(二) 生态系统与生态平衡

1. **生物圈**(biosphere)　指有正常生命存在的地球部分,具体为海平面以下约 12 km 到海平面以上约 10 km 的范围,主要由气圈、水圈、土壤圈和岩石圈组成,是人类生存必要的基本物质条件。

2. **生态系统**(ecosystem)　指人类或生物群落与周围环境相互作用,通过物质循环、能量交换和信息流动所共同构成的功能系统。

3. **生态平衡**(ecological balance)　指在一定时间内,生态系统中的生产者、消费者和分解者、生物群落与非生物环境之间,物质和能量的输出和输入、生物性种群和数量以及各种群之间的比例始终保持着一种动态平衡关系。

4. **食物链**(food chain)　指在生态系统中,一种生物被另一种生物吞食,后者再被第三种生物所吞食,这种生物间以食物连接起来的链锁关系。食物链是生态系统中物质、能量及信息流动、传递、交换和循环的一种重要方式,在维持生态平衡中起着重要作用。

(三) 环境的构成因素

1. **物理因素**(physical factor)　如气温、气湿、气压、振动、辐射、声波等。充足的阳光、适宜的微小气候(空气的温度、湿度、气流和热辐射等)是人类生存的必要条件。

2. **化学因素**(chemical factor)　大气、水和土壤等自然环境中含有各种无机和有机化学物质,其成分复杂、种类繁多。含量适宜、组成相对稳定的化学成分是保证人类生存和正常生命活动必不可少的前提条件。

3. **生物因素**(biological factor)　自然环境是一个以生物体为主,由有机界和无机界构成的整体。生物体包括动植物、昆虫、微生物和寄生虫等。

4. **社会心理因素**(social psychological factors)　包括政治、经济、文化、教育、家庭和生活方式等,亦与人类健康息息相关,往往会通过对自然环境的影响及其相互作用而影响人类健康。

二、人类与环境的辩证关系

环境创造了人类,人类在不断地适应环境,并在此基础上主动地改造环境。

(一) 人与环境的统一性

新陈代谢是生命活动的重要形式。在人类生态环境中,人体通过新陈代谢与周围环境之间不断地进行着物质、能量和信息的交换,同时又不断地进行自我调节,保持动态平衡。两者成为不可分割的统一体,从而实现了人与环境的统一。

(二) 人对环境的适应性

在人类长期进化发展过程中,各种环境条件是经常变动的,多种环境因素呈现出相加、独立、协同或拮抗的联合作用。当环境条件发生对人体"有利"或"有害"的改变时,人体具有一定的调节功能以适应环境状态的变动。这种适应是一个渐进的过程,同时也是有一定限度的。如果环境条件发生剧烈的异常变化(如气象条件的剧变,自然的或人为的污染等),超越了人类正常的生理调节范围,就会引起人体某些功能、结构发生异常反应,使人体产生疾病,甚至造成死亡。

(三) 人改造环境的能动性

人类不但具有适应环境、认识环境的主观能动性,而且能够利用环境中的有利因素,避免不利因素,改善生存环境,提高生命质量。但这种主观活动也会对环境造成一些不良影响,导致环境质量下降、恶化。因此,应通过行政、法律和科技的手段,在合理利用自然资源的同时注意保护自然环境,达到人类与环境的和谐共处,实现经济、社会、资源和环境的可持续协调发展。

第二节 | 环境污染与人类健康

人类生存与发展的历史是一个与环境相互作用的历史,人类在适应环境的同时,也在努力地改造环境。在这个过程中,由于自然环境因素的改变或受人类生产、生活活动的影响,可以造成环境质量的下降,甚至发生环境污染。

一、环境污染及其转归

(一) 环境污染的概念

1. **环境污染(environmental pollution)** 指各种人为或自然的有害物质、因素进入环境,超过了环境的自净能力,使环境的组成成分或状态发生改变,扰乱和破坏了生态系统和人类生产生活条件,造成环境质量恶化,对人群或生物的健康造成了直接、间接或潜在的有害影响的现象。

2. **环境污染物(environmental pollutant)** 指进入环境并能够引起环境污染的物质或因素。

3. **公害(public nuisance)** 指由于人类活动而引起的环境污染和生态系统破坏,对公众安全、健康、生命、财产以及生产和生活造成的严重危害。

4. **环境公害事件(public nuisance events)** 因环境污染造成的在短期内人群大量发病和死亡的事件(表2-1)。

表2-1 20世纪十大环境公害事件

名 称	主要污染物	危 害 情 况	发生时间及地点	致 害 原 因
马斯河谷事件	烟尘及二氧化硫	数千人中毒、60人死亡	1930年12月比利时马斯河谷工业区	二氧化硫进入肺部
洛杉矶光化学烟雾事件	光化学烟雾	65岁以上老人死亡400人	1943年5~10月美国洛杉矶市	石油工业排出的废气和汽车尾气在强烈的阳光作用下产生的光化学烟雾
多诺拉烟雾事件	烟雾及二氧化硫	4天内43%的居民患病,20余人死亡	1948年10月美国多诺拉镇	二氧化硫、三氧化硫等硫化物附在烟尘上,被吸入肺部
伦敦烟雾事件	烟尘及二氧化硫	4天内死亡4000人	1952年12月英国伦敦	硫化物和烟尘生成气溶胶被吸入肺部

名　称	主要污染物	危　害　情　况	发生时间及地点	致　害　原　因
水俣事件	甲基汞	截至 1972 年有近 200 人患病,50 余人死亡,20 多个婴儿神经系统受损	1953～1961 年日本九州南部熊本县水俣镇	含汞的工厂废水排入水俣湾,使海鱼体内含有甲基汞,当地居民食鱼而中毒
四日市事件	二氧化硫、煤尘等	500 多人患哮喘病,30 余人死亡	1955 年日本四日市	烟尘及二氧化硫被吸入肺部
米糠油事件	多氯联苯	受害者达万人以上,死亡近 20 人	1968 年日本九州爱知县等 23 个县府	食用混有多氯联苯的米糠油
富山事件(痛痛病)	镉	截至 1968 年有 300 人患病,100 多人死亡	1931～1975 年日本富山县神通川流域	食用含镉的米和水
博帕尔事件	甲基异氰酸酯	死亡 2 万人,受害 20 多万人,5 万人失明,孕妇流产或产下死婴,数千头牲畜死亡,受害面积达 40 平方公里	1984 年 12 月印度博帕尔市	因农药厂管理混乱,操作不当,致使地下储罐内剧毒的原料二异氰酸甲酯因压力升高而爆炸外泄
切尔诺贝利核泄漏事件	放射性物质	31 人死亡,237 人受到严重放射性伤害,此后数万人受到影响。核电站周围的庄稼全部被掩埋,距电站 7 公里内的树木全部死亡。此后半个世纪 10 km 内不能耕作放牧,100 km 内不能生产牛奶	1986 年乌克兰基辅市的切尔诺贝利核电站	由于管理不善和操作失误,4 号反应堆爆炸起火,致使大量放射性物质泄漏

　　近年来,随着社会经济的发展,在中国部分地区也出现了不同程度的环境污染事件,需要采取多种综合性措施积极应对。

　　5. **公害病(public nuisance disease)**　指人类活动造成严重环境污染引起公害所发生的地区性疾病。公害病不仅是一个医学概念,而且具有法律意义,须经鉴定和国家法律认可。如日本 1974 年施行《公害健康被害补偿法》,确认水俣病、痛痛病、四日市哮喘病、米糠油事件所致多氯联苯中毒等为公害病,规定了有关诊断标准和赔偿法。

　　(二) 环境污染物的种类

　　1. **物理性污染物(physical pollutants)**　如气象灾害、极端天气、噪声、振动、热、微小气候、电离辐射、电磁辐射等物理因素均可能造成不同程度的环境污染。

　　2. **化学性污染物(contaminants of chemical origin)**　主要来源于人类生产、生活活动产生、排放的各种化学性有毒有害物质,主要种类包括粉尘、有毒气体、重金属、农药、化肥等。全球环境污染以化学性污染物为主。

　　3. **生物性污染物(biological pollutants)**　主要包括细菌、真菌、支原体、病毒、寄生虫及虫卵、原虫、有毒动植物和生物性变应原(如植物花粉、真菌孢子、尘螨和动物皮屑)等。

　　(三) 环境污染物的来源

　　1. **生产性污染(productive pollution)**　包括工业"三废"(废水、废气和废渣)、农药、化肥、农用抗生素残留等。

2. 生活性污染(domestic pollution) 包括生活"三废"(人畜粪便、生活垃圾、生活污水)等。随着人口数量的不断增长和消费水平的提高,生活性污染物的数量不断上升,成为城市污染的重要来源。

3. 其他污染 包括交通、医源性、电离辐射和电磁辐射,以及森林火灾、水灾、地震、火山爆发和泥石流等。

(四)环境污染物的转归

环境污染物的**转归**(lapse)指污染物排放到环境后,经过物理、化学和生物学作用,在环境中发生迁移、转化和降解的过程。化学物在环境介质中,可以通过化学或生物学作用转变成另一物质,即化学物的转化。包括如下两种主要方式。

1. 化学转化(chemical conversion) 指化学污染物通过氧化、还原、中和或水解反应发生的转化。大多数化学污染物可通过化学转化从毒性高的物质变成毒性较低的物质,如醛类可以通过氧化反应生成毒性较低的酸类。但化学作用也可能出现增毒效果,如"洛杉矶光化学烟雾事件"就是一类典型的由光化学反应所引起的大气污染公害事件。

2. 生物转化(bioconversion) 指环境化学物通过生物相应酶系统的催化作用所发生的转化。生物转化一方面可使大部分物质的毒性降低,另一方面也可以使一部分物质的毒性增强,或形成更难降解的或更容易被生物吸收和蓄积的物质。如典型化学致癌物苯并芘,需要在体内经代谢活化后才具有致癌作用。在土壤的自净过程中,微生物对化学物质的转化具有很重要的意义。

二、环境污染的影响

(一)环境污染对人群健康的影响

环境构成和环境状态发生变化时,人体具有相应的应答反应和调节适应能力。但是,如果该因素的异常变化超出了人类的正常生理调节范围时,机体就可能发生功能、结构以至病理上的变化。由于环境因素作用的多样性,产生有害作用的机制也非常复杂,因此出现的健康有害效应广泛而多样。

1. 急性毒性作用(acute toxic effect) 指机体一次性大剂量接触,或在短时间内多次接触较高浓度的环境化学污染物引起的快速而强烈的中毒反应,多为突发事件。如各种烟雾事件、急性职业中毒事件等。

2. 慢性毒性作用(chronic toxic effect) 指环境污染物低浓度、长时间反复作用于人生命周期的大部分时间,甚至终生作用于机体所引起的损害作用。由于环境污染的特征,此类作用在环境污染的危害中更为常见。同时,由于污染物浓度往往较低,起病缓慢,作用不明显,因而很容易被忽视。其主要类型如下。

(1)非特异性影响:在环境污染物长时间作用下,机体生理功能、免疫功能可受到显著影响,对病原生物感染的易感性增加,健康状况逐步下降,表现为人群中多发性慢性疾病患病率、死亡率增加,劳动能力下降,儿童生长发育受到影响。这种损害作用可能与环境污染物对机体免疫功能的抑制有关。由于环境污染物多以低浓度长期慢性作用于人体,其对人体健康的非特异性损害往往是其重要的作用方式。

(2)直接造成某些慢性疾患:如与大气污染物长期作用和气象因素变化有关的**慢性阻塞性肺部疾患**(chronic obstructive pulmonary disease, COPD)。

（3）持续性蓄积危害：多由于毒物本身在体内的蓄积（物质蓄积）或毒物对机体的微小损害逐次累积（功能蓄积）所致。环境中有些污染物进入人体后能较长时间贮存在组织和器官中，主要有两类：① 铅、镉、汞等重金属及其化合物。② 脂溶性强、不易降解的有机化合物，称为**持久性有机污染物**（**persistent organic pollutants，POPs**）。2001 年 5 月，联合国环境规划署通过了《关于持久性有机污染物的斯德哥尔摩公约》，首批列入公约受控名单的有滴滴涕（DDT）、艾氏剂、狄氏剂、毒杀酚、多氯联苯、二噁英、呋喃等 12 种，其中 9 种为农药。

3. 特殊毒性作用（special toxic effect）

（1）**致癌作用**（**carcinogenesis**）：恶性肿瘤是人类健康的重大威胁，在人类死因构成顺位中早已位居前列。肿瘤是一种与环境相关的疾病，已获证明的环境致癌因素有：① 物理因素：包括电离辐射、紫外线等；② 化学因素：苯并芘、砷化物及其代谢物、黄曲霉毒素、石棉等；③ 生物因素：幽门螺杆菌、EB 病毒、乙肝病毒、丙肝病毒、人乳头瘤病毒等。据统计，在这三种环境致癌因素中，化学因素的比例可高达 90% 左右。

（2）**致畸作用**（**teratogenesis**）：是**胚胎毒性**（**embryotoxicity**）的一种主要表现形式。除了遗传因素对人类出生缺陷的发生有重要影响之外，环境因素对生殖细胞遗传物质的损伤、对胚胎发育过程的干扰和对胚胎的直接损害等也具有不可忽视的作用。环境致畸因素包括：物理因素（如电离辐射）、化学因素（如促雄性激素、甲苯）、生物因素（如风疹病毒、弓形虫和梅毒螺旋体等）。

（3）**致突变作用**（**mutagenesis**）：分为基因突变和染色体畸变。突变发生后，其遗传学后果取决于化学物所作用的靶细胞是体细胞还是生殖细胞。体细胞突变，出现异常增殖，其后果有肿瘤、衰老、动脉粥样硬化及致畸等；而生殖细胞突变则可引起遗传病和生殖毒性，表现为不孕、早产、胚胎死亡、畸胎、胚胎功能不全及生长迟缓等。

（4）**免疫功能受损**（**impaired immune function**）：环境污染物对机体免疫功能的影响主要有以下两个方面：① 变态反应性疾病，化学污染物进入人体后，可作为抗原与体内其他物质结合形成致敏原，从而引起变态反应性疾病，如生产车间的粉尘、染料、显影剂等。② 某些环境污染物可能造成机体的免疫功能抑制，如电离辐射、农药等。

4. 环境内分泌干扰物（**environmental endocrine disrupting chemicals，EDCs**）**危害**　指具有类似激素作用，可模拟或对抗天然激素生理、生化作用，干扰或抑制生物体内分泌、神经和免疫系统等诸多环节的功能，从而对机体或后代产生可逆或不可逆有害效应的一类外源性物质。EDCs 的来源可以是天然的，也可以是人工合成的化合物。已被证实或疑为 EDCs 的环境化学物有上百种，包括邻苯二甲酸酯类、多氯联苯类、有机氯杀虫剂、除草剂、烷基酚类、双酚化合物类、植物和真菌激素、金属类等。目前认为 EDCs 与生殖障碍、出生缺陷、发育异常、代谢紊乱以及某些癌症（如乳腺癌、睾丸癌、卵巢癌等）的发生发展有关，但尚无 EDCs 与人类健康后果之间因果联系的直接证据。

总之，环境有害因素作用于人群，可引起不同的健康效应，但并非所有人的反应程度均相同，一般情况下呈现金字塔形分布，这与个体暴露水平、暴露时间的差异及个体条件（如年龄、性别、种族、体质、健康状况、营养状态、生活习惯、心理状态、保护性措施、遗传易感性因素）等有关。通常把对环境有害因素作用的反应更为敏感和强烈的人群称为**易感人群**（**susceptible population**）。保护易感人群是预防环境因素损害的工作重点。

（二）环境污染对人群健康影响的基本特征

环境污染具有多样性、广泛性和长期性的特点，其对人类健康的影响呈现出以下特征：① 受害人群广泛;② 对健康的影响持续时间长;③ 污染物来源广、种类多;④ 污染物对人体的作用复杂,既可以作用于局部,也可以造成全身反应;作用方式有急性作用,也有慢性作用等;⑤ 污染物浓度往往较低,慢性作用的因果关系不明显,且混杂因素多,所以真正的致病因素很容易被忽视。

三、环境污染的防制

1. **制定并完善环境保护法律和法规**　为加快生态文明建设,环境保护已成为我国的一项基本国策,2015 年 1 月 1 日公布施行的《中华人民共和国环境保护法》是我国在环境保护方面的基本法律。到目前为止,中国已经制定颁布施行了一系列环境保护法规和标准,具体清单可参考国家相关官方网站。

2. **加强环境保护的行政管理**　认真贯彻有关法律、法规、标准及方针政策,积极推行防治技术,严格控制污染物排放。

3. **加强环境科学技术研究**　采用先进的污染防制技术,合理布局、改革工艺、综合利用、净化处理,以减少污染物的排放量。

4. **开展教育提高全民环境保护意识**　通过教育,使人们正确认识发展经济与保护环境的关系,增强保护环境的社会责任感和道德水平,自觉执行环保政策、法规、条例,共同创造优美的环境。

第三节　环境介质与健康

环境介质指空气、土壤、水、化学品、机械力、射线和微生物等,他们对人体健康影响的模式十分复杂。这里主要阐述大气、水、土壤及地区化学因素与健康的关系。

一、大气与健康

大气提供植物进行光合作用所需的二氧化碳和人呼吸所需的氧气,并保护它们免遭来自外层空间的有害影响。因此,空气的清洁程度及其理化性状与人类健康的关系十分密切。

(一)大气污染的成因与类型

1. **大气污染的成因**　大致分为自然和人为两种原因。

(1) 天然的空气污染:① 火山活动;② 来自沙漠区或缺乏植被地区所刮起的风沙;③ 来自动物排出的有毒气体,如牛消化植物后所排放的甲烷;④ 山火所释出的烟尘等。

(2) 人为的空气污染:通常由于燃烧燃料所致,也可能由下列各种活动引起。① 过度畜牧时所引起的沙尘或在耕种时所产生的化学残余物;② 随意焚烧农业秸秆;③ 工业生产活动;④ 交通工具排放的尾气;⑤ 燃烧化石燃料引起的污染;⑥ 油漆或其他挥发性溶剂;⑦ 气溶胶;⑧ 二手烟等。

空气污染不限于室外,室内的空气也会受污染,但污染产生的机制有所不同,例如吸烟造成的整体空气污染很低,但是最常见危害最大的室内空气污染来源。

2. 常见的污染气体

(1) 可以形成酸雨的酸性气体,如二氧化硫(SO_2)、三氧化硫(SO_3)、氮氧化物(NO_x)。

(2) 温室气体,如二氧化碳(CO_2)、氟氯碳化物(CFCs)。

(3) 对人体有毒的气体,如一氧化碳(CO)、碳氢化合物等。

3. 颗粒物　颗粒物(particular matter, PM),又称尘,是大气中的固体或液体颗粒状物质的总称。颗粒物可分为一次颗粒物和二次颗粒物。一次颗粒物是由天然、人为污染源释放到大气中,直接造成污染的颗粒物,例如城市拆迁过程中的建筑物废渣粉尘、土壤粒子、海盐粒子、燃烧烟尘等;二次颗粒物是由大气中某些污染气体组分(如二氧化硫、氮氧化物、碳氢化合物等)之间,或这些组分与大气中的正常组分(如氧气)之间通过光化学氧化反应、催化氧化反应或其他化学反应转化生成的颗粒物,例如二氧化硫转化生成硫酸盐、机动车尾气转化成的光化学烟雾。霾(haze),称灰霾,是指原因不明的大量烟、尘等微细颗粒物悬浮而形成的大气浑浊现象。霾的核心物质是空气中悬浮的灰尘颗粒物,气象学上称为气溶胶颗粒物。大气的颗粒物根据其空气动力学当量直径的大小,常分为如下2种类型。

(1) PM_{10}(particulate matter 10):又称可吸入性颗粒物,指大气中直径大于2.5微米、等于或小于10微米的颗粒物。

(2) $PM_{2.5}$(particulate matter 2.5):又称可入肺颗粒物,指大气中直径小于或等于2.5微米的颗粒物。主要来自化石燃料的燃烧(如机动车尾气、燃煤)、挥发性有机物等,颗粒中大多含有重金属等有毒物质。$PM_{2.5}$是当前我国大气污染的主要污染物。

(二) 大气污染对健康的危害

1. 急性危害(acute hazard)　大气污染物的浓度在短期内急剧升高,可使当地人群因吸入大量的污染物而引起急性中毒。按其形成的原因可分为烟雾事件和生产事故。

(1) 烟雾事件(smog episode):根据烟雾形成的原因,烟雾事件分为煤烟型烟雾事件和光化学型烟雾事件。

1) 煤烟型烟雾(coal smog)事件:主要由燃煤产生的烟尘、SO_2等大量污染物排入大气,伴随不良气象条件而不能充分扩散所致。

2) 光化学型烟雾(photochemical smog)事件:是由汽车尾气中的氮氧化物(NO_x)和碳氢化合物在强烈日光紫外线的照射下,经过一系列光化学反应生成的刺激性很强的浅蓝色烟雾所致,其主要成分是臭氧、醛类以及各种过氧酰基硝酸酯,统称为光化学烟雾。

(2) 突发性污染事故(sudden pollution accident):代表性事件有印度博帕尔毒气泄漏事件和乌克兰切尔诺贝利核电站爆炸事件。2003年发生于我国重庆市开县的12·23特大天然气井喷事件,造成了附近居民中毒、死亡以及巨大的财产损失。

2. 慢性危害(chronic hazard)　直接危害是导致COPD等呼吸系统疾病,降低机体免疫力,引起变态反应、慢性中毒、心血管疾病和肺癌等多种疾病。大气污染还通过温室效应、臭氧层破坏、酸雨和对微小气候及太阳辐射的影响等方式对健康产生间接危害。

(三) 室内空气污染对健康的影响

1. 室内空气污染的来源　可分为室外来源和室内来源,具体包括:室外空气、建筑物自身、人为带入室内、相邻住宅污染、室内生活炉灶燃烧或加热、室内人和动物的活动、室内建筑装饰材料和家用化学品、室内生物性污染和家用电器等。

2. **室内空气污染物的种类及危害** 主要包括共同存在、相互关联的化学性、物理性和生物性这三大类污染物。

(1) 化学性污染物：包括一氧化碳、二氧化碳、生活燃料燃烧产物(包括烟草燃烧产物,值得注意的是被动吸烟引起的危害尤为严重)、烹调油烟、甲醛及其他**挥发性有机化合物(volatile organic compounds, VOCs)**。

(2) 物理性污染物：包括噪声、非电离辐射(主要与使用家用电器有关)、电离辐射等。放射性污染物主要来自家庭装饰材料中含有的有害物质,如**氡(radon)**及其子体。

(3) 生物性污染物：除了前述各类病原微生物之外,现代建筑室内空气中特有的生物性污染物还包括军团菌和尘螨等。① **军团菌(legionella)**以嗜肺军团菌最常见,空调系统带菌是引起军团菌病流行的常见原因。军团菌主要通过呼吸道进入人体而引起军团菌病,主要表现为以肺部感染为主的全身性损伤,又被称为"**城市文明病(diseases of urban civilization)**"。② **尘螨(dust mite)**是螨虫的一种,属于节肢动物。尘螨普遍存在于人类的居住和工作环境中,尤其是在室内潮湿、通风不良的情况下。尘螨具有强烈的变态反应原性,可引起过敏性哮喘、过敏性鼻炎及皮肤过敏等。

3. **室内空气污染引起的症状或疾病** 如**病态建筑物综合征(sick building syndrome, SBS; harmful building syndrome, HBS)**、**建筑物相关疾病(building related illness, BRI)**和**化学物质过敏症(multiple chemical sensitivity, MCS;chemical sensitivity, CS)**等。

(四) 防制策略与措施

1. **规划措施** 如合理安排工业布局,调整工业结构;完善城市绿化系统;加强局部污染源的管理。

2. **工艺和防护措施** 如改善能源结构,降低能耗;控制机动车尾气排放;革新生产工艺等。

二、水与健康

地球上的天然水资源分为降水、地表水和地下水三类,分别具有不同的卫生学特征。水资源的数量和再生速度有限,且其分布极不均匀。由于过度使用和环境污染的日益加重,饮用水资源的短缺和污染已成为世界的主要问题之一。

(一) 水污染的危害

1. **物理性污染** 常见的有热污染、放射性污染等。热污染指大量含热废水持续排入水体使水温升高,造成水环境发生的一系列物理、化学和生物学变化。其危害主要表现为：增加水中化学反应速度,导致水中有毒物质的毒性也随之增强;降低水中溶解氧含量、水温增高而对鱼类产生影响;藻类生长随温度增高而加快,可加剧原有的水体富营养化。

2. **化学性污染** 可分为无机污染物和有机污染物,包括汞、砷、铬、酚、多氯联苯及农药等,可通过饮水或食物链传递,使人体发生急、慢性中毒。

(1) **汞(hydrargyrum)**：汞有三种形态,即金属汞(水银)、无机汞和有机汞。二价汞离子易与蛋白质或其他活性物质中的巯基结合,而使一系列具有重大功能的含巯基活性中心的酶失去活性,可能引起急性或慢性中毒。**水俣病(Minamata disease)**是20世纪50年代发生于日本熊本县水俣湾水域,由于长期摄入富含甲基汞的鱼、贝类而累及动物和人类中枢神经系统的公害病。其发病原因是工厂含汞废水进入水体后,被水或底泥中的微生物转化成甲基汞,甲基汞通过水生食物链进入人体后,在胃酸作用下形成氯化甲基汞,随血流到达靶器官脑,透过血脑屏障,侵害人类大、小脑,损害感觉和运动区,尤其是视、听觉,还可以通过胎盘屏障进入胎儿体内,危害下一代。

（2）**酚(phenolics)**：酚广泛应用于消毒、灭螺、防腐等,含酚废水已成为危害严重的工业废水之一。酚是中等强度的化学原浆毒物,可引起急性酚中毒,主要表现为大量出汗、肺水肿、吞咽困难、肝及造血系统损害、黑尿等。酚还可破坏水体的感官性状。近年的研究还发现,不少酚类化合物如五氯酚钠具有内分泌干扰作用。

（3）**多氯联苯(polychlorinated biphenyls, PCBs)**：PCBs是人工合成的广泛应用于工业生产的一类含氯有机化合物,可从多种途径进入水体、土壤和大气,通过食物链对生物体产生影响。如1968年发生在日本的"米糠油中毒事件"。PCBs易溶于脂肪和有机溶剂,同时由于其高稳定性和半挥发性等使其能进行远程迁移,从而造成"全球性的环境污染"。**国际癌症研究机构(International Agency for Research on Cancer, IARC)**将PCBs列为"可能的人类致癌物质"。PCBs也是典型的具有内分泌干扰效应的环境雌激素样化学污染物。

3. **生物性污染**　主要表现为介水传染病和水体富营养化对健康的影响。

（1）**介水传染病(water-borne communicable diseases)**：指通过饮用或因为生产劳动接触受人畜粪便、污水和垃圾中病原体污染的水源或饮用水,或食用被这种水污染的食物而发生的传染性疾病。如1988年春,上海市和江苏、浙江、山东三省发生甲型肝炎暴发流行,患者达40余万人。此次大流行是由于江苏启东地区养殖毛蚶的水体受到甲型肝炎病毒的严重污染,人类生食该地所产毛蚶引起的。

（2）**水体富营养化(eutrophication)**：指大量含氮、磷的生活污水和工业废水未经处理排入水体,使水体中氮、磷含量增高,藻类等浮游生物获得营养而大量繁殖、生长、死亡,以致水质恶化,生物种群组成发生改变,生态环境受到破坏,甚至危害水生生物生存和人群健康的现象。该现象发生在近海水域称为**赤潮(red tide)**,发生在内陆湖泊则称为**水华(algal bloom)**。大量藻类可使水质出现异臭异味、感观性状被破坏;藻类大量繁殖、死亡分解时大量消耗水中的溶解氧,导致水生生物因缺氧而死亡;有毒藻类可分泌产生多种有害物质,如铜绿微囊藻产生的**微囊藻毒素(microcystin, MC)**是迄今已发现的最强的肝癌促进剂。由于微囊藻毒素具有较强的热稳定性,一旦进入水中,一般常规供水净化处理和家庭煮沸均不能消除和减轻其毒性,因而增加了水处理难度,同时也降低了供水的安全性。2007年5月,太湖沿岸的江苏省无锡市等地经历了一场严重的水危机,近百万市民因太湖蓝藻暴发污染而无法获取饮用水。

（二）生活饮用水水质标准与卫生防护

生活饮用水水质标准是保证饮用水安全,保护人民身体健康的准则,也是疾病控制和卫生监督部门开展饮用水水质监测和评价的依据。我国现行的标准是《生活饮用水卫生标准》(GB5749-2006)。

1. **标准简介**　原则要求微生物学安全,水体中不得含有任何种类的病原微生物;所含化学物质及放射性物质不得危害人体健康;水的感官性状良好;水量充足、取用方便。此外,在选择指标和确定标准限量值时要考虑经济技术上的可行性。根据各项指标的卫生学意义,标准将106项饮用水水质指标分为常规指标和非常规指标。常规指标包括微生物指标、毒理学指标、感官性状和一般化学指标、放射性指标,以及新增加的饮用水消毒剂常规指标。

2. **水的净化和消毒**

（1）**净化(purification)**：生活饮用水水源水的常规净化处理过程包括混凝沉淀和过滤,目的是除去原水中的悬浮物质、胶体颗粒，使水的浊度和色度符合饮用水卫生标准，并降低水中微生物的含量，从而为其后续的消毒创造条件。

(2) **消毒(disinfection)**：目前我国用于饮用水消毒的方法主要有氯化消毒、二氧化氯消毒、紫外线消毒和臭氧消毒等。

3. 氯化消毒(chlorination) 指用氯或含氯制剂进行饮用水消毒，是我国沿用多年且目前仍然普遍采用的自来水消毒法。

(1) 氯化消毒的基本原理：氯溶于水后发生以下反应。

$$Cl_2 + H_2O \longrightarrow HOCl + H^+ + Cl^-$$
$$HOCl \rightleftharpoons H^+ + OCl^-$$

氯的杀菌作用机制是由于氯溶于水后能水解成次氯酸($HOCl$)，次氯酸体积小，电荷中性，易于穿过细胞壁；同时，它又是一种强氧化剂，能损害细胞膜，使蛋白质、RNA和DNA等物质释出，并影响多种酶系统，从而使细菌死亡；氯对病毒的作用在于对核酸的致死性损害。含氯化合物中氯的价数大于−1者均为有效氯，具有杀菌能力。供饮用水消毒的氯制剂主要有液氯、漂白粉、漂白粉精和有机氯制剂等，漂白粉和漂白粉精在水中均能水解成次氯酸。

(2) 影响氯化消毒效果的因素

1) 加氯量和接触时间：氯不仅与水中细菌作用，还要氧化水中的有机物和还原性无机物，故将所需氯的总量称为"需氯量"。为保证消毒效果，加氯量必须超过需氯量，以使在氧化和杀菌后还能剩余一些有效氯，称为"余氯"。余氯有两种：① 游离氯，如 $HOCl$ 和 OCl^-。② 化合氯，如 NH_2Cl 和 $NHCl_2$。一般要求氯加入水中后接触 30 分钟，有 0.3~0.5 mg/L 的游离氯，而对化合性余氯则要求接触 1~2 小时后有 1~2 mg/L 余氯。

2) 水的 pH：次氯酸是弱电解质，其解离程度与水温和 pH 有关。当 pH<5.0 时，$HOCl$ 呈 100% 形式存在于水中；随着 pH 的增高，$HOCl$ 逐渐减少，而 OCl^- 逐渐增多。因此，消毒时应注意控制水的 pH，不宜太高。

3) 水温：水温每提高 10℃，病菌杀灭率提高 2~3 倍。

4) 水的浑浊度：氯消毒时，应使 $HOCl$ 和 OCl^- 与水中的细菌直接接触，方能达到较好的杀菌效果。如水的浑浊度很高，悬浮物质较多，细菌多附着于这些悬浮物上，则氯的作用达不到细菌本身，导致杀菌效果降低。

5) 水中微生物的种类和数量：不同微生物对氯的耐受性不同，一般而言，大肠杆菌抵抗力较低，病毒次之，原虫包囊抵抗力最强。而如果水中微生物的数量过多，则消毒后水质往往较难达到卫生标准的要求。

(3) **饮水氯化消毒副产物(chlorinated disinfection by-products, DBPs)**：近三十年来，人们逐渐发现，在氯化消毒的过程中，氯会与水中的有机前体物如腐殖酸、富里酸和藻类等反应生成一系列卤代烃类消毒副产物，其中大部分对人体健康构成潜在的威胁。动物实验证明，许多氯化副产物具有致突变性和(或)致癌性，有的还有致畸性和(或)神经毒性作用。鉴于氯化消毒是我国常用的饮用水消毒方法，虽然目前尚不能确定饮用水氯化消毒副产物与人群癌症发病率之间的因果关系，但从保护人群健康出发，在氯化消毒时应尽量降低 DBPs 的生成。

三、土壤与健康

土壤(soils) 处于大气圈、水圈和生物圈之间的过渡地带，是联系有机界和无机界的中心环节。

土壤能够承载一定的污染负荷,具有一定的环境容纳量。但是污染物一旦超过土壤的最大容量将会引起不同程度的土壤污染,进而影响土壤中生存的动植物,最后通过"土壤→水→人体"或"土壤→植物→人体"食物链等途径危害人类健康。

(一) 土壤污染的类型

土壤污染主要来源于农业、工业、生活和交通污染等方面。由于土壤环境的多介质、多界面、多组分、非均一性和复杂多变性,决定了土壤环境污染具有许多区别于大气环境污染和水环境污染的特点,包括污染的隐蔽性、累积性与地域性、不可逆转性、污染难以治理及治理周期长等。土壤污染的类型有如下三种。

1. **大气源性污染(atmospheric pollution)**　指由大气污染物沉降至地面而污染土壤。

2. **水体源性污染(water pollution)**　指工业废水和生活污水通过污水灌田而污染土壤。

3. **固体废弃物污染(solid waste pollution)**　指废渣、垃圾、粪便、农药和化肥等对土壤的污染。

随着城市化进程的不断发展,迅速增长的城市生活垃圾的不合理处置是引起土壤生活性污染的主要途径。而近年来电子垃圾(亦称电子废物)的蔓延趋势也令人担忧。

(二) 土壤污染对健康的影响

1. **重金属污染(heavy metal pollution)**　是土壤无机污染物中比较突出的内容,包括汞、镉、铅、铬、铊、锌、铜以及类金属砷的污染。由于重金属化学性质不甚活泼,在土壤中迁移能力低,可以长期残留于土壤中,影响其理化特性;同时也可经植物吸收和富集,引起食物链高位生物的慢性危害,如**痛痛病(Itai-Itai disease)**。

2. **农药污染(pesticide pollution)**　目前世界范围内生产和使用的农药原药达100多种,主要是有机氯(已禁用)、有机磷、拟除虫菊酯类、氨基甲酸酯类化合物等几大类。由于农药的高毒性、高生物活性、在土壤环境中残留的持久性以及农药的滥用和不科学使用所引发的日益突出的问题,已引起人们的高度关注,逐步采用高效、低毒、低残留的新型农药加以替代。

3. **生物性污染(biological pollution)**　生物性污染仍然是当前土壤污染的重要危害,影响面广,可以引起肠道传染病、寄生虫病、钩端螺旋体病、炭疽病、破伤风和肉毒中毒等。

(三) 土壤污染的防制

1. **制定并颁布实施土壤质量控制标准**　包括土壤环境质量标准、土壤卫生标准和固体废弃物控制标准等。

2. **土壤卫生防护措施**　主要包括粪便无害化处理和利用、城市垃圾无害化处理和利用、有害工业废渣的处理、污水灌溉的卫生防护措施等。

3. **污染土壤的修复**　加强污染土壤的修复技术研究与应用。

四、生物地球化学性疾病

由于自然的或人为的原因,地球的地质化学条件存在着区域性差异。如地壳表面元素分布的不均一性,局部地区的气候差别等。这种区域性差异在一定程度上影响和控制着各地区人类、动物和植物的发展,造成了生物生态的区域性差别。如果这种区域性的差异超出了人类和其他生物所能适应的范围,就可能使当地的动物、植物及人群中发生特有的疾病,称为**生物地球化学性疾病**(biogeochemical disease)或**地方病**(endemic disease)。我国常见的生物地球化学性疾病有碘缺乏病、地方性氟中毒和地方性砷中毒等。此外,克山病、大骨节病等病因不明、但具有明显地区性的疾病也被列入生物地球化学性疾病的范围。

1. 碘缺乏病(iodine deficiency disorders,IDD) 碘是人体必需的微量元素,碘的生理作用主要是通过其在甲状腺合成甲状腺素和三碘甲状腺原氨酸来实现的。其摄入量不足或过量都对健康有一定危害。

IDD指从胚胎发育至成人期由于碘摄入量不足而引起的一系列病症,包括地方性甲状腺肿、地方性克汀病、地方性亚临床克汀病、流产、早产、死产等。这些疾病形式实际上是不同程度碘缺乏在人类不同发育期所造成的损伤,而甲状腺肿和克汀病则是IDD最明显的表现形式。IDD是一种世界性的地方病,全世界有110个国家流行此病,受威胁的人口达16亿,约占全世界总人口的30%。我国是世界上IDD流行最严重的国家之一,在全面实施食盐加碘为主的综合防治措施以前,全国除上海市外,各省、自治区、直辖市均不同程度地存在IDD。

补碘是防治IDD的根本措施,具体包括碘盐、碘油和碘化钾等方式。食盐加碘是预防IDD的首选方法。碘盐是把微量碘化物(碘化钾或碘酸钾)与大量的食盐混匀后供食用的盐。WHO推荐碘和盐的比例为1/10 000,我国规定为1/50 000～1/20 000。为防止碘化物损失,碘盐应该干燥、严防日晒。必须注意,国际公认的碘研究成果发现,碘的摄入量与甲状腺疾病的关系呈U形相关。即碘的摄入量过高与过低都会导致甲状腺疾病的增加。在推行全民补碘时要注意高碘区和非缺碘区的特殊性。

2. 地方性氟中毒(endemic fluorosis) 氟对人体健康具有双重作用,适量的氟是人体必需的微量元素,而长期大量摄入氟可引起氟中毒。地方性氟中毒是由于一定地区的环境中氟元素过多导致生活在该环境中的居民经饮用水、食物和空气等途径长期摄入过量氟所引起的以氟骨症和氟斑牙为主要特征的一种慢性全身性疾病,又称地方性氟病。国内主要流行于贵州、陕西、甘肃、山西、山东、河北、辽宁、吉林、黑龙江等省,基本病征是氟斑牙和氟骨症。

(1) 氟斑牙(enamel fluorosis):亦称**斑釉症(mottled enamel)**和黄斑牙,是牙齿发育时期人体摄入氟量过高所引起的特殊型牙齿釉质发育不全。氟斑牙是慢性氟中毒的一种突出症状,在世界各国均有报告。氟本身对牙齿具有双重作用。饮用水中氟含量高于1 ppm(1 mg/L)即可发生氟斑牙;超过3 ppm(3 mg/L),则发病率达100%。但如果饮水中缺乏氟,牙齿的抗龋能力会降低。当饮水含氟量为1 ppm时,既有防龋作用,又不致形成氟斑牙。此外,氟斑牙发生的情况还与当地温度、钙、磷摄取量及个体差异有关。如温度高的地区饮水量相对较多,而摄取的氟也相应较多;维生素A、D和钙磷的不平衡均可增加氟危害程度。

氟斑牙最根本的预防办法是改良水源,降低饮水中氟的含量。除饮水之外,应治理大气中环境氟化物的污染及含氟量过高的食品等。

(2) 地方性氟骨症(endemic skeletal fluorosis,ESF):是以骨关节损害为突出表现的疾病,临床以全身关节疼痛、肢体麻木,关节功能障碍,严重者出现腰弯背驼为主要表现。中医学无"地方性氟骨症"的病名,根据其临床表现,属于"痹证""骨痹""肾痹"等范畴,对于严重的卧床不起、瘫痪患者,又似"骨痿"。

人体每日需氟1.0～1.5 mg,其中65%来自饮水,35%来自食物。故饮用高氟水、食用含氟杀虫剂的蔬菜及含氟量高的粮食等为氟中毒和氟骨症常见的原因。另外饮用含氟量极高的茶叶或长期食用含氟量高的海产品也可能导致发病。工业方面氟化物的用途日益广泛,工业氟中毒的患者也逐渐增多。

地方性氟中毒的预防方法在于降低水中含氟量。地方性氟中毒的治疗大多使用钙制剂。钙不仅可调节体内的钙、磷代谢平衡,而且和氟有很强的亲和力,在消化道内可结合形成氟化钙排出体外。铝盐可减少机体对氟化物的吸收,纠正胃肠道的紊乱;硼盐能与氟形成氟硼络合物由尿排出体外,所以铝、硼对氟都有一定的解毒作用。

（杨海军）

第三章 社会因素与健康

1. 掌握社会、心理、行为因素相关的基本概念及其对健康的影响,心身疾病的概念、特点及心身疾病的防制措施。
2. 熟悉不良行为和生活方式对健康的危害,心身疾病的危险因素。
3. 了解心身疾病的发病机制、发病趋势及常见的心身疾病。

人是生物性和社会性的统一体,人的健康既受到生物遗传因素的影响,也受到社会因素的影响。社会因素通过影响人的心理活动和行为方式对人类健康产生直接或间接作用,并导致近期影响和远期效应。当人与社会系统的关系失调并达到一定程度的时候,就可能出现健康问题。

第一节 社会、心理、行为因素与健康

社会、心理、行为因素对健康影响的研究始于 20 世纪 30 年代研究心理因素及社会因素对健康和疾病的作用,以及它们之间相互联系的**"心身医学"**(psychosomatic medicine)。随着社会的发展,社会、心理、行为因素对健康的影响越来越多地被人们所认识,尤其是不良行为生活方式因素与疾病的关系。因此,不仅要认识心理活动和行为与健康的关系,而且要明确与健康相关的心理活动及行为产生、存在及改变的原因。

一、社会因素与健康

社会因素(social factors)是社会各项构成要素的总称,包括环境、人口、文明程度(政治、经济、文化等)。社会因素对健康影响的特点为广泛影响性与整体效应性、恒常性与变异性、累积性与自调性以及双向作用性等。

1. **社会经济**(social economy) 经济既是人类社会发展的主体形式,又是人类赖以生存和保持健康的基本条件。社会经济发展与人群健康之间是辩证统一的关系,两者互相促进。

(1) 经济水平低下对健康的作用:经济水平低下不仅会形成特定的不良生产生活环境,而且还会导致对卫生事业投入低,无法保证基本的卫生服务,贻误最佳治疗时机而造成无法逆转的疾患;另外,在贫困国家和贫困人口中,许多健康危险因素出现了聚集性和累加性。

（2）经济发展促进健康水平的提高：经济发展有利于增加卫生投资，并通过对教育提升等多种渠道间接影响人群健康。

（3）健康水平的提高促进经济的发展：人群健康水平的提高可增加出勤、提高劳动效率，减少疾病、延长寿命，节约卫生资源，创造更多的财富，对社会经济的发展起到促进作用。人群健康水平的提高还使人们具有更多的时间和能力利用其他资本要素争取收益。

（4）经济发展带来的负面影响：经济发展过程中可能产生一些负面效应，表现为生态平衡被破坏、生活方式的改变、现代社会病、心理障碍等一些新的健康问题。

2. 社会制度（social system）　指在一定历史条件下形成的社会关系和社会活动的规范体系。社会制度的涵义包括：① 社会形态，如社会主义制度；② 各种具体的社会制度，如政治制度、经济制度、法律制度等；③ 各种社会组织的规章制度，如考勤制度、奖惩制度等。它们决定着卫生政策，规范着人们的行为，直接、间接地影响健康。

3. 人口（population）　人口的数量、结构、区域分布既取决于出生率、死亡率、人口流动情况，又对健康及保健工作有重要影响。如人口数量的增加会加重社会负担，加重教育及卫生事业的负担；人口老龄化使卫生资源消耗量增加；人口流动会出现一些特殊的卫生问题，诸如传染病的控制、计划生育、妇女儿童保健等。

4. 社会文化（social culture）　是指社会的意识形态以及与其相适应的文化制度和组织机构。主要包括下述内容。

（1）智能文化：包括科学技术、生产生活知识等，它通过影响人的生活环境和生活条件作用于人群健康。

（2）规范文化：包括教育、法律、风俗习惯、伦理道德等，它通过支配人们的行为来影响人群健康。

（3）思想文化：包括文学艺术、宗教信仰、思想意识等，它主要通过干预人们的心理过程和精神生活影响人群健康。

（4）饮食文化：中国饮食文化深厚广博，涉及食材的开发与利用、食具的应用与创新、食品的生产与消费、餐饮的服务与接待、餐饮业与食品业的经营与管理，以及饮食与国泰民安、饮食与文学艺术、饮食与人生境界的关系等。

5. 社会支持（social support）　指一个人从社会网络所获得的情感、物质和生活上的帮助。社会支持可缓解紧张的生活事件带来的压力，减少精神疾病的发生，提高生命质量。构成社会支持的主要因素如下。

（1）**人际关系（interpersonal relationship）**：对健康有着明显的影响，良好的人际关系使人心情舒畅、精神振奋，身体健康，而且是获得其他社会支持的基础。

（2）**社会网络（social network）**：由家庭、邻里、朋友群、工作团体等这些基本社会群体组成，社会网络结构的健全和合理性是人们获取社会支持的基本条件，个体可以通过从社会网络中获得的支持，如主观归属感、被接受感和被需要感，建立健康的感觉，减轻焦虑和紧张。

（3）**社会凝聚力（social cohesion）**：是人们思想道德观念、社会责任感及对社会的信心的综合反映。社会凝聚力与社会制度、政府行为、政策宣传导向、人群受教育水平、人群的公益意识、经济发展水平等因素有关。

6. 生活和工作环境（living and working environment）　包括职业、工种、文化程度、社会地位、人际关系、经济条件、家庭状况、角色适应和变换等，通常采用"**生活事件（Life events）**"表示，即升学、就业、考试、结婚、离婚、儿女离家、退休、经济状况的变化、家庭成员的死亡等生活中遭遇到的重大变故等对健康都会产生直接或间接的影响。

7. 家庭因素(family factors)　家庭是将生物人转化为社会人的第一个社会基本单位。家庭因素概括为家庭结构和家庭氛围。

(1) **家庭结构(family structure)**：指家庭的人口结构。在家庭人口结构中,家庭结构的健全是十分重要的因素,结构完整的家庭有利于家庭成员的身心健康;离婚、丧偶、子女或同胞死亡等结构不完整家庭则有损家庭成员的身心健康;丧偶作为最重要的生活事件,会给其伴侣,尤其是老年人造成很大的心理影响,使得他们感到孤独、焦虑、冲动和缺乏自信;无家可归的儿童和少年情绪障碍的发病率较高。

(2) **家庭氛围(family aura)**：指一个家庭的环境气氛和情调。良好的家庭氛围可使家庭成员性格活泼开朗,生活有趣健康。不良的家庭氛围,则会使家庭成员性格孤僻内向,生活孤独不合群。如时常发生暴力的家庭、家庭成员间亲密程度低,父母对子女关注和关心不够,或者是父母采用消极的沟通方式、单亲家庭、父母不良个性造成家庭气氛压抑与紧张,加之学业、成长、经济等原因导致家庭成员间矛盾冲突多,发生争执、对抗,长期生活在这样的家庭环境中,儿童和少年易出现焦虑、抑郁情绪。家庭成员间缺乏相互支持和鼓励,家庭中缺乏约束和道德准则等不利因素都可能导致子女心理发展偏倚,承受能力脆弱,出现心理社会功能不同程度的瓦解甚至破裂,尤其是情感和社会功能严重受损。

(3) 其他：家庭的生活方式对于整个家庭成员的健康有着不可估量的影响;遗传因素、社会支持等与许多疾病都有着密切的联系。

8. 社会因素对健康影响的特点　社会因素对健康的影响往往表现为"多因一果"或"多因多果",其特点为如下。

(1) **非特异性(non-specific)**：现代社会是多因素、多数量、多层次、多学科、多维多元化社会,一种疾病由多种因素综合决定,很难用某一种特定的社会因素解释其病因。

(2) **交互作用(interaction)**：各种社会因素对健康的影响不是平行的,而是互为条件的。例如健康水平差的根本原因是营养不良和贫穷。贫穷与社会动荡,生态环境恶化互为因果,也是文化落后和愚昧无知的根源,这些又是制约经济发展的因素。

(3) **广泛性和持久性(universality and persistence)**：社会因素的普遍性决定了对人类健康作用的广泛性,直接或间接对健康产生无形、缓慢、持久的影响。

(4) **双向性(bidirectional)**：积极的社会因素对人群健康起着促进作用,而消极的社会因素将会制约和损害人群健康。

二、心理因素与健康

心理因素(psychological factors)是指运动、变化着的心理过程,是事物发展变化的"内因",由心理过程与个性两个方面构成。心理过程由**认识过程(cognitive process)**、**情感过程(emotion and affection process)**和**意志过程(will process)**构成;个性包括**人格倾向性(individual inclination)**、**人格特征(individual characteristics)**和**自我意识系统(self-consciousness system)**。心理因素对人的身心健康与疾病的影响主要是通过人的情绪而发挥作用的。预防医学关注心理特征和活动过程与健康的关系。

1. 个性与健康　**个性(personality)**是个体社会化的结果,是在一定的社会关系中形成和发展的人格。主要包括能力(技能、智力)、气质、性格三个方面。

(1) 气质与健康：**气质(temperament)**是个人心理活动稳定的动力特征，即心理过程的速度和稳定性、心理过程的强度和心理活动的指向性。个体间的气质不同使日常生活、工作和社会活动呈现不同的色彩，形成各自的风貌。古希腊医生希波克拉底和罗马医生盖伦把人的气质分为多血质、黏液质、胆汁质、抑郁质四类，见表3-1。

表3-1　人的气质分类

分　类	特　征
多血质	活泼、敏感，反应迅速但不强烈，兴趣易受环境影响，具有外向性
胆汁质	敏感，反应迅速且强烈，易冲动、暴躁，具有外向性
黏液质	反应迟钝，沉默寡言，情绪稳定不易转移，具有内向性
抑郁质	反应迟钝、孤僻，善于感知且抑制力强，具有内向性

实际生活中人的气质一般以两种或两种以上的混合型居多。研究表明，许多疾病表现出明显的气质分布。如精神分裂症患者中抑郁型气质者占40%左右。

(2) 性格与健康：**性格(character)**是指人类在生活过程中形成的稳定的、定型化的态度和行为方式。性格的显著特点为：① 态度特征，包括对社会、集体、他人、自己以及学习、工作、劳动的态度；② 意志特征，包括对行为的自我调节、控制等。研究表明，性格与人的健康关系密切，性格类型不同，所表现出的疾病状态、情况也不同。目前，公认性格特征为下述三种(表3-2)。

表3-2　性格特征分型

分　型	主　要　内　容
A型性格的特征	有雄心壮志，喜欢竞争，出人头地；性情急躁，缺乏耐心，容易激动；有时间紧迫感和竞争倾向，行动匆忙；对人有敌意。与高胆固醇血症、吸烟及高血压并列为四项冠心病危险因子
B型性格的特征	心性平和，不争强好胜，做事不慌不忙等
C型性格的特征	如压抑自己的情绪，过分忍让，回避矛盾，怒而不发，好生闷气，内向。此型性格的人宫颈癌的发病率较高，患胃癌、肝癌等的危险性更高，称为肿瘤的性格模型

2. 情绪与健康　**情绪(emotion)**是由客观现实的刺激引起的主观体验。其特征如下。

(1) 情绪不是固有的，是由客观现实的刺激引起的。

(2) 情绪是主观体验，这种体验可出现行为表象，如悲伤、愤怒、喜悦，也可不露于形。

(3) 情绪的产生是以客观事物是否满足人的需要为中介。情绪具有明显的生理反应成分，直接关系到人的身心健康。愉快、积极、乐观的情绪对人体的生理功能起到良好的调节作用，可以提高人的活动能力，充实人的体力和精力，发挥人的潜在能力，有利于人的心身健康。不愉快、消极的情绪可使人的心理失去平衡，导致生理发生一系列变化，如心率、血压、呼吸频率、消化系统等都会发生改变，长此以往将引发多种疾病。

3. 应激与健康　**应激(stress)**指机体在各种内外环境因素及社会、心理因素刺激时所出现的全身性非特异性适应反应，又称为应激反应。

(1) 应激的类型：一般分为躯体性应激、心理性应激、社会性应激和文化性应激四种类型。

(2) 应激的健康反应：分为两个方面：① 可动员机体非特异性适应系统；② 由于适应机制失

效、会导致不同程度的心理、行为和躯体障碍。

4. 生活事件与健康　生活事件(life event)指日常生活中引起人的心理平衡失调的事件。例如,学习问题、恋爱婚姻问题、健康问题、家庭问题、工作与经济问题、人际关系问题、环境问题、法律与政治问题等。

生活事件既有消极的,也有积极的。生活事件对健康的影响因人而异。消极生活事件作为疾病的一种危险因素,可以帮助识别有患病可能的人群,积极预防生活事件对健康的影响。

目前,常常采用**生活事件量表(life event scale, LES)**对生活事件进行定性和定量测量,其目的是:① 甄别高危人群,预防精神障碍和心身疾病,对 LES 分值较高者加强预防工作;② 指导正常人了解自己的精神负荷、维护心身健康,提高生活质量;③ 用于指导心理治疗、危机干预,使心理治疗和医疗干预更具针对性;④ 用于神经症、心身疾病、各种躯体疾病及重性精神疾病的病因学研究,确定心理因素在这些疾病发生、发展和转归中的作用。

三、行为、生活方式与健康

行为(behavior)指具有认识、思维能力的人对环境刺激所做出的能动反应。广义的行为分为内在行为和外显行为。内在行为即人的心理活动过程,外显行为即可以被他人观察到的行为。狭义的行为主要指外显行为,如言谈举止等。

生活方式(life-style)指人们长期受一定的民族文化、经济、社会习惯、规范以及家庭影响所形成的一系列生活意识、生活习惯和生活制度的总和,简言之即怎样生活。行为及生活方式与健康息息相关。预防医学主要探讨促进健康、控制危害健康的行为与生活方式。

1. 健康相关行为(health-related behavior)　指任何与预防疾病、增进健康、维护健康及恢复健康相关的行动,一般可分为促进健康的行为和危害健康的行为两大类。

(1) 促进健康的行为:指人们不论在何种健康状态下,为了保护、促进和维持其自身的健康而采取的积极行为。

(2) 危害健康的行为:指偏离个人、他人和社会的期望,能致疾病产生和加重的不良行为。

2. "消极被动"的生活方式(negative styles of life)　由于现代社会的高度便利和生活节奏的紧张,尤其是智能终端的普及和广泛应用,网上消费足不出户,一些人每天绝大部分时间都流连在互联网上,因此,快餐、速食、缺乏运动、缺乏睡眠、肥胖,是现代社会人类的典型写照。缺乏高质量睡眠,是导致许多疾病和减低工作效率的罪魁祸首。肥胖则与糖尿病,高血压等常见病密切相关。缺乏活动的生活方式如久坐式生活方式,还是各种职业病,如腰背痛、痔疮、颈椎病、神经衰弱、肌肉劳损等的重要原因。"消极被动"的生活方式是一个影响广泛的潜在健康危险因素。

3. 不良生活方式(unhealthy lifestyle)　指偏离个人、他人乃至社会的健康期望,客观上不利于健康的一组行为。

(1) 吸烟(smoking):是诸多慢性非传染性疾病的主要危险因素之一。吸烟可增加肺癌、胃癌、肝癌等 20 多种疾病的发病率或死亡率。孕妇吸烟可影响胎儿的健康,致死胎、自发性流产、早产、低体重儿增多。此外,吸烟会给被动吸烟者造成危害,并且与职业有害物质有协同作用。

(2) 酗酒(alcoholism):对健康的危害分为急性和慢性危害两类。一次性过量饮酒可发生急性酒精中毒,不仅对身体有直接损害,而且是车祸、犯罪、斗殴、家庭不和等的重要根源;长期过量饮酒会导致酒精综合征、胃溃疡、肝硬化、心脑血管疾病、神经精神疾患、消化系统癌症等。酒精的最大危害是损害脑细胞,导致智力下降、记忆力减退,严重的甚至会引起酒精中毒精神病。酗酒的同时大量吸烟,对脑血管病和癌症的发生有协同作用。

（3）**不良饮食习惯**（bad eating habit）：指人们在日常生活中养成的,对自身身体健康不利的饮食习惯。如不吃早餐、晚餐太丰盛、暴饮暴食、偏食、低纤维素饮食、进食过快、喜食干、硬、烫食物、经常食用高盐、腌制、熏制和烧烤食物、饮咖啡成瘾、餐后吸烟、饮水不足等对健康产生不利影响。

（4）**不良性行为**（bad sexual behavior）：指卖淫嫖娼、多个性伙伴性滥交等一些不符合社会道德规范的越轨行为。性滥交是艾滋病、淋病、梅毒、软下疳、性病淋巴肉芽肿、非淋菌性尿道炎、尖锐湿疣和乙型病毒性肝炎等疾病的重要传播途径,也是**性传播疾病**（sexually transmitted diseases, STD）在全世界蔓延和流行的最重要途径。

（5）**网络成瘾症**（internet addiction disorder, IAD）：是指在无成瘾物质作用下,由于反复过度使用网络导致的上网冲动行为控制障碍,表现为对网络的再度使用产生强烈的欲望,停止或减少网络使用时出现戒断反应,同时可伴有精神及躯体症状,属于心身疾病,见表 3-3。

表 3-3　金伯利·扬网络成瘾分型

分　型	特　征
网络游戏成瘾	沉迷于电脑游戏或编写游戏程序不能自拔
网络关系成瘾	沉迷于通过网络聊天来结识朋友
网络信息成瘾	强迫性地浏览网页以查找和收集大量无效的信息
网络交易成瘾	以一种难以抵抗的冲动,着迷于网上贸易或者拍卖、购物、在线赌博等而不能自拔,过分使用网上购物场所
网络色情成瘾	沉迷于成人话题的聊天室和色情网站,或沉迷于网上虚拟性爱等,导致精神萎靡,不能进行正常的工作和生活

1）不良影响：① 身体素质急剧下降,自主神经功能紊乱,甚至出现与网络有关的身体疾病,如信息疲劳综合征、腕管综合征等。② 影响社会功能,造成学习成绩下降和无心工作,家庭、社会责任感缺失,婚姻破裂,甚至产生犯罪等。③ 成瘾者个性发生变化,主要表现为冷漠或情绪暴躁、说谎倾向、认知功能也会发生改变。

2）预防措施：① 以理智的态度控制上网时间,每次不应超过 2 小时;② 对于色情图片信息,应保持洁身自好,切莫掉入色情陷阱;③ 要积极参与社会生活,不能用上网来代替与其他人的正常交往;④ 对有心理疾病的人不能用上网去寻求精神安慰;⑤ 对有"网瘾"者,应尽早借助亲友及社会的力量或求助心理医生来帮助矫治。此外,应注意间隔休息、加强饮食营养、积极参加体育锻炼、重视心理保健等预防措施。

（6）**药物滥用**（drug abuse）：是指违背了公认的医疗用途和偏离了社会规范反复、过量地自行使用具有依赖特性的药物（或物质）,导致了成瘾性以及出现精神混乱和其他异常行为。药物滥用涉及的范围包括麻醉药品、精神药品、挥发性有机溶剂、烟草和酒精等。药物滥用导致使用者对此类药物产生依赖,不能自我控制地追求药物的特殊精神效应,由此带来严重的个人健康与公共卫生和社会问题。如麻醉性镇痛药、中枢性兴奋药、巴比妥类药物的滥用均可引起用药者的耐受性和精神与躯体的依赖性及戒断症状,既严重损害了个人的身体健康,也会引起心理、家庭、社会等一系列问题的出现。药物滥用的防制是一项复杂的系统工程。政府、社会、学校等应共同参与,加强预防教育、治疗和行为干预、药品监管以及对非法制贩行为的打击等。

第二节   心身疾病的防制原则

人是一个有机的整体,精神和躯体共同影响着人体的健康和疾病。随着医学模式的改变,心身分离观念和单纯生物医学模式已成为历史,人们开始用整体的医学观点去认识生命、健康和疾病的本质,心身疾病也因此而引起人们的关注。

一、心身疾病概述

心身疾病(psychosomatic diseases)是一组躯体疾病或综合征。广义的心身疾病指心理、社会和躯体等因素交互作用所引起的躯体器质性疾病和躯体功能性疾病;狭义的心身疾病指与心理-社会因素有密切关系或心理-社会因素作为明显致病因子所引起的躯体器质性疾病。因此,心身疾病的发生、发展、预后、转归以及预防和治疗都与社会-心理因素密切相关。

(一) 心身疾病的特征及危险因素

1. 心身疾病的特征

(1) 以心理-社会因素为主要诱发原因。

(2) 发病大多与某种特殊的性格有关,并以中年、女性、城市和脑力劳动者为多。

(3) 具有明显的神经系统、内分泌系统及变态反应等躯体症状或病理生理、病理形态学的改变。

(4) 同一患者可以有几种疾病同时存在或交替发生。

(5) 常常有相同或类似的家族史。

(6) 不是神经症和精神病。

(7) 诊断与治疗是以躯体和社会两方面因素为基础,从生物、心理、社会三方面来探讨躯体疾病的发生、发展及其治疗。

(8) 以心理治疗为主要手段。

2. 心身疾病的危险因素

(1) **社会-心理因素**(social-mental factors):当社会环境变动(如被迫迁移、环境污染等)、人为因素(如丧失社会支持、政治冲击等)或自然灾害(如水灾、火灾、地震)等特殊事件的刺激超越了个人的承受能力时,就容易产生应激,使人们在生理、心理方面发生重大变化,对健康产生影响。如愤怒、激动、焦虑、恐惧都能使胃液分泌和酸度升高;长期焦虑还可使充血的胃黏膜糜烂。恐惧、愤怒、挫折均可使血压升高,愤怒似乎与收缩压增高有关。如果愤怒被阻抑,或对自己的行为感到内疚,则可引起交感神经功能亢进,延续下去可发展为以血浆肾上腺素和去甲肾上腺素含量增高为特征的原发性高血压。

(2) **生理始基**(analogue):指心身疾病患者在患病前的生理特点。如在溃疡病发病过程中,胃蛋白酶的增高起重要作用,由于其消化了胃黏膜而造成溃疡。实际上,患者在发病前,其蛋白酶的前体——胃蛋白酶原的水平就已经比一般人高,因此这种胃蛋白酶原的增高即可称之为溃疡病的生理始基。然而有溃疡病生理始基的人并不一定会得溃疡病,因为人群中有相当多的人具有这一特征,而其中只有一部分溃疡病患者是由于社会-心理因素的刺激对他们起了"扳机"(trigger)作用。说明只有生理始基和社会-心理因素刺激同时存在的情况下,才会有溃疡病的产生。现已发现,高血压的生理始基是小动脉收缩敏感性增高;支气管哮喘的生理始基是细支气管平滑肌的痉挛;冠心病的生理始基是高甘油三酯血症;痛风症的生理始基是高尿酸血症;甲状腺功能亢进的生理始基则为高蛋白结合碘者。

(3)人格类型(personality type):1959年,美国学者Friedman等提出,以时间紧迫感、快节奏、高效率以及竞争意识和好胜心过强为主要特征的A型行为是促发冠心病的一个危险因素。1987年,美国学者Temoshok首先提出C型行为的概念,C型行为亦称癌症行为,是一种易发生癌症的行为模式,其特征为压抑情绪,尤其是压抑愤怒,不善于发泄情绪,过分克制、忍耐。

(4)遗传(heredity):患心身疾病如冠心病的家族中,患同类疾病的概率比一般人群高10倍,他们往往具有共同的性格和生理素质。此外,冠心病家庭成员多有高脂肪膳食、吸烟、饮酒、缺少体力活动等相似的生活方式。

(二)心身疾病常见的发病机制

心身疾病的发病机制是目前医学心理学领域亟待深入研究的中心课题之一。常见的有以下三种学说,见表3-4。

表3-4 心身疾病的发病机制学说

分 类	主要内容
心理动力学说	重视潜意识心理冲突在各种心身疾病发生中的作用,认为潜意识心理冲突是通过植物性神经系统功能活动的改变从而造成某些脆弱器官的病变而致病的
心理生物学学说	(1)心理神经中介途径、心理神经内分泌途径和心理神经免疫途径是心理社会因素造成心身疾病的三项形态学意义上的心理生理中介机制 (2)不同种类的心理社会因素,如紧张劳动和抑郁情绪,可能产生不同的心身反应过程;不同心身疾病的发生也可能与特定的心理社会因素有关 (3)心理社会因素在不同遗传素质个体上的致病性的差异,例如,高胃蛋白酶原血症的个体在心理因素作用下更可能产生消化性溃疡,从而确认个体素质上的易感性在疾病发生中的重要作用
学习学说	某些社会环境刺激引发个体习得性心理和生理反应,如情绪紧张、呼吸加快、血压升高等,由于个体素质上的问题,或特殊环境因素的强化,或通过泛化作用,使得这些习得性心理和生理反应可被固定下来而演变成为症状和疾病

(三)心身疾病的分布与范围

1. **心身疾病的分布** 由于界定的范围不同,心身疾病发病率的报道数据差异甚大。

(1)地区分布:国外调查人群中心身疾病发病率为10%~60%;城市高于农村;国内的门诊与住院调查约为33%。

(2)临床科室分布:一般认为,心身疾病患者的科室分布排列顺序依次为:内分泌科、心血管专科、呼吸科、普通内科、皮肤科等。

(3)性别分布:女性高于男性,但溃疡病、冠心病、支气管哮喘等则以男性患病率为高,而甲状腺功能亢进仍以女性为多。

(4)年龄分布:65岁以上的老人和15岁以下的少年患病率较低,青年人略高,患病率高峰为更年期。

(5) 职业分布：脑力劳动者高于体力劳动者。

(6) 社会分布：工业化的社会高于工业不发达的社会。

2. 心身疾病的范围

(1) 消化系统：消化性溃疡、局限性结肠炎、黏液性结肠炎、溃疡性结肠炎、功能性大便失禁、习惯性便秘、神经性呕吐、神经性厌食、贲门或幽门痉挛等。

(2) 呼吸系统：支气管哮喘、血管舒缩性鼻炎、吞气症、过度换气综合征、心因性呼吸困难、慢性呃逆等。

(3) 心血管系统：原发性高血压、冠心病、心肌梗死、心律失常、雷诺病、昏厥、神经性循环衰竭、偏头痛等。

(4) 内分泌系统：甲状腺功能亢进、糖尿病、肥胖症、自发性低血糖症、心因性多饮、更年期综合征、垂体功能减退等。

(5) 泌尿生殖系统：阳痿、阳痿早泄、性欲减退、功能性阴道痉挛、月经失调、经前期紧张症、心因性排尿困难、遗尿症、神经性多尿症等。

(6) 神经肌肉系统：口吃、抽动症、腰背疼痛、痉挛性斜颈、紧张性头痛、痛觉过敏等。

(7) 皮肤：神经性皮炎、全身瘙痒、局部瘙痒（如肛门、外阴）、慢性荨麻疹、斑秃、慢性湿疹、痤疮、皮脂溢出、酒渣鼻、牛皮癣症等。

(8) 其他：类风湿性关节炎、红斑狼疮、硬皮病、皮肌炎、结节性动脉炎、妊娠高血压综合征、恶性肿瘤等。

3. 常见的心身疾病

(1) **原发性高血压(essential hypertension)**：原发性高血压是最早被确认的心身疾病之一，躯体因素和心理因素皆对高血压的发病起着重要作用，被强烈压抑的愤怒、不安全感、严重焦虑、紧张等常为诱发因素。

(2) **冠心病(coronary disease, CHD)**：CHD的发生、发展与许多生物行为和社会因素有关，包括遗传、高血压、高血脂、大量吸烟、肥胖、活动过少、A型性格、人际关系紧张、焦虑、抑郁等，其中精神紧张刺激及个性特征在冠心病的发病中占有重要地位。

(3) **消化性溃疡(peptic ulcer)**：消化性溃疡常与紧张的生活事件（如亲人分离、丧偶、失业和任务繁重、加班等）有关。

(4) **糖尿病(diabetes mellitus, DM)**：DM是一种典型的心身疾病，患者的情绪状况对本病的发生、发展与治疗都有很大的影响。研究表明，DM患者具有情绪压抑、自卑、心胸狭窄、倔强、急躁易怒等特点。

(5) **恶性肿瘤(malignant tumor)**：恶性肿瘤的发生和患者存活时间都与心理因素有密切关系。忧郁、失望和难以解脱的悲哀是癌症发生的重要原因，恶劣情绪可能是癌症的活化剂。

(6) **妇科疾病(disease of department of gynaecology)**：学习或工作过于紧张，或遇到紧张生活事件时，常发生痛经或经期紊乱，以致停经。对妊娠和分娩的影响也很明显，甚至有些不育症也与紧张情绪有关。

二、心身疾病的防制

(一) 心身疾病的诊断原则与程序

1. 诊断原则 ① 疾病的发生与心理社会因素有关；② 躯体症状有明确的器质性病理改变；

③ 排除神经症和精神病。

2. 诊断程序 心身疾病应由执业心理医师作出诊断。

(1) 除与临床各科病史采集相同外,还应注意收集患者社会心理方面的有关材料,例如心理发展史、个性或行为特点、生活事件、人际关系、社会支持程度等,从中初步寻找与心身疾病发生发展有关的一些因素。

(2) 体格检查,注意观察患者的心理行为反应方式、情绪反应等。

(3) 心理行为检查,对于初步疑为心身疾病者,应结合病史材料,采用交谈、座谈、行为观察、心理测试直至使用必要的心理生物学检查方法,对其进行较系统的医学心理学检查。

(4) 综合分析,即根据以上程序中收集的材料,结合心身疾病的基本理论,对是否患有心身疾病、患有何种心身疾病、由哪些心理社会因素在其中起主要作用和可能的作用机制等问题做出恰当的评估。

(二)心身疾病的治疗原则

1. 消除社会-心理刺激因素 对患者的社会-心理刺激因素,如家庭、邻里或工作单位作适当调整,通过解释、指导以解除矛盾,协调关系,必要时可请患者短期住院或更换环境。

2. 消除心理学病因 应在心理医师的指导下采用适宜心理干预手段和心理疏导措施。

3. 消除生物学症状 主要通过心理学技术直接改变患者的生物学过程,提高身体素质,促进疾病的康复。例如采用气功疗法、瑜伽疗法,利用自己的意志去控制或调整内脏的活动以达到治疗强身的目的。自我训练控制自己的情绪,如每天有一定的时间松弛紧张情绪,听轻音乐、练书法、画画、栽培花草以及运用生物反馈疗法等。使患者学会在某种程度下调节这些功能,以达到预防发作和治疗的目的。

4. 心、身同治原则 对于急性发病且躯体症状严重的患者,应以躯体对症治疗为主,辅之以心理治疗。例如,对于急性心肌梗死患者,综合的生物性救助措施是解决问题的关键,同时也应对那些有严重焦虑和恐惧反应的患者实施术前心理指导。对于以心理症状为主、辅以躯体症状的疾病或虽然以躯体症状为主,但已呈慢性过程的心身疾病,则可在实施常规躯体治疗的同时,重点安排好心理治疗。

(三)心身疾病的三级预防

1. 第一级预防 防止社会-心理因素长时期反复刺激并导致心理失衡的主要措施,包括保持心理健康、培养健康心理素质、提高应对危险因素的能力是预防心身疾病的基础。

培养健康心理素质应从儿童时期开始。家长和老师应为孩子们创造和谐、温馨的生活和学习环境,培养儿童乐观向上的精神,耐心纠正可能产生的心理偏差,对防止儿童时期情感障碍和成人期的心身疾病都有重要意义。

对于青春发育期情绪不稳定,易产生冲动行为等问题,应教给学生们具体的人际交流、控制情绪、解决问题的方法,使他们能够独立、有效地处理生活中遇到的各种困难和挑战,预防如吸烟、酗酒、不良性行为和自杀等危险行为的发生。

对在心理素质上具有弱点的人,如有易暴怒、抑郁、孤僻及多疑倾向者应及早通过心理指导健全其人格。

倡导以社区为范围,建立全科医疗网络,积极宣传健康生活理念,开展社区精神卫生教育,普及精神卫生知识,提高公众心理健康意识。对社区高血压、冠心病、糖尿病、肥胖症等慢病患者的精神卫生状况进行必要的心理咨询,对存在的不良行为进行心理干预。此外,还应加强精神卫生立法及精神卫生机构建设,建立心理咨询室,提供心理咨询服务,做好个体和群体精神卫生工作。

2. **第二级预防**　是防止社会-心理因素导致的心理失衡阶段发展成为功能失调阶段的重要措施。中医学重视对心身疾病的早期诊断和治疗,在华佗的《青囊秘录》中早有记载,如"医者先医其心,而后医其身,其次医其病"的论述。第二级预防的重点是对于那些有明显行为问题者,如吸烟、酗酒、多食、缺少运动及 A 型行为等,用心理行为技术予以指导矫正;对那些工作和生活环境里存在明显应激源的人,要及时进行适当的调整,减少或消除心理刺激。开展自杀、灾难事故等事件的心理危机干预。

目前接受心身疾病患者就诊的第一位医生往往不是心理医生,因此要求临床医生必须了解社会-心理因素引起心身疾病的发病规律,积极采取第二级预防措施,通过临床心理咨询和治疗,及早帮助和指导患者恢复失衡的心理,及早调整患者的功能失调,阻断病情向躯体疾病方向转化。

3. **第三级预防**　是针对患者在经历心理失衡,功能失调进入躯体疾病阶段情况下防止病情恶化的重要措施。这个阶段不仅需要依靠有效的药物,还应充分发挥心理咨询和心理治疗的作用。心理咨询和心理治疗工作要求有较高的医德修养、较广的医学知识、较娴熟的医学技能、能够建立相互信任和相互合作关系的心理医生来实施。

(李　璐)

第四章 职业因素与健康

导学

1. 掌握职业性有害因素的分类,职业病的特点及诊断原则。
2. 熟悉职业病的发病条件,职业病的分类及报告,铅中毒、一氧化碳中毒、苯中毒及矽肺的接触机会、临床表现及预防,职业病的三级预防原则及工作内容。
3. 了解基本职业卫生服务的功能及职业人群健康监护的基本内容。

职业是人类生存和发展的必需手段,职业与健康本质上相辅相成、相互促进。良好的劳动条件促进健康,不良的劳动条件导致健康损害,引起职业性病损。

第一节 职业性有害因素与职业性病损

一、职业性有害因素

在生产环境中存在的各种可能危害职业人群健康和影响劳动能力的不良因素统称为**职业性有害因素**(occupational hazards or occupational harmful factors)。职业性有害因素按其来源可分为以下三大类。

(一)生产工艺过程中的有害因素

生产工艺过程,指用特定的方法将各种原材料制成各种成品的全过程,包括原材料的生产、运输和保管、生产准备工作、毛坯制造、零件加工、产品装配、调试、检验和包装等。其主要有害因素如下。

1. 化学因素(chemical factors) 常见的化学性有害因素包括生产性毒物和生产性粉尘。生产性毒物主要包括金属及类金属(如铅、汞等)、有机溶剂(如苯及苯系物、正己烷等)、刺激性气体(如氯、氨等)、窒息性气体(如一氧化碳、硫化氢等)、苯的氨基和硝基化合物(如苯胺、硝基苯等)、高分子化合物(如氯乙烯、丙烯腈等)和农药(如有机磷农药、拟除虫菊酯类农药等)。生产性粉尘主要包括无机粉尘(如金属性粉尘、矿物性粉尘等)、有机粉尘(如动物性粉尘、植物性粉尘等)和混合性粉尘(如煤矽尘等)。它们以多种形态(固体、液体、气体、蒸气、粉尘、烟尘或雾)存在,可来源于生产原料、中间产品、辅助材料、成品、副产品及废弃物等。大多数有毒物质主要经呼吸道进入体内,还可以经皮肤、消化道进入体内。

2. **物理因素(physical factors)** 在生产过程中若产生大量热能和水蒸气,可形成高温、高湿环境,如纺织和印染车间等;潜涵、高压氧舱作业可致异常气压环境;另外还包括生产作业过程产生的噪声、振动、电离辐射(如 X 射线、γ 射线等)及非电离辐射(如紫外线、红外线、射频辐射、激光等)。这些不良的物理因素可对人体产生危害。

3. **生物因素(biological factors)** 生产原料和作业环境中存在的致病微生物或寄生虫,如炭疽杆菌、森林脑炎病毒,以及病原生物对医务工作者的职业性感染等。

(二) 劳动过程中的有害因素

劳动过程,指人类通过有目的的活动,使用劳动资料改变劳动对象,创造使用价值的过程。涉及劳动组织、生产设备布局、作业者操作体位和劳动方式,以及智力劳动、体力劳动及其比例等。其主要有害因素如下。

(1) 劳动强度过大:劳动负荷超过劳动者承受能力,造成机体的损伤及精神心理紧张。

(2) 劳动组织和制度不合理:如劳动时间过长,易造成生产性事故。

(3) 个别器官或系统过度紧张:如视屏作业者的视觉紧张和腰背肌肉紧张,钢琴演奏家和计算机操作人员的手指痉挛和腱鞘炎等。

(4) 长时间处于某种不良体位、姿势或使用不合理的工具:如计算机操作人员、流水线工作人员因座椅不舒适产生颈、肩、腕损伤;长期站立、行走引起下肢静脉曲张和扁平足。

(5) 不良的生活方式:如吸烟或过量饮酒;缺乏体育锻炼;违反安全操作规范和忽视自我保健。

(三) 生产环境中的有害因素

生产环境,指生产作业的环境条件,包括室内作业环境和周围大气环境,以及户外作业的大自然环境。其常见的有害因素如下。

(1) 自然环境因素:如炎热季节的太阳辐射、高原环境的低气压、深井的高温高湿等。

(2) 厂房建筑或布置不合理、不符合职业卫生标准要求,如厂房面积不足、机器设备安放过密、通风不良、采光照明不足等。

(3) 缺乏应有的卫生防护措施:生产环境中缺乏必要的防尘、防毒、防暑降温等设备,造成生产过程中有害因素对生产环境的污染。

在实际劳动生产中,多种职业性有害因素往往同时存在,如金属冶炼工人同时接触高温、噪声、一氧化碳和金属烟尘等,这些有害因素对职业人群健康产生联合作用,加剧了对劳动者的健康损害程度。

二、职业性病损

职业性病损(occupational disorders),指职业性有害因素所致的各种职业损伤。它可以是轻微的健康影响,也可以是严重的损害,甚至导致严重的伤残或死亡。包括工伤、职业病、工作有关疾病和早期健康损害。

(一) 工伤

工伤(occupational injuries)又称为职业性外伤,指从事生产劳动过程中,由于外部因素直接作用,引起机体组织的突发性意外损伤。根据直接引起伤害的因素,可分为机械伤、温度伤、化学伤及电伤等。引起工伤事故的主要原因包括:生产设备存在质量缺陷或维修不善;个人防护设备缺乏或不全;违反操作规程、缺乏安全操作知识以及必要的防护措施;身体患有疾病;生产环境过于拥挤,照明不良等。工伤性质的确定与患者劳动能力和劳动保险待遇有关。

(二) 职业病

职业病(occupational disease)是指职业性有害因素作用于人体的强度与时间超过一定限度,人体不能代偿其所造成的功能性或器质性病理改变,从而出现相应的临床征象,影响劳动能力。2016年7月2日第二次修正的《中华人民共和国职业病防治法》(以下简称《职业病防治法》)中规定,职业病是指企业、事业单位和个体经济组织等用人单位的劳动者在职业活动中,因接触粉尘、放射性物质和其他有毒、有害因素而引起的疾病。

1. **职业病的发病条件**　劳动者直接或间接接触职业性有害因素时,不一定会发生职业病,当职业性有害因素、作用条件和接触者个体特征三者联合在一起时,就可能对人体造成职业性病损。

(1) 职业性有害因素:主要指接触职业性有害因素的性质、浓度和强度等。职业性有害因素的性质主要指其基本结构和理化性质。在确诊大多数职业病时,必须要对职业性有害因素作用的浓度或强度进行估计。

(2) 作用条件:对职业性有害因素的接触机会、接触工龄、接触时间、接触方式等的了解,对职业病诊断具有重要的实用价值。

(3) 个体易感性:在同一生产环境从事同样作业的劳动者,个体发生职业性病损的机会和程度可有很大差别,即存在个体易感性,主要包括遗传、年龄、性别、营养、文化水平和生活方式等因素。

充分识别和评价各种职业性有害因素及其作用条件以及个体特征,掌握三者之间的内在关联,采取措施阻断其因果链,对预防职业性病损的发生意义重大。

2. **职业病的特点**

(1) 病因明确,即为相应的职业性有害因素;在控制病因或作用条件后,可以减少或消除发病。

(2) 所接触的职业性有害因素大多是可以检测和识别的,且其强度或浓度需达到一定程度才能致病,一般存在剂量-反应关系。

(3) 在接触同样职业性有害因素的人群中常有一定数量的人发病,很少出现个别病例。

(4) 大多数职业病如能早期发现、早期诊断、及时治疗、妥善处理,预后较好。

(5) 大多数职业病目前尚缺乏特效治疗,发现愈晚,疗效愈差,应着眼于保护职业人群健康的预防措施。

从职业病的特点看,可以说职业病是一种人为的疾病,其发生率的高低,反映着国家生产工艺技术、防护措施、自我防护意识和医疗预防工作的水平。所以世界各国对职业病,除医学含义外,还赋予立法意义,即由国家所规定的**"法定职业病"**(statutory occupational diseases)。

3. **职业病的分类**　2001年10月27日第九届全国人民代表大会常务委员会第二十四次会议正式通过了《职业病防治法》,2002年4月18日,原卫生部和原劳动保障部联合印发了《关于印发〈职业病目录〉的通知》(卫法监发〔2002〕108号)。《职业病目录》对保障劳动者健康权益、预防控制职业病起到了积极作用。

2016年7月2日,第十二届全国人民代表大会常务委员会第二十一次会议审议通过了《全国人民代表大会常务委员会关于修改〈职业病防治法〉的决定》(第二次修正)。其中规定"职业病的分类和目录由国务院卫生行政部门会同国务院安全生产监督管理部门、劳动保障行政部门制定、调整并发布。工会组织依法对职业病防治工作进行监督,维护劳动者的合法权益"。为了保持与《职业病防治法》中关于职业病分类和目录的表述一致,将原《职业病目录》修改为《职业病分类和目录》。根据《职业病防治法》的有关规定,为切实保障劳动者健康及其相关权益,国家卫生计生委、国家安全监管总局、人力资源社会保障部和全国总工会联合对《职业病分类和目录》进行了调整。

调整后的《职业病分类和目录》分为 10 大类 132 种,包括:① 职业性尘肺病(13 种)及其他呼吸系统疾病(6 种);② 职业性皮肤病(9 种);③ 职业性眼病(3 种);④ 职业性耳鼻喉口腔疾病(4 种);⑤ 职业性化学中毒(60 种);⑥ 物理因素所致职业病(7 种);⑦ 职业性放射性疾病(11 种);⑧ 职业性传染病(5 种);⑨ 职业性肿瘤(11 种);⑩ 其他职业病(3 种)。对于其他可能与职业暴露相关疾病,国家卫生和计划生育委员会、国家安全生产监督管理总局、人力资源社会保障部和全国总工会四部门将根据《职业病分类和目录》调整的原则和职业病的遴选原则做进一步研究,符合条件的,通过动态调整机制逐步列入《职业病分类和目录》。为正确诊断,已对部分职业病制定了国家《职业病诊断标准》并公布实施。

4. 职业病患者必须具备四个条件

(1) 患病主体是企业、事业单位和个体经济组织等用人单位的劳动者。

(2) 必须是在从事职业活动的过程中产生的。

(3) 必须是因接触粉尘、放射性物质和其他有毒、有害因素引起的。

(4) 必须是国家公布的《职业病分类和目录》中所列的职业病。

5. 职业病的诊断　根据新修正的《职业病防治法》和《职业病诊断与鉴定管理办法》(卫生部令第 91 号,2013 年 4 月 10 日施行),职业病的诊断应当由省级卫生行政部门批准的医疗卫生机构承担,并由三名以上取得职业病诊断资格的执业医师进行集体诊断。对职业病诊断有意见分歧的,应当按多数人的意见诊断,对不同意见应当如实记录。做出职业病诊断后,应当向当事人出具职业病诊断证明书,并按规定向所在地卫生行政部门报告。职业病诊断证明书应当由参与诊断的医师共同签署,并经承担职业病诊断的医疗卫生机构审核盖章。

职业病的诊断具有很强的政策性和科学性,直接关系到职工的健康和国家劳动保护政策的贯彻执行。所以,职业病的诊断应有充分的资料,包括职业史、生产环境监测和调查、相应的临床表现和必要的实验室检查,并排除非职业因素所致的类似疾病,综合分析,方可做出合理的诊断。

(1) 职业史:详细询问、仔细核对职业史,内容包括:① 全面、系统地了解患者全部职业的工种和工龄;② 接触职业性有害因素的种类、时间和强度,接触方式及防护措施实施情况;③ 同工种其他工人患病情况;④ 排除可引起类似职业中毒征象的非职业性接触,如家庭使用农药、有机溶剂,服药史等。职业史是职业病诊断的重要前提。

(2) 生产环境监测和现场调查:通过收集有关生产环境监测和环境卫生调查资料,深入作业现场了解患者接触职业性有害因素的种类、浓度或强度、生产工艺过程、劳动过程及防护设备等情况,并结合历年车间中职业性有害因素的监测资料、工人健康状况及职业病发病情况进行分析。现场调查是诊断职业病的重要依据。

(3) 临床表现及实验室检查

1) 症状:应详细询问及分析各种症状出现的时间、发展顺序、严重程度与接触职业性有害因素的时间先后关系,特别要注意早期症状及典型症状。

2）体格检查：除一般常规检查外,有选择地重点检查一些与接触职业性有害因素相关的项目。

3）实验室检查：根据职业性有害因素毒作用特点,有针对性地进行接触生物标志物和效应生物标志物的检查。

上述各项诊断原则,要全面、综合分析,才能做出切合实际的诊断。对有些暂时不能明确诊断的患者,应先作对症处理、动态观察、逐步深化认识,再作出正确的诊断。

6. **职业病报告**　为了及时掌握职业病的发病情况,以便采取预防措施,对法定职业病要进行报告。根据新修正的《职业病防治法》《职业病诊断与鉴定管理办法》及《职业病报告办法》([88J]卫防字第70号),主要要求有：① 急性职业中毒和急性职业病应在诊断后24小时内报告,卫生行政部门应会同有关单位下厂进行调查,提出报告,以便督促厂矿企业做好预防职业病工作,防止中毒事故再次发生;② 慢性职业中毒和慢性职业病在15天内会同有关部门进行调查,提出报告并进行登记,以便及时掌握和研究职业中毒和职业病的动态,制定预防措施。

（三）工作有关疾病

由于在工作过程中受职业性有害因素的影响,导致机体抵抗力下降,造成职业人群某些常见病发病率升高、潜伏的疾病发作或现患疾病病情加重、病程延长等,这类疾病统称为**工作有关疾病**（work-related disease）。工作有关疾病并非由职业性有害因素直接引起,但多见于某种职业人群,有时也称为职业性多发病。其共同特点如下。

（1）工作有关疾病的病因是多因素的,职业性有害因素虽是该病发生发展中的许多因素之一,但并不是直接的唯一病因。如**慢性非特异性呼吸系统疾病**（chronic nonspecific respiratory diseases, **CNRD**）的危险因素有吸烟、环境空气污染、个体敏感性及呼吸道反复感染等,即使车间空气中有害物浓度在卫生标准限值以下,患病者仍可发生较重的慢性非特异性呼吸道疾患。

（2）职业性有害因素使机体的抵抗力下降,促使潜在的疾病显露或已患的疾病加重,接触人群中某些常见病的发病率增加。如患有病毒性肝炎的患者暴露于四氯化碳等有机溶剂,可能会加重病情。

（3）通过改善劳动条件,减少对职业性有害因素的暴露,可使所患疾病得到控制或缓解。

（四）早期健康损害

职业性有害因素对人体的作用可以在分子、细胞、组织、器官、个体及群体水平上表现出来,而职业性有害因素对机体内的生物大分子（如DNA、蛋白质等）的影响是导致健康损害的早期效应。职业性有害因素所导致的早期健康损害依据对待的方式不同可发展成两种完全相反的结局：健康或疾病。如果采取积极的、正确的职业健康监护等预防措施,其早期健康损害则多恢复为健康,反之,则发展为疾病,因此,对职业性有害因素所致早期健康损害的定期检测和制定科学预防策略,在我国和谐社会的构建和促进经济快速可持续性发展等方面具有战略意义和前瞻性。

三、职业病的三级预防

新修正的《职业病防治法》第一章总则第三条指出：职业病防治工作坚持预防为主、防治结合的方针,建立用人单位负责、行政机关监管、行业自律、职工参与和社会监督的机制,实行分类管理、综合治理。应按三级预防措施加以控制,以保护和促进职业人群的健康。

（一）三级预防原则

1. **第一级预防** 即病因预防。通过采用工程技术措施、组织措施和卫生保健措施从根本上消除或减少职业性有害因素,使劳动者尽可能不接触职业性有害因素,合理安排劳动过程、及时发现职业禁忌证等。**职业禁忌证**（occupational contraindication）指劳动者从事特定职业,或者接触特定职业危害因素时,比一般职业人群更易于遭受职业病危害和罹患职业病或者可能导致原有自身疾病病情加重,或者在作业过程中可能导致对他人生命健康构成危险的个人特殊生理或病理状态。

2. **第二级预防** 即临床前期预防。主要手段是定期进行职业性有害因素的监测和对接触者的定期体格检查,以早期发现病损和诊断,特别是早期健康损害的发现,尽早采取措施,防治结合。

3. **第三级预防** 即临床预防。是指在患病以后,对患者做出正确诊断,对症治疗,防止病情恶化和并发症,促进康复,对不适宜继续从事原工作的患者,应当调离原岗位,并妥善安置。

（二）三级预防的工作内容

主要包括现场职业卫生学调查、健康监护、职业流行病学调查、制定卫生标准和诊断标准、职业卫生监督、人员培训和健康教育等。

三级预防体系相辅相成。第一级预防针对整个人群,是最重要的;第二级和第三级是第一级预防的延伸和补充。全面贯彻和落实三级预防措施,做到源头预防、早期检查、早期处理、对促进职业人群康复、预防并发症、改善生活质量有重要意义。

四、基本职业卫生服务

（一）基本职业卫生服务

WHO 和**国际劳工组织**（International Labor Organization, ILO）积极倡导公共卫生建设、公共卫生服务理念。其功能包括:工作环境监测、工人健康监护、安全健康风险评估、工作场所健康危害因素和风险信息告知、职业病和工作相关疾病诊断等。我国开展"基本职业卫生服务"的最终目的在于从加强基本职业卫生服务能力建设入手,为最广大的劳动者提供最基本的职业卫生服务,以满足职业病防治工作的需要,预防和控制影响劳动者健康的严重职业性有害因素,防止职业性损害的发生。

（二）职业人群健康监护的基本内容

职业人群健康监护内容包括医学监护、职业环境监测和信息管理。

1. **医学监护**（medical surveillance） 指对职业人群进行医学检查和医学实验,以确定其所处的职业危害中是否出现了职业性疾患。职业健康检查的结果应当客观、真实,体检机构对健康检查结果承担责任。职业健康检查包括就业前健康检查、定期健康检查、离岗或转岗时健康检查和应急的健康检查。

（1）**就业前健康检查**（pre-employment health examination）:指用人单位对准备从事某种作业人员在参加工作前进行的健康检查。目的在于掌握从业者就业前的健康状况及有关健康的基础资料和发现职业禁忌证,防止接触劳动环境中的有害因素而使原有疾病加重,或对某种有害因素敏感而容易发生职业病。

（2）**定期健康检查**（periodical health examination）:指用人单位按一定的时间间隔,对从事某种职业或接触某种职业性有害因素的工人进行健康状况的检查。目的是及时、及早地发现职业性有害因素对职业人群健康的早期损害和影响,对职工进行动态健康观察,以利于早期诊断、早期治

疗,防止新病例继续出现、

(3) **离岗或转岗时体格检查(leave or transfer health examination)**:指职工调离当前工作岗位时或者改换为即将从事的岗位前所进行的健康检查,目的是为了掌握职工离岗或转岗时的健康状况,分清健康损害责任,同时为离岗从事新岗位的职工和接受职工新岗位的业主提供健康与否的基础资料。

(4) **应急性健康检查(emergency health examination)**:指对出现职业卫生与职业安全事故的工作场所或生产环境中受职业有害因素暴露的职工进行健康检查,其目的是为了了解受事故影响的职业人群范围和职工受事故的危害程度,确定事故的处理措施和职工的救治方案。

2. **职业环境监测(occupational environmental monitoring)**　指通过对作业环境中有害因素进行有计划、系统地检测,分析作业环境中有毒有害因素的性质、强度及其在时间、空间的动态分布及消长规律,以评价作业环境的卫生质量,以及在此作业环境下职工接触有害因素的水平。

3. **信息管理(information management)**　指为了有效地开发和利用信息资源,以现代信息技术为手段,对信息资源进行计划、组织、领导和控制的社会活动。职业人群健康监护信息管理在于对职业健康监护的环境监测资料和有关个人健康资料(劳动者的职业史、职业病危害接触史、职业人群健康检查结果和职业病诊疗等)建立健康监护档案,并及时整理、分析、评价和反馈,实现职业人群健康监护的信息化管理,以利于职业病的防制。

第二节　常见职业病危害与控制

一、铅及其化合物中毒

1. 理化特性　**铅(lead, Pb)**,灰白色重金属,当加热至 $400\sim500\,^{\circ}\mathrm{C}$ 时,即有大量铅蒸气逸出,在空气中迅速氧化成氧化亚铅(Pb_2O),并凝集为铅烟。铅的化合物多为粉末状,大多不溶于水,但可溶于酸;但醋酸铅、硝酸铅则易溶于水。

2. 接触机会

(1) 职业性接触:铅矿开采及冶炼;熔铅作业,如制造铅丝、铅皮、铅管,旧印刷业的铸版、铸字等均可接触铅烟、铅尘或铅蒸气。铅氧化物常用于制造蓄电池、玻璃、搪瓷、景泰蓝、铅丹、铅白、油漆、颜料、釉料、防锈剂、橡胶硫化促进剂等的生产中。

(2) 生活性接触:日常生活中接触铅的机会也很多,如爆米花、皮蛋、部分玩具、滥用含铅的药物治疗慢性疾病等。

3. 毒理　生产环境中,铅及其化合物主要以粉尘、烟和蒸气的形态经呼吸道进入人体,少量经消化道摄入。进入血液的铅约90%与红细胞结合,其余在血浆中。血循环中的铅早期主要分布于肝、肾、脑、皮肤和骨骼肌中,数周后,由软组织转移到骨,并以难溶性的磷酸铅[$Pb_3(PO_4)_2$]形式沉积下来。人体内90%~95%的铅储存于骨内,比较稳定。当缺钙或因感染、饮酒、饥饿、外伤、服用酸性药物等造成体内酸碱平衡紊乱或骨疾病(如骨质疏松、骨折)时,均可导致骨内储存的不溶性磷酸铅转化为溶解度增大100倍的可溶性磷酸氢铅($PbHPO_4$)进入血液,引起铅中毒症状发作或使其症状加重。体内的铅排出缓慢,主要通过肾脏随尿液排出。铅作用于全身各系统和器官,主要累及血液及造血系统、神经系统、消化系统、血管及肾脏等。到目前为止,铅中毒的机制尚未完全阐明,但研究最为深入的是导致卟啉代谢紊乱和影响血红素合成,并认为出现卟啉代谢紊乱是铅中毒重要和较早的变化之一。

4. 临床表现 工业生产中急性中毒极为少见,急性中毒多因误服大量铅化合物所致。职业性铅中毒多为慢性中毒,早期表现为乏力、关节肌肉酸痛、胃肠道症状等。随着病情的进展,主要表现为神经、消化和血液等系统症状。

(1) 神经系统:主要表现为类神经征、周围神经病,严重者可出现中毒性脑病。类神经征表现为头昏、头痛、乏力、失眠、多梦、记忆力减退等。随着病情进展,可出现周围神经病,分为感觉型、运动型和混合型。感觉型表现为肢端麻木,四肢末端呈手套、袜套样感觉障碍;运动型表现为握力下降,进一步发展为伸肌无力和麻痹,甚至出现"腕下垂"或"足下垂"。中毒性脑病表现为头痛、恶心、呕吐、高热、烦躁、抽搐、嗜睡、精神障碍、昏迷等症状,在职业性中毒中已极其少见。

(2) 消化系统:主要表现为食欲不振、恶心、隐性腹痛、腹胀、腹泻或便秘。严重者可出现腹绞痛(也称铅绞痛,是慢性铅中毒急性发作的典型症状),多为突然发作,部位常在脐周,少数在上腹部或下腹部,发作时患者面色苍白、烦躁不安、出冷汗、体位卷曲,一般止痛药不易缓解,发作可持续数分钟以上。检查腹部常平坦柔软,可有轻度压痛,但无固定压痛点,肠鸣音减弱,常伴有暂时性血压升高和眼底动脉痉挛。口腔卫生不好者,在齿龈与牙齿交界边缘上可出现暗蓝色线,即**"铅线"(lead line)**。

(3) 血液及造血系统:可有轻度贫血,多呈低色素正常细胞型贫血;外周血可有网织红细胞、点彩红细胞和碱粒红细胞增多等。

(4) 其他:部分患者可出现肾脏损害。铅可使男工精子数目减少、活动力减弱和畸形率增加;还可导致女工月经失调、流产、早产等。

5. 诊断 急性铅中毒一般不难作出诊断。慢性职业性铅中毒主要依据我国现行《职业性慢性铅中毒的诊断》(GBZ37-2015),密切结合职业接触史、参考职业卫生现场调查资料和临床表现及实验室检查结果,进行综合分析诊断。

6. 治疗原则

(1) 驱铅疗法:首选药物为金属络合剂依地酸二钠钙($CaNa_2$-EDTA),每日 1.0 g 静脉注射或加于 25%葡萄糖液静脉滴注;还可使用副作用小的二巯基丁二酸胶囊(DMSA),口服,剂量为 0.5 g,每日 3 次。

(2) 对症疗法:如有类神经征者给以镇静剂,腹绞痛发作时可静脉注射葡萄糖酸钙或皮下注射阿托品。

(3) 支持疗法:适当休息、合理营养等。

7. 预防 关键在于控制生产环境中的铅浓度,用无毒或低毒物代替铅,改革生产工艺;加强通风;控制熔铅温度,减少铅蒸气逸出;加强个人防护,做好就业前及上岗后定期体检等健康监护工作。

8. 职业禁忌证 贫血、卟啉病、多发性周围神经病,心血管器质性疾患。

二、一氧化碳中毒

1. 理化特性 一氧化碳(carbon monoxide,CO),为无色、无味、无臭、无刺激性的气体。微溶于水,易溶于氨水。易燃、易爆,在空气中爆炸极限为12.5%～74.2%。不易为活性炭吸附。

2. **接触机会**　含碳物质的不完全燃烧过程均可产生CO。主要包括:① 冶金工业中的炼焦、炼钢、炼铁等;② 机械制造工业中的铸造、锻造车间;③ 化学工业中用CO作原料制造光气、甲醇、甲醛、甲酸、丙酮、合成氨等;④ 燃气的制取,如煤气;⑤ 耐火材料、玻璃、陶瓷、建筑材料等工业使用的窑炉、煤气发生炉等;⑥ 汽车发动机尾气;⑦ 家庭用煤炉、煤气灶和燃气热水器等。

3. **毒理**　CO经呼吸道进入血液循环,入血后80%～90%与血红蛋白(Hb)发生紧密而可逆性结合,形成碳氧血红蛋白(HbCO),失去携氧功能。CO与Hb的亲和力比O_2与Hb的亲和力大300倍,而HbCO的解离速度比氧合血红蛋白(HbO_2)的解离速度慢3 600倍,而且HbCO不仅本身无携带氧的功能,还影响HbO_2的解离,阻碍氧的释放和传递。由于组织受到双重缺氧作用,导致低氧血症,引起组织缺氧。进入机体的CO绝大部分以原形随呼气排出。中枢神经系统对缺氧最为敏感。

4. **临床表现**　吸入CO气体可引起急性中毒、急性一氧化碳中毒迟发脑病和慢性损害。

(1) 急性中毒:起病急骤、潜伏期短,主要表现为急性脑缺氧所致的中枢神经损伤。中毒程度与血中HbCO浓度有关。

1) 轻度中毒:以脑缺氧反应为主要表现,出现剧烈的头痛、头昏、恶心、呕吐、四肢无力等症状;可有意识障碍,但无昏迷;血液HbCO浓度可高于10%。经治疗,症状可迅速消失。

2) 中度中毒:在轻度中毒的基础上出现面色潮红、多汗、烦躁、心率加速、口唇和皮肤黏膜呈樱桃红色;意识障碍表现为浅至中度昏迷;血液HbCO浓度可高于30%。经抢救可较快清醒,恢复后一般无并发症和后遗症。

3) 重度中毒:中度中毒症状进一步加重,因脑水肿而迅速进入深度昏迷或去大脑皮层状态,常见瞳孔缩小、对光反射迟钝、四肢肌张力增高、大小便失禁等;血液HbCO浓度可高于50%。

(2) 急性一氧化碳中毒迟发脑病:指少数急性一氧化碳中毒意识恢复后,经2～60日的"假愈期",又出现严重的神经精神和意识障碍症状。包括:痴呆、谵妄或去大脑皮质状态;锥体外系障碍,出现帕金森综合征表现;锥体系损害,出现偏瘫、病理反射阳性或大小便失禁等。

(3) 慢性损害:CO是否可引起慢性中毒尚有争论。有人认为长期反复接触低浓度的CO可引起类神经征和对心脑血管系统有不良影响。

5. **诊断**　职业性一氧化碳急性中毒的诊断必须依据职业史、职业卫生现场调查资料、临床表现及实验室辅助检查结果,同时排除非职业性疾病的可能性,并参照我国《职业性急性一氧化碳中毒诊断标准》(GBZ23-2002),进行综合分析诊断。

6. **治疗原则**

(1) 脱离接触:迅速将中毒患者移至通风处,保持呼吸道通畅,注意保暖,密切观察意识状态。

(2) 纠正缺氧:轻度中毒者,给予氧气吸入及对症治疗;中度及重度中毒者积极给予常压口罩吸氧治疗,有条件时应尽早给予高压氧疗。

(3) 对症支持治疗:视病情给予消除脑水肿;纠正水、电解质平衡紊乱;给予足够营养;加强护理;积极防治并发症和后遗症。

7. **预防**　加强预防CO中毒的宣传,普及自救、互救知识;装置CO自动报警器;生产场所加强通风;加强个人防护,进入高浓度CO的环境工作时,要佩戴特制的CO防毒面具。

8. **职业禁忌证**　各种中枢神经和周围神经器质性疾患、器质性心血管疾患。

三、苯中毒

1. **理化特性**　**苯(benzene)**常温下为带特殊芳香味的无色液体,极易挥发,易着火,微溶于水,易溶于乙醇、乙醚、汽油等有机溶剂。

2. **接触机会**　苯在工农业生产中被广泛使用,接触机会很多,包括:作为有机化学合成的常用原料制造苯乙烯、苯酚、药物、农药、合成橡胶、塑料、洗涤剂、染料、炸药等;作为溶剂、萃取剂或稀释剂,用于生药的浸渍、提取、重结晶以及油漆、油墨、树脂、人造革、粘胶和喷漆制造;用作燃料,如工业汽油中苯的含量可高达 10% 以上;苯的制造,如焦炉气和煤焦油的分馏、石油的裂化重整与乙炔合成苯。

3. **毒理**　苯在生产环境中主要以蒸气形式由呼吸道进入人体,皮肤仅能吸收少量。进入体内的苯,主要分布在含类脂质较多的组织和器官中,如骨髓、脑等;约 50% 的苯以原形由呼吸道排出,约 10% 以原形贮存于体内,40% 左右被肝脏等器官代谢,代谢产物(主要是酚类物质)随尿排出。

急性中毒是因苯的亲脂性,附于神经细胞表面,抑制生物氧化,影响神经递质,麻醉中枢神经系统。慢性毒作用主要是苯代谢产物被转运到骨髓或其他器官,可能表现为骨髓毒性和致白血病作用。迄今,苯的毒作用机制尚未完全阐明。

4. **临床表现**

(1) 急性中毒:主要表现为中枢神经系统的麻醉作用,轻者可出现头晕、头痛、恶心、呕吐、兴奋、步态蹒跚等酒醉样状态,严重者可出现神志模糊、抽搐甚至呼吸、心跳停止。

(2) 慢性中毒

1) 神经系统:患者常有头痛、头晕、失眠、记忆力减退等类神经征,有的伴有自主神经系统功能紊乱,个别病例有肢端麻木和痛觉减退表现。

2) 造血系统:造血系统的损害是慢性苯中毒的主要特征,有近 5% 的轻度中毒者无自觉症状,但血象检查发现异常,以白细胞计数减少最常见,主要是中性粒细胞减少。此外,血小板亦出现降低,皮下及黏膜有出血倾向。重度中毒可出现全血细胞减少,引起再生障碍性贫血。

3) 其他:长期直接接触苯,皮肤可因脱脂而变干燥、脱屑以至皲裂,有的出现过敏性湿疹、脱脂性皮炎。苯还可损伤生殖系统,苯接触女工月经量增多、经期延长,流产和胎儿畸形发生率增高。

苯是**国际癌症研究中心(International Agency for Research on Cancer, IARC)**已确认的人类致癌物。

5. **诊断**　急性苯中毒的诊断是根据短期内吸入大量高浓度苯蒸气,临床表现有意识障碍,并排除其他疾病引起的中枢神经功能改变,可诊断为急性苯中毒。

慢性苯中毒的诊断应根据较长时间密切接触苯的职业史,以造血系统损害为主的临床表现,参考作业环境空气中苯浓度的测定资料,同时排除其他原因引起的血象改变,并按我国《职业性苯中毒的诊断》(GBZ68 - 2013),进行综合分析诊断。

6. **治疗原则**

(1) 急性中毒:应迅速将中毒者移至空气新鲜处,立即脱去被污染的衣服,用肥皂水清洗被污染的皮肤,注意保暖和卧床休息。可静脉注射葡萄糖醛酸和维生素 C,忌用肾上腺素。

(2) 慢性中毒:无特效解毒药,治疗根据造血系统损害所致血液疾病对症处理。可采用中西医结合疗法,给以多种维生素、核苷酸类药物以及皮质激素、丙酸睾酮等。

7. **预防措施**　以无毒或低毒的物质代替苯;改革生产工艺过程和通风排毒;对苯作业现场进行定期劳动卫生学调查,监测空气中苯的浓度。注意个人防护,佩戴防苯口罩或使用送风式面罩;

做好就业前及上岗后定期体检等健康监护工作。女工怀孕期及哺乳期必须调离苯作业,以免对胎儿和乳儿产生不良影响。

8. **职业禁忌证** 血象指标低于或接近正常值下限者,各种血液病,严重的全身性皮肤病,月经过多或功能性子宫出血。

四、矽肺

矽肺(silicosis)是由于在生产过程中长期吸入游离二氧化硅含量较高的粉尘而引起的以肺组织弥漫性纤维化为主,伴有矽结节形成为特征的全身性疾病。矽肺是尘肺中危害最严重的一种,约占尘肺总病例数近50%。自然界中95%以上的矿石均含有游离二氧化硅。石英中的游离二氧化硅含量可达99%,所以常以石英尘作为矽尘代表。

1. **主要的矽尘作业** 矽尘作业指接触含游离二氧化硅10%以上的粉尘作业。如各种矿山采掘、筑路、水利工程等隧道的开挖等;石粉厂、玻璃厂、陶瓷厂以及耐火材料厂生产过程中的原料破碎、研磨等;机械制造业中铸造工段的砂型调制、清砂、喷砂等。

2. **影响矽肺发病的因素** 矽肺的发病与粉尘中游离二氧化硅含量、二氧化硅类型、粉尘浓度、分散度、接尘时间、防护措施以及接尘者个体因素等有关。其中肺内粉尘蓄积量是矽肺发病的决定性因素,其大小主要取决于生产环境中粉尘浓度、分散度、接尘时间、劳动强度和防护措施等。

3. **发病类型** 矽肺的发病较缓慢,一般在持续性吸入矽尘5~10年后发病,有的可长达15~20年以上。由于持续吸入高浓度、高游离二氧化硅含量的粉尘,经1~2年即可发病,称为**速发型矽肺**(acute silicosis)。有的工人较短时间接触高浓度矽尘后便脱离矽尘作业,当时X线胸片未发现明显异常,尚不能诊断为矽肺,若干年后才诊断为矽肺,称为**晚发型矽肺**(delayed silicosis)。

4. **病理改变** 矽肺病理改变包括四型:结节型、弥漫性间质纤维化型、矽性蛋白沉积型和团块型。其中**矽结节**(silicotic nodule)和弥漫性间质纤维化是矽肺的基本病理改变。矽结节是矽肺的特异性病理改变。

5. **临床表现与诊断**

(1) 症状和体征

1) 症状:肺有很强的代偿功能,即使X线胸片上已呈现典型的矽肺影像,患者也可能在相当长的时间内无明显自觉症状。随着病情进展,或有并发症时,会出现胸闷、胸痛、气短、咳嗽、咯痰、心悸等症状,无特异性,并逐渐加重,但症状的多少和轻重与X线胸片表现的严重程度并不一定呈平行关系。

2) 体征:早期无明显体征,偶可闻及干性啰音,合并感染时可闻及湿性啰音,并发肺气肿时,可出现叩诊过清音等。

(2) X线胸片表现:矽肺X线胸片影像是矽肺病理改变在X线胸片的反映。其诊断依据为小阴影(直径小于10 mm)和大阴影(直径超过10 mm)。X线胸片的肺门、肺纹理和胸膜改变以及肺气肿等影像对矽肺的诊断也有重要参考价值。

(3) 肺功能改变:矽肺早期即有肺功能损害,但由于肺脏的代偿功能很强,临床肺功能检查指标多属正常。随着病变进展,肺组织纤维化进一步加重,肺弹性下降,可出现肺活量等肺功能指标降低;伴肺气肿和慢性炎症时,时间肺活量降低,最大通气量减少,故矽肺患者的肺功能以混合性通气功能障碍多见。

(4) 并发症:主要并发症有肺结核、肺部感染、肺源性心脏病以及自发性气胸等,其中最为常见和危害最大的是肺结核。矽肺如果合并肺结核,可加速矽肺病情恶化,且结核难以控制,矽肺合并肺结核是患者死亡的最常见原因。

(5) 诊断:据可靠的生产性粉尘接触史、职业卫生现场调查资料,以技术质量合格的 X 射线高千伏后前位胸片表现作为主要依据,参考动态系列胸片及流行病学调查资料和职业健康监护资料,结合临床表现和实验室检查,排除其他类似肺部疾病,并按我国《职业性尘肺病的诊断》(GBZ70 - 2015),进行综合分析诊断。

6. 治疗与处理　目前尚无特效治疗方法。矽肺患者应及时脱离接尘作业环境,根据病情需要进行综合治疗,注意增强营养,生活规律化,坚持体育锻炼,积极预防并发症和对症治疗,以改善症状、延缓病情进展、延长患者寿命、提高生命质量。

7. 预防措施　在多年实践的基础上,结合我国国情总结出"八字"综合防尘措施,即"革、水、密、风、护、管、教、查"。"革"即进行生产工艺和设备的技术革新和技术改造;"水"即采用湿式作业;"密"是密闭尘源;"风"是加强作业场所的抽风除尘;"护"即加强个人防护;"管"是加强管理,建立完善管理制度和防尘设备的维护、维修制度;"教"是进行宣传教育,增强自我保护意识;"查"即对接触粉尘的作业人员进行健康检查,监测生产环境中粉尘的浓度,加强执法监督的力度,督促用人单位采取防尘措施,改善劳动条件。

8. 职业禁忌证　凡不满 18 周岁,有活动性肺结核、严重的慢性呼吸道疾病、严重影响肺功能的胸部疾病、严重的心血管系统疾病者不得从事接尘作业。

(齐宝宁　徐　谦)

第五章 食物与健康

导学

　　1. 掌握营养素、能量及膳食营养素参考摄入量的相关概念,中国居民膳食指南相关内容,临床营养的方法和选择原则,食品安全的概念,食物中毒的识别和处理。

　　2. 熟悉特殊人群的营养特点,安全食品类型。

　　3. 了解特殊医学用途配方食品,食品安全的影响因素。

　　"民以食为天"。食物是人类赖以生存的基本条件。人体需要不断从食物中获得营养成分以保持人体和外界环境的能量平衡和物质代谢的平衡,以维持人体的健康水平。

第一节 人体必需的营养素

　　食物供给人体必需的各类营养素及能量。**营养素(nutrients)**指具有特定生理作用,能维持机体生长、发育、活动、繁殖以及正常代谢所需的物质。缺少这些物质,将导致机体发生相应的生化或生理学的不良变化。包括蛋白质、脂类、碳水化合物、维生素和矿物质这五大类。其中,蛋白质、脂类和碳水化合物是人体需要量较大的营养素,称为**宏量营养素(macronutrients)**。维生素和矿物质的需要量较小,称为**微量营养素(micronutrients)**。关于水,营养学中有的把它作为一类营养素,有的作为膳食的其他成分。

一、宏量营养素及能量

(一) 蛋白质

蛋白质是生命的物质基础,约占人体体重的16%。

1. 相关概念

(1) **氨基酸(amino acid, AA)**:是蛋白质的基本单位,分为必需氨基酸和非必需氨基酸。

1) **必需氨基酸(essential amino acid, EAA)**:指人体自身不能合成或合成速度不能满足人体需要,必须从食物中摄取的氨基酸。对成人来说,这类氨基酸有8种,包括赖氨酸、甲硫氨酸、亮氨酸、异亮氨酸、苏氨酸、缬氨酸、色氨酸、苯丙氨酸。对婴幼儿来说,组氨酸和精氨酸也是必需氨基酸。半胱氨酸和酪氨酸在体内分别由甲硫氨酸和苯丙氨酸转变而成,如果膳食中能直接提供这两种氨基酸,则人体对甲硫氨酸和苯丙氨酸的需要可分别减少30％和50％,称为条件必需氨基酸或半必需氨基酸。

2) 非必需氨基酸(nonessential amino acid):指可在人体内合成、作为营养源不需要从外部补充的氨基酸。

(2) 氨基酸模式(amino acid pattern, AAP):指食物蛋白质中各种必需氨基酸的相互比值。不同食物蛋白质所含必需氨基酸的种类和数量各异,而人体对各种必需氨基酸的需求有固定模式。食物蛋白质质量的高低取决于其必需氨基酸的种类及相互比例是否接近人体所需的模式,必需氨基酸的含量和比值越接近人体需要,其生物学价值越高。可利用蛋白质的互补作用提高混合食物中蛋白质的生物价(表5-1)。

表5-1 几种食物的蛋白质互补作用

食 物	蛋白质生物价	混合食物的组成(%)		
		(1)	(2)	(3)
高粱	56	30	—	—
玉米	60	50	75	40
小米	57	—	—	40
大豆	65	20	25	20
混合后蛋白质生物价		75	76	73

(3) 限制氨基酸(limiting amino acid, LAA):指将某种食物蛋白质的氨基酸构成与人体所需要的氨基酸模式相比较,其中含量不足的某种或某几种必需氨基酸。其中含量最低的称为第一限制氨基酸,余者以此类推。

(4) 完全蛋白质(complete protein)、半完全蛋白质(semi-complete protein)和不完全蛋白质(incomplete protein):是根据蛋白质所含必需氨基酸的种类和比值对蛋白质的分类。

1) 完全蛋白质:亦称优质蛋白质,指含有的必需氨基酸种类齐全,含量充足,相互比例适当,易被人体消化吸收和利用的蛋白质,如动物蛋白和豆类蛋白。

2) 半完全蛋白质:亦称半优质蛋白质,指所含必需氨基酸中有限制性氨基酸,若作为蛋白质的唯一来源,只可维持生命,不能促进生长,如小麦和大麦中的醇溶蛋白等。

3) 不完全蛋白质:亦称非优质蛋白质,指所含有的必需氨基酸种类不全的蛋白质,它既不能维持生命也不能促进生长发育,如玉米中玉黍醇蛋白等。

(5) 氮平衡(nitrogen balance):体内的蛋白质每日都在不断分解和合成,每日约有3％的人体蛋白质被更新,组织细胞也在不断更新,但机体的蛋白质总量却以动态的形式维持不变。健康的成年人应该保持氮平衡,即在一定时间内,摄入和排除的氮量相等。婴幼儿、青少年、孕妇和乳母等人群,氮的摄入量应大于排除量,即维持正氮平衡(positive nitrogen balance)。当氮的摄入量小于排出量时,称作负氮平衡(negative nitrogen balance),人在饥饿、疾病等状态下,应尽量避免出现负氮平衡。

2. 生理功能 ① 构成和修补机体组织;② 调节机体生理过程;③ 供给机体必需氨基酸;④ 供给机体能量。蛋白质缺乏可导致生长发育迟缓、易疲劳、贫血、易感染、病后恢复缓慢等;严重缺乏时可致营养不良水肿。而蛋白质过多可增加肝肾负担。

3. 食物来源和推荐摄入量 鸡、鸭、鱼、肉、蛋、奶及其制品等动物性食品以及植物性食品中的豆类是优质蛋白质的来源。每克蛋白质在体内完全氧化可供机体 16.736 kJ(4 kcal)的能量,人体每日所需能量的 10%～15% 来自蛋白质。我国 18～49 岁成年男性蛋白质推荐摄入量为 65 g/d,女性为 55 g/d。其中,优质蛋白质摄入比例要大于 1/3,对于老人、儿童、患者等特殊人群,要求达到 1/2。

4. 食物蛋白质的营养价值评价 食物蛋白质营养价值的高低主要从食物蛋白质的含量、被消化吸收的程度和被人体利用的程度这三个方面进行评价。一般来说,动物性食品、豆类食品不但蛋白质含量、消化吸收率较粮谷类食品要高,而且其氨基酸模式也与人体较接近,在利用率上也高于粮谷类食物。另外,通过食物的加工,例如将大豆制成豆浆、豆腐等,可以提高蛋白质的消化率。

(二) 脂类

1. 概念和分类 脂类(lipids)包括脂肪和类脂。前者是由 1 分子甘油和 3 分子脂肪酸结合成的三酰甘油;后者包括磷脂和固醇类,是多种组织和细胞的组成成分,在体内是相对稳定的。脂肪酸可按其饱和程度分为**饱和脂肪酸(saturated fatty acid)、单不饱和脂肪酸(mono unsaturated fatty acid)**和**多不饱和脂肪酸(polyunsaturated fatty acid, PUFA)**,三者最佳的比例是 1：1：1。也可按脂肪酸的空间结构不同分为**顺式脂肪酸(cis-fatty acid)**和**反式脂肪酸(trans-fatty acid)**。

反式脂肪酸的主要来源是部分氢化处理的植物油,如氢化油脂、人造黄油、起酥油等。反式脂肪酸摄入过多可升高低密度脂蛋白,降低高密度脂蛋白,增加患动脉粥样硬化和冠心病的危险性。还可干扰必需脂肪酸的代谢,可能影响儿童的生长发育和神经系统健康。

2. 生理功能

(1) 脂肪的功能：① 储存、供给能量;② 促进脂溶性维生素吸收;③ 改善食物感官性状、增进食欲、维持饱腹感;④ 维持体温,防止脏器、组织震动受损;⑤ 为机体提供**必需脂肪酸(essential fatty acid, EFA)**。EFA 指机体生理需要,体内不能合成,必须由食物供给的多不饱和脂肪酸,包括亚油酸和 α-亚麻酸。EFA 的主要生理功能为磷脂的主要成分,参与胆固醇代谢,合成前列腺素的前体等。缺乏 EFA 可致皮肤湿疹样病变、脱发、婴幼儿生长迟缓等。

(2) 磷脂的功能：磷脂构成生物膜、促进细胞物质交换、利于脂肪的吸收、转运和代谢。缺乏磷脂会损伤细胞膜结构,使毛细血管的通透性和脆性增加,引起水代谢紊乱,出现皮疹等。

(3) 固醇类的功能：固醇类最重要的是胆固醇,是细胞膜的重要组成成分,也是人体许多重要活性物质的合成材料。

(4) 二十五碳五烯酸(EPA)和二十二碳六烯酸(DHA)的功能：EPA 和 DHA 属于多不饱和脂肪酸,两者是大脑及视网膜的组成成分,可促进胎儿大脑和视网膜的发育,还有降低血脂、抑制血小板凝集及防治冠心病等作用,深海鱼富含 EPA 和 DHA。

3. 食物来源和推荐摄入量 主要是各种植物油以及炼过的动物油。植物油及鱼油、禽油的消化率、脂溶性维生素及 EFA 的含量均较动物油高,营养价值较高。动物性食品和坚果类食品的脂肪含量也很丰富,蛋黄、脑髓、心、肝、肾、大豆和核桃等含丰富的磷脂,肉类、脑、内脏、蛋黄及奶油含胆固醇较高。每克脂肪完全氧化可产生 37.656 kJ(9 kcal)能量。我国建议 18～49 岁居民膳食脂肪所供能量占每日所需能量的 20%～30%。

(三) 碳水化合物

碳水化合物(carbohydrate)指单糖、双糖、寡糖、多糖的总称,由碳、氢和氧三种元素组成,由于它所含的氢氧的比例和水一样为2:1,故称为碳水化合物。

1. 分类　食物中的碳水化合物分成两类:① 人可以吸收利用的有效碳水化合物,如单糖、双糖、多糖;② 人不能消化的无效碳水化合物,如膳食纤维。

2. 生理功能　① 供给能量;② 参与重要生理功能;③ 节约蛋白质和抗生酮作用;④ 增强肝脏的解毒功能。

膳食纤维(dietary fiber, DF)是植物性食品中能抵抗人体消化道已知消化酶的物质的总称,主要成分是植物细胞壁。膳食纤维包括**水溶性膳食纤维(water-soluble dietary fiber, SDF)**和**非水溶性膳食纤维(water-insoluble dietary fiber, IDF)**。如果胶和树胶等属于水溶性纤维,存在于自然界的非纤维性物质中,常见食物如大麦、豆类、胡萝卜、柑橘、燕麦和燕麦糠等都含有丰富的水溶性纤维。非水溶性膳食纤维包括纤维素、木质素和一些半纤维素以及来自食物中的小麦糠、玉米糠、芹菜、果皮和根茎蔬菜。膳食纤维的生理功能包括:① 增强肠道功能,防止便秘;② 控制体质量、有利于减肥;③ 降低血液胆固醇含量、预防心血管疾病;④ 减慢血糖生成反应、预防糖尿病;⑤ 预防癌症。

3. 食物来源和推荐摄入量　粮谷类、薯类及根茎类是我国的主要食物来源,它们主要给机体提供淀粉类多糖。蔬菜、水果是膳食纤维的主要来源。各种糖果、甜食则是单、双糖的主要来源。每克碳水化合物完全氧化可产生16.736 kJ(4 kcal)能量。我国建议18~49岁居民膳食碳水化合物所供能量占每日所需能量的50%~65%。

(四) 能量

人体的能量主要由蛋白质、脂肪和碳水化合物这三种产热营养素提供,用于基础代谢、食物热效应、体力活动和生长发育等需要。**基础代谢(basal metabolism)**是维持人体基本生命活动所必需的能量消耗,即用于维持体温、心跳、呼吸、各器官组织和细胞基本功能的能量消耗。基础代谢的水平用**基础代谢率(basal metablic rate)**来表示,即指单位时间内人体基础代谢所消耗的能量。基础代谢率受体型、年龄、性别、种族、睡眠、情绪、内分泌、应激状态、机体构成等因素影响。**食物热效应(thermic effect of food, TEF)**即**食物特殊动力作用(specific dynamic action, SDA)**,指人体在摄食过程中,由于要对食物中营养素进行消化、吸收、代谢转化等需要额外消耗能量,同时引起体温升高和散发热量。

中国营养学会在2013年制定的中国居民膳食营养素参考摄入量(DRIs)中规定,18~49岁成年男性轻、中、重身体活动水平的RNI分别为9.41 MJ/d、10.88 MJ/d、12.55 MJ/d;18~49岁成年女性轻、中、重身体活动水平的RNI分别为7.53 MJ/d、8.79 MJ/d、10.04 MJ/d(1 MJ=239 kcal)。

二、微量营养素

(一) 维生素

维生素(vitamin)是一类人体不能合成或合成数量不能满足生理需要,但又是机体正常生理代谢所必需,且功能各异,必须由食物供给的微量低分子有机化合物。通常根据其溶解性的不同分为脂溶性维生素和水溶性维生素两大类。

各类脂溶性维生素和水溶性维生素的功能、缺乏症状、食物来源和参考摄入量分别参见表5-2和表5-3。

表 5-2　脂溶性维生素的功能、缺乏症状、食物来源和参考摄入量

分类	生 理 功 能	缺 乏 症 状	良好食物来源	参考摄入量 (中国 18～49 岁成年居民)
维生素 A	维持正常视觉,维持皮肤黏膜层的完整性,维持和促进免疫功能,促进生长发育,维持生殖功能,抗癌作用	暗适应能力降低及夜盲症,毛囊过度角化症,呼吸道炎症,反复感染,干眼病,儿童发育缓慢,影响生殖功能	肝脏、禽蛋、鱼肝油、鱼卵和牛奶等;与植物的橙、黄、绿等色素共存,蔬菜、水果的颜色越深,胡萝卜素含量越高	RNI: 800 μgRAE/d(男) 　　700 μgRAE/d(女) UL: 3 000 μgRAE/d
维生素 D	调节骨代谢,主要调节钙代谢	儿童:佝偻病 成人:骨软化症	鱼肝油、动物肝脏、蛋黄、强化奶等;皮肤经紫外线照射合成	RNI: 10 μg/d UL: 50 μg/d
维生素 E	抗氧化作用,提高运动能力、抗衰老,调解体内某些物质合成,阻断亚硝胺生成	红细胞脆性增加,尿中肌酸排出增多,新生儿溶血性贫血,癌症、动脉粥样硬化等病变的危险性增加	在食物中分布广泛,菜籽油是主要来源	RNI: 14 mg/d UL: 700 mg/d
维生素 K	通过 γ 羧基谷氨酸残基激活凝血因子 II、VII、IX、X	儿童:新生儿出血性疾病 成人:凝血障碍	肠道细菌合成,绿叶蔬菜、大豆、动物肝脏	RNI: 80 μg/d

表 5-3　水溶性维生素的功能、缺乏症状、食物来源和参考摄入量

分类	生 理 功 能	缺 乏 症 状	良好食物来源	参考摄入量 (中国 18～49 岁成年居民)
维生素 B_1	参与体内三大营养素的代谢,维持神经、肌肉的正常功能以及维持正常食欲、胃肠蠕动和消化液分泌	脚气病;Wernicke-Korsakoff 综合征(也称为脑型脚气病)	动物内脏、瘦肉、全谷、酵母、豆类、坚果、蛋类	RNI: 1.4 mg/d(男) 　　1.2 mg/d(女)
维生素 B_2	催化广泛的氧化-还原反应,如呼吸链能量产生,蛋白质与某些激素的合成,Fe 的转运,参与叶酸吡多醛尼克酸的代谢;具有抗氧化活性	口腔-生殖综合征;儿童生长迟缓,轻中度缺铁性贫血;其他 B 族维生素缺乏及相应症状	动物内脏、瘦肉、奶油、无脂牛奶、蛋、牡蛎、绿色蔬菜、豆类、小米	RNI: 1.4 mg/d(男) 　　1.2 mg/d(女)
烟酸(B_3, PP)	是以 NAD、NADP 为辅基的脱氢酶类绝对必要的成分,参与细胞内生物氧化还原过程,Fat、类固醇等的生物合成,是葡萄糖耐量因子的重要成分,具有增强胰岛素效能的作用	糙皮病,腹泻,皮炎,痴呆或精神压抑	海鱼、动物肝脏、鸡胸脯肉、牛肉、蘑菇	RNI: 15 mg/d(男) 　　12 mg/d(女)
维生素 B_6	参与多种酶反应,在营养素代谢中起到重要作用,脑和其他组织中的能量转化、核酸代谢,影响免疫系统	皮炎,舌炎,抽搐和神经精神症状	白肉、肝脏、豆类和蛋类、柠檬类水果、香蕉、奶类	RNI: 1.4 mg/d UL: 60 mg/d
维生素 B_{12}	辅酶参与生化反应,促进蛋白质合成,维持造血系统正常	巨幼红细胞性贫血,外周神经退化,皮肤过敏	肉类、鱼类、贝类、家禽、奶类	RNI: 2.4 μg/d

分类	生 理 功 能	缺 乏 症 状	良好食物来源	参考摄入量 (中国 18~49 岁成年居民)
叶酸	一碳单位的供体,在甘氨酸和丝氨酸的可逆互变中既作为供体,又作为受体,经腺嘌呤、胸苷酸影响DNA 和 RNA 合成,通过蛋氨酸代谢影响磷脂、肌酸、神经介质的合成,参与细胞器蛋白质合成中启动 tRNA 的甲基化过程	DNA 合成受阻,同型半胱氨酸转化为甲硫氨酸障碍,衰弱、精神萎靡、健忘、失眠、阵发性欣快症、胃肠道功能紊乱和舌炎等,生长发育不良	肝、肾、绿叶蔬菜、马铃薯、豆类、麦胚等	RNI:400 mg/d
维生素C	维持细胞的能量代谢,促进胶原组织合成,参与机体造血功能,抗氧化作用,解毒作用,维持心肌功能	纳差,疲乏无力,伤口愈合延迟,牙龈出血,毛细血管自发破裂	木瓜、橙汁、甜瓜、草莓、花椰菜、辣椒、柚子汁	RNI:100 mg/d UL:2 000 mg/d

(二) 矿物质

体内各种元素,除碳、氢、氧、氮主要以有机化合物形式存在外,其余元素统称为**矿物质(mineral)**。矿物质分为**常量元素(macroelements)**和**微量元素(microelements)**,占人体质量 0.01%以上的钾、钠、钙、镁、磷、硫和氯七种为宏量元素,占体质量的 0.01%以下的为微量元素,微量元素具有明显的双重效应,摄入不足或缺乏可引起相应的缺乏病,摄入过量也会发生急、慢性中毒。矿物质之间还存在着协同和拮抗的作用。例如,磷和钙共同构成骨和牙,但钙、磷比例不当可阻碍钙的吸收。利用矿物质之间的拮抗作用,可消除某些金属元素所造成的损害,硒可抑制汞、铅、镉毒性,锌、钼拮抗汞、铅毒性。总之,矿物质之间的关系十分复杂,必须保持平衡。

主要的矿物质的功能、缺乏症状、食物来源和参考摄入量参见表 5-4。

表 5-4　矿物质的功能、缺乏症状、食物来源和参考摄入量

分类	生 理 功 能	缺乏症状、相关疾病和毒性	食 物 来 源	参考摄入量 (中国 18~49 岁成年居民)
Ca	构成骨骼和牙齿的主要成分,维持神经与肌肉活动,促进体内某些酶的活性,参与凝血过程、激素分泌、维持体液酸碱平衡以及细胞内胶质稳定性及毛细血管渗透压等	儿童佝偻病,成人骨质软化症,老年人骨质疏松症,影响生殖功能,骨质增生、抽搐等	奶与奶制品、小虾皮、海带、发菜、豆与豆制品	RNI:800 mg UL:2 000 mg
Fe	血红蛋白与肌红蛋白、细胞色素 a 以及某些呼吸酶的成分,参与体内氧与 CO_2 的转运、交换和组织呼吸过程,促进药物在肝脏的解毒	缺铁性贫血,工作效率降低、学习能力下降、冷漠呆板,儿童表现为易烦躁,抗感染能力下降	动物肝脏、全血、黑木耳、海带、肉类、鱼类	RNI:12 mg/d(男) 20 mg/d(女) UL:42 mg/d
Zn	酶的组成成分或激活剂,在组织呼吸、蛋白质合成、核酸代谢中起重要作用,维持食欲、味觉、生殖功能的正常发育和免疫功能	儿童和青少年生长发育迟缓,性功能减退,精子产生少;创伤愈合不良,抵抗力下降,易感染;智力下降,胎儿中枢神经系统先天畸形	动物肝脏、牡蛎、龙虾、坚果、黄豆粉、胚芽	RNI:12.5 mg/d(男) 7.5 mg/d(女) UL:40 mg/d

续　表

分类	生　理　功　能	缺乏症状、相关疾病和毒性	食物来源	参考摄入量（中国 18~49 岁成年居民）
Se	抗氧化作用,解毒和细胞保护作用,保护心血管、维护心肌的功能,促进生长和繁殖、保护和改善视觉器官功能及抗肿瘤作用;参与辅酶 A、辅酶 Q 的合成,在机体合成代谢、电子传递中起重要作用;可增加血中抗体数量,起免疫佐剂作用	缺乏已被证实是发生克山病的重要原因,生长迟缓;硒摄入过量可致中毒,主要表现为头发变干、变脆、易断裂及脱落	动物性食品肝、肾、肉类及海产品、大蒜等	RNI：成人 50 μg/d UL：400 μg/d
Cr	参与葡萄糖耐量因子的形成,增加葡萄糖的氧化,使葡萄糖转化为脂肪,降低血液中的胰岛素水平;降低血液中的胆固醇水平,增加高密度脂蛋白的水平,防止胆固醇在血管壁的沉积;参与蛋白质代谢		牡蛎、蘑菇、啤酒、酵母、干酵母、蛋黄、肝脏、牛肉、肉制品、海产品	成人 AI：50 μg/d UL：500 μg/d
Cu	氧化作用,有利于肠黏膜中的铁进入血液循环;与胶原的结构有关,参与超氧化物歧化酶的形成,与儿茶酚胺、黑色素的形成有关	皮肤、毛发脱色、精神性运动障碍、骨质疏松等;低色素性小红细胞性贫血,Menke 氏病,肝豆状核变性。过量的铜摄入可致急性中毒	牡蛎、贝类、动物肝、肾及坚果类、谷类胚芽、豆类等	AI：2.0 mg/d UL：8.0 mg/d

三、植物化学物

植物化学物(phytochcmicals)指植物性食品中所含除必需营养成分外的一些低分子量生物活性物质。植物化学物的分类与作用见表 5-5。

表 5-5　植物化学物的分类及主要作用

植物化学物	生　物　学　作　用									
	(1)	(2)	(3)	(4)	(5)	(6)	(7)	(8)	(9)	(10)
类胡萝卜素	+	−	+	−	+	−	−	+	−	−
植物固醇	+	−	−	−	−	−	−	+	−	−
皂苷	+	+	−	−	+	−	−	+	−	−
芥子油苷	+	+	−	−	−	−	−	+	−	−
多酚	+	+	+	+	+	+	+	+	−	−
蛋白酶抑制剂	+	−	+	−	−	−	−	+	−	−
单萜类	+	+	−	−	−	−	−	−	−	−
植物雌激素	+	−	+	−	−	−	−	+	−	−
硫化物	+	+	+	+	+	+	+	+	−	+
植酸	+	−	+	−	−	−	−	+	+	−

注：(1) 抗癌作用；(2) 抗微生物作用；(3) 抗氧化作用；(4) 抗血栓作用；(5) 免疫调节作用；(6) 抑制炎症过程；(7) 影响血压；(8) 降低胆固醇；(9) 调节血糖；(10) 促进消化作用。

译自：essentials of human nutrition, 第二版, 第 261 页, 2002 年。

第二节 | 合 理 营 养

营养(nutrition) 指人体摄入、消化、吸收和利用食物中营养成分,维持生长发育、组织更新和良好健康状态的动态过程。合理营养可以保证机体正常的生理功能,促进健康和生长发育,提高机体的免疫力,有利于预防疾病,增强体质。

一、合理营养与平衡膳食

1. **合理营养(rational nutrition)** 指通过平衡膳食提供给机体种类齐全,数量充足,比例合适的热能和各种营养素,并使之与机体的需要保持均衡。

2. **平衡膳食(balance diet)** 亦称**合理膳食(rational diet)**或**健康膳食(health diet)**,指能提供给人体种类齐全、数量充足、比例合适的能量和各种营养素,并与机体的需要保持平衡的膳食。获得平衡膳食是制定膳食营养素供给量标准的基本原则。其基本要求是:① 膳食应供给足量的能量及各种营养素;② 各种营养素之间要保持数量上的平衡;③ 食物的储存、加工、烹调手段合理;④ 合理的膳食制度和良好的饮食习惯;⑤ 食物应对人体无毒无害,不含致病性微生物和有毒化学物质等。

二、膳食营养素参考摄入量

膳食营养素参考摄入量(dietary reference intakes, DRIs)指一组每日平均膳食营养素摄入量的参考值。包括四个指标。

1. **平均需要量(estimated average requirements, EAR)** 指满足某一特定性别、年龄及生理状况群体中个体对某营养素需要量的平均值,摄入量达到 EAR 水平时可以满足群体中 50% 个体对该营养素的需求。

2. **推荐摄入量(recommended nutrient intakes, RNI)** 指满足某一特定性别、年龄及生理状况群体中 97%~98% 个体需要量的摄入水平。RNI 作为个体每日摄入营养素的目标值,摄入达到 RNI 水平,可以满足机体对该营养素的需要,维持机体健康及保证组织储备,但低于 RNI 时并不一定表明该个体未达到适宜营养状态。

3. **适宜摄入量(adequate intakes, AI)** 指通过观察或实验获得的健康人群对某种营养素的摄入量。AI 与 RNI 的相似之处在于都可以作为人群中个体摄入营养素的指导,区别在于 AI 的准确性不入 RNI,可能高于 RNI。

4. **可耐受最高摄入量(tolerable upper intake levels, UL)** 指某一生理阶段和性别人群,几乎对所有个体健康都无任何副作用和危险的平均每日营养素最高摄入限量。"可耐受"指这一剂量只是可以耐受的而不表示可能是有益的,营养素摄入超过 RNI 或 AI 是没有明确益处的。当摄入量超过 UL 而进一步增加时,损害健康的危险性随之增大。随着营养素强化食品和膳食补充剂的发展,需要制定 UL 来指导安全消费。对许多因资料不够充分的未制定 UL 的营养素来说,并不意味着过多摄入没有潜在的损害。

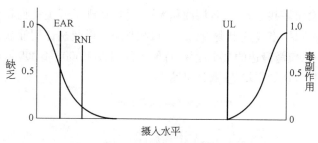

图 5-1 营养素摄入不足和过多的危险性

三、中国居民膳食指南与平衡膳食宝塔

(一) 膳食指南

膳食指南(dietary guideline)是根据营养科学原则和百姓健康需要,结合当地食物生产供应情况及人群生活实践,给出的食物选择和身体活动的指导意见。我国于 1989 年首次发布了《中国居民膳食指南》,并于 1997 年和 2007 年进行了两次修订。中国营养学会于 2016 年 5 月 13 日正式发布《中国居民膳食指南(2016)》。该指南确定了以下六条核心内容。

1. **食物多样,谷类为主** 食物多样、谷类为主是平衡膳食模式的重要特征。每日的膳食应包括谷薯类、蔬菜水果类、畜禽鱼蛋奶类、大豆坚果类等食物。平均每日摄入 12 种以上食物,每周 25 种以上。每日摄入谷薯类食物 250～400 g,其中全谷物和杂豆类 50～150 g,薯类 50～100 g。

2. **吃动平衡,健康体重** 各年龄段人群都应天天运动、保持健康体重。食不过量,控制总能量摄入,保持能量平衡。坚持日常身体活动,每周至少进行 5 日中等强度身体活动,累计 150 分钟以上;主动身体活动最好每日 6 000 步。减少久坐时间,每小时起来动一动。

3. **多吃蔬果、奶类、大豆** 蔬菜水果是平衡膳食的重要组成部分,奶类富含钙,大豆富含优质蛋白质。餐餐有蔬菜,保证每日摄入 300～500 g 蔬菜,深色蔬菜应占 1/2。天天吃水果,保证每日摄入 200～350 g 新鲜水果,果汁不能代替鲜果。吃各种各样的奶制品,相当于每日液态奶 300 g。经常吃豆制品,适量吃坚果。

4. **适量吃鱼、禽、蛋、瘦肉** 鱼、禽、蛋和瘦肉摄入要适量,每周吃鱼 280～525 g,畜禽肉 280～525 g,蛋类 280～350 g,平均每日摄入总量 120～200 g。优先选择鱼和禽。吃鸡蛋不弃蛋黄。少吃肥肉、烟熏和腌制肉制品。

5. **少盐少油,控糖限酒** 培养清淡饮食习惯,少吃高盐和油炸食品。成人每日食盐不超过 6 g,每日烹调油 25～30 g。控制添加糖的摄入量,每日摄入不超过 50 g,最好控制在 25 g 以下。每日反式脂肪酸摄入量不超过 2 g。足量饮水,成年人每日 7～8 杯(1 500～1 700 ml),提倡饮用白开水和茶水;不喝或少喝含糖饮料。儿童少年、孕妇、乳母不应饮酒。成人如饮酒,男性一日饮用酒的酒精量不超过 25 g,女性不超过 15 g。

6. **杜绝浪费,兴新食尚** 珍惜食物,按需备餐,提倡分餐不浪费。选择新鲜卫生的食物和适宜的烹调方式。食物制备生熟分开、熟食二次加热要热透。学会阅读食品标签,合理选择食品。多回家吃饭,享受食物和亲情。传承优良文化,兴饮食文明新风。

(二) 中国居民平衡膳食宝塔

中国居民平衡膳食宝塔(Chinese food guide pagoda)是根据《中国居民膳食指南(2016)》的核心内容和推荐,结合中国居民膳食的实际情况,把平衡膳食的原则转化为各类食物的数量和比例的图形化表示。平衡膳食宝塔共分五层,各层面积大小不同,体现了五类食物和食物量的多少,五类食物包括谷薯类、蔬菜水果、畜禽鱼蛋类、奶类、大豆和坚果类以及烹饪用油盐,其食物数量是根据不同的能量需要而设计,宝塔旁边的文字注释,标明了能量在 1 600~2 400 kcal 时,一段时间内成人每人每日各类食物摄入量的平均范围,详见图 5-2。

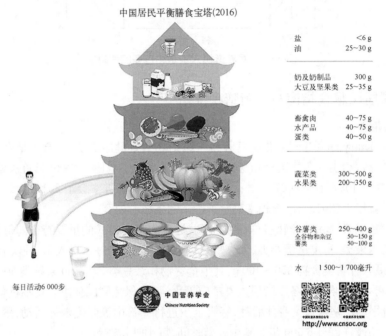

中国居民平衡膳食宝塔(2016)

盐	<6 g
油	25~30 g
奶及奶制品	300 g
大豆及坚果类	25~35 g
畜禽肉	40~75 g
水产品	40~75 g
蛋类	40~50 g
蔬菜类	300~500 g
水果类	200~350 g
谷薯类	250~400 g
全谷物和杂豆	50~150 g
薯类	50~100 g
水	1 500~1 700毫升

每日活动6 000步

中国营养学会
Chinese Nutrition Society

http://www.cnsoc.org

图 5-2　中国居民平衡膳食宝塔

(三) 中国居民平衡膳食餐盘

中国居民平衡膳食餐盘(Food guide plate) 是按照平衡膳食原则,在不考虑烹饪用油盐的前提下,描述了一个人一餐中膳食的食物组成和大致比例。餐盘更加直观,一餐膳食的食物组合搭配轮廓清晰明了。餐盘分为四部分,分别是谷薯类、动物性食物和富含蛋白质的大豆、蔬菜和水果,餐盘旁的一杯牛奶提示其重要性。此餐盘适用于 2 岁以上人群,是一餐中的食物基本构成的描述,详见图 5-3。

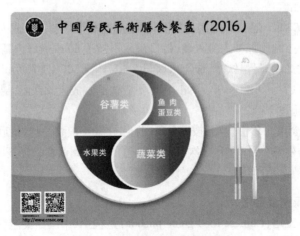

中国居民平衡膳食餐盘 (2016)

谷薯类　　鱼肉蛋豆类

水果类　　蔬菜类

奶

http://www.cnsoc.org

图 5-3　中国居民平衡膳食餐盘

四、饮食调补与食物性味

(一) 饮食调补

指在中医药理论指导下,研究食物的性能、食物与健康的关系,并利用食物保健、预防或治疗疾病以及延缓衰老的一门学科。其主要内容如下。

1. **食养** 利用饮食达到营养机体,保持或增进健康的目的。

2. **食疗** 利用饮食达到防治或辅助防治疾病的目的。

3. **食节** 饮食的方法、方式以及饮食卫生。

4. **食忌** 包括宜用和忌用两方面,其内容较多,如"审因用膳""三因制宜"等内容。

虽然食物的作用比较平和,但仍有一定的偏颇之性,对人体有益或有害。所以必须根据不同的个体体质与疾病特点,选用相应的食物,进行灵活取舍,合理搭配,以符合人体健康需求。运用饮食调补时,需注意调整阴阳、协调脏腑、三因制宜、辨证施食和五味调和。

(二) 食物性味

西医注重食物的营养成分,中医注重食物的性、味等方面特质。

1. **四气** 又称四性,即寒性、凉性、温性和热性,连同不寒不凉的平性,共为五性。能够治疗热症的药物大多属于寒性或凉性;能够治疗寒症的药物大多是温性或热性。凡寒性或凉性食品,如绿豆、芹菜、菊花脑、马兰头、枸杞头、柿子、梨子、香蕉、冬瓜、丝瓜、西瓜、鸭肉、金银花、胖大海等,多具有清热、生津、解暑、止渴的作用,对热性病证或者阳气旺盛、内火偏重者为宜。反之,对虚寒体质,阳气不足之人则忌食。同理,羊肉、狗肉、雀肉、辣椒、生姜、茴香、砂仁、肉桂、红参、白酒等热性或温性食物,多有温中、散寒、补阳、暖胃等功效,对阳虚怕冷,虚寒病症,食之为宜,热性病及阴虚火旺者忌之。了解和掌握食物之性,是掌握和熟练运用饮食宜忌原理的基础。

2. **五味** 指食物的辛、甘、酸、苦、咸五味,也包括淡味、涩味,习惯上把淡附于甘味,把涩附于咸味。中医学理论认为,肺主气,心主血脉,肝主筋,脾主肉,肾主骨,饮食五味用之适宜,对人体则有益;若因过分偏嗜则可发生疾病。五味调和,脏腑得益,人体健康;五味偏嗜,或不遵宜忌,将导致五脏失调,形成疾病。

第三节 | 特殊人群营养与临床营养

营养学范畴内的特殊人群主要是指两大类人群:一类为不同生理或病理状况的人群;另一类是在特殊环境中从事特种作业的人群。本节主要简述不同生理或病理状况人群的营养。

一、孕妇及乳母营养

(一) 备孕妇女

1. **调整孕前体重至适宜水平** 孕前体重与新生儿出生体重、婴幼儿死亡率以及孕期并发症等不良结局有密切关系,备孕妇女宜通过饮食和运动,调整体质指数(BMI)达到18.5～23.9(BMI＝体质量(kg)/[身高(m)]²)。

2. **调整饮食** 常吃含铁丰富的食物,选用碘盐,孕前 3 个月开始补充叶酸 育龄妇女是铁缺乏和缺铁性贫血患病率较高的人群,怀孕前如果缺铁,可导致早产、胎儿生长受限、新生儿低体重以及妊娠期缺铁性贫血。因此备孕妇女应经常摄入含铁丰富、利用率高的动物性食物,铁缺乏或缺铁性贫血者应纠正贫血后再怀孕。碘是合成甲状腺素不可缺少的微量元素,备孕妇女除选用碘盐外,还应每周摄入一次富含碘的海产品。备孕妇女应从准备怀孕前 3 个月开始每日补充 400 μg 叶酸,并持续整个孕期。

3. **禁烟酒,保持健康生活方式** 吸烟、饮酒会影响精子和卵子质量及受精卵着床与胚胎发育,在怀孕前六个月夫妻双方均应停止吸烟、饮酒,并远离吸烟环境。除此之外,均衡的营养、有规律的运动和锻炼、充足的睡眠、愉悦的心情等,均有利于健康的孕育。

(二) 孕妇

1. **能量** 根据我国居民膳食营养素参考摄入量,从孕中期起(4 个月后)能量需要量为 2 100 kcal/d,即增加 300 kcal/d;从孕晚期起(7 个月后)能量需要量为 2 250 kcal/d。衡量孕妇能量摄入是否适宜的最好办法是观察孕妇体质量。适宜的孕期体重增加有助于获得良好的妊娠结局。一般以孕中后期每周增重 0.35~0.5 kg,孕全程增重 11.5~16 kg 为宜。

2. **蛋白质** 胎儿需要蛋白质构造机体组织,尤其是用于中枢神经系统的发育;孕妇本身也需要一定数量的蛋白质来供给子宫、胎盘及乳房等发育,还要储备一定量的蛋白质用于分娩过程和产后失血的恢复;丰富的氮储备还有刺激乳腺分泌、增加乳汁量的作用。因此,要求孕中期(4~6 个月)每日增加蛋白质摄入 15 g,孕后期(7~9 个月)每日增加 30 g,并应注意各种必需氨基酸摄入量间的平衡,尽量多选用动物类及豆类食品,优质蛋白质摄入量应占总蛋白质摄入量的 50%。

3. **维生素和矿物质**

(1) 叶酸:孕期叶酸应达到 600 μg/d,除常吃含叶酸丰富的食物外,还应补充叶酸 400 μg/d。

(2) 钙:人类一生中决定牙齿整齐及坚固的关键时期即胎儿期和婴儿期。如果孕期钙供给不足,胎儿将从母体骨骼和牙齿中夺取以满足自己的需要,结果使母亲出现骨质疏松症。因此,建议孕期摄入钙增加至 1 000 mg/d。

(3) 铁:孕期铁的需要量亦增高,除了胎儿本身制造血液和肌肉组织需要铁外,胎儿还需要贮存一部分铁在肝脏内,以供出生后约 6 个月的消耗;此外,母体内应储备相当数量的铁以补偿分娩时由于失血而造成的铁损失。铁缺乏可导致多种不良妊娠结局。我国建议孕妇铁的供给量为孕中期 24 mg/d,孕后期 29 mg/d。

(4) 碘:碘缺乏严重损害胎儿脑和智力发育。孕期碘摄入应达到 230 μg/d,加碘盐能确保有规律地摄入碘,以每日 6 g 盐(含碘量 25 mg/kg)计算,每日从碘盐中摄入的碘约为 120 μg,因此为满足孕期对碘的需要,建议孕妇还应每周摄入 1~2 次富含碘的海产品。

4. **其他** 孕吐严重者,可少量多餐,保证摄入含必要量碳水化合物的食物,预防因酮血症损害胎儿脑和神经系统的发育。身体活动有利于愉悦心情和自然分娩,推荐孕妇每日进行不少于 30 分钟的中等强度身体活动。烟草、酒精对胚胎发育的各个阶段都有明显的毒副作用,因此孕期应戒烟酒,远离吸烟环境,避免二手烟。

(三) 乳母

1. **能量** 我国 RNIs 建议乳母能量摄入增加到 2 300 kcal/d。

2. **蛋白质** 母乳蛋白质含量平均为 1.2%,800 ml 乳汁约含蛋白质 10 g,母体膳食蛋白质转变为乳汁蛋白质的有效率约为 70％,如蛋白质生物价值较低时,其效率可能更低。因此,我国 DRIs 建议乳母膳食蛋白质每日应增加 25 g,其中最好有 50％来自优质蛋白质。

3. **维生素和矿物质** 大多数的水溶性维生素可通过乳腺进入乳汁,其摄入量与乳汁中的含量在一定范围内成正比。为保证婴儿对这些维生素的摄入,乳母膳食应增加供给。脂溶性维生素中只有维生素 A 可少量通过乳腺,尤以产后 2 周内的初乳含维生素 A 丰富,多摄入富含维生素 A 的动物性食品和海产品可提高乳汁中维生素 A 的含量。维生素 D 几乎不能通过乳腺,故婴儿必须多晒太阳或补充维生素 D 制剂。我国 RNIs 建议乳母钙摄入量每日为 1 000 mg,较普通妇女增加 200 mg。母乳含铁量不多,但供给量仍需增加,以补充分娩时丢失的血液并防治贫血,每日应供给 24 mg。选用碘盐,碘的摄入量应达到 240 μg/d。

4. **其他** 坚持哺乳和适当运动有利于产后体重恢复、促进健康。心情舒畅、充足睡眠、多喝汤水有利于乳汁分泌。忌烟酒,避免浓茶和咖啡。

二、婴幼儿与儿童少年营养

1. **6 月龄内婴幼儿** 6 月龄内是一生中生长发育的第一个高峰期,对能量和营养素的需要高于其他任何时期。母乳可提供全面充足、优质适宜的营养素满足婴幼儿生长发育的需要,又能适应婴儿尚未成熟的消化能力。坚持 6 个月龄内纯母乳喂养。纯母乳能够满足 6 个月内婴儿所需的全部液体、能量和营养素,特殊情况需在满 6 个月龄前添加辅食的,应咨询医生或其他专业人员后谨慎作出决定。产后尽早开奶,坚持新生儿第一口食物是母乳,出生体重下降只要不超过出生体重的 7％就应该坚持纯母乳喂养,婴儿配方奶是不能纯母乳喂养的无奈选择。坚持让婴儿直接吸吮母乳,尽可能不使用奶瓶间接喂哺人工挤出的母乳。纯母乳喂养的婴儿,出生数日开始补充维生素 D 10 μg/d(400 IU),不需补钙。顺应喂养,婴儿饥饿是按需喂养的基础,饥饿引起哭闹时应及时喂哺,不要强求喂奶次数和时间,特别是 3 月龄以前的婴儿。随着婴儿月龄增加,逐渐减少喂奶次数,建立规律喂哺的良好饮食习惯。

2. **7～24 月龄婴幼儿** 对于 7～24 月龄婴幼儿,母乳仍然是重要的营养来源,应继续进行母乳喂养,持续到 2 岁或以上。但单一的母乳喂养已经不能满足其对能量和营养素的需求,满 6 月龄的婴幼儿,应在继续母乳喂养的前提下添加辅食,过早或过迟补充辅食都会影响婴幼儿发育。辅食是指除母乳和(或)配方奶以外的其他各种性状的食物。辅食添加的原则:每次只添加一种新食物,由少到多、由稀到稠、由细到粗,循序渐进。首先添加强化铁的婴幼儿米粉、肉泥等富铁的泥糊状食物,逐渐增加食物种类,逐渐过渡到半固体或固体食品,如烂面、碎菜、水果粒等。每引入一种新食物适应 2～3日,密切观察是否出现呕吐、腹泻、皮疹等不良反应,适应一种食物后再添加其他新的食物。婴幼儿辅食应单独制作,注意饮食卫生和进食安全,保持食物原味,适量添加植物油,不需要额外加糖、盐及各种调味品,1 岁以后逐渐尝试淡口味的家庭膳食。提倡顺应喂养,鼓励但不强迫进食,培养婴幼儿自主进食。

3. **学龄前儿童** 学龄前儿童指满 2 周岁后至满 6 周岁的儿童。2～5 岁是儿童生长发育的关键时期,也是培养规律就餐,自主进食不挑食等良好饮食习惯培养的关键时期。每日饮奶,我国 2～3 岁儿童的膳食钙每日推荐量为 600 mg,4～5 岁儿童为 800 mg。奶及奶制品中钙含量丰富且吸收率高,是儿童钙的最佳来源,每日饮用 300～400 ml 奶或相当量奶制品,可保证 2～5 岁儿童钙摄入量达到适宜水平。足量饮水,喝水以白开水为主,避免喝果汁和含糖饮料。限制屏幕前时间,合理安排儿童的运动和户外活动。

4. **学龄儿童** 学龄儿童是从 6 岁到不满 18 岁的未成年人,学龄儿童期是学习营养健康知识、养成健康生活方式、提高营养健康素养的关键时期。了解和认识食物、学会选择食物、烹调和合理饮食的生活技能,传承我国优秀饮食文化和礼仪,对于儿童青少年自身健康和我国优秀饮食文化传承具有重要意义。合理选择零食,足量饮水,不喝含糖饮料,减少龋齿、肥胖的风险。不偏食节食,不暴饮暴食,保持适宜体重增长。保证每日至少活动 60 分钟,增加户外活动时间。重视早餐,食量宜相当于全日量的 1/3。

三、老年人营养

老年人和高龄老人分别指 65 周岁和 80 周岁以上的成年人。按照我国第六次人口普查的结果,到 2015 年,我国 65 周岁以上人口 1.37 亿,占总人口的 10.1%,其中高龄老年人口数量超过 2 300 万,并以每年约 100 万的数量增加。考虑到不少老年人牙齿缺损,消化液分泌和胃肠蠕动减弱,容易出现食欲下降和早饱现象,造成食物摄入量不足和营养缺乏,因此老年人膳食更应注意合理设计、精准营养。食物制作要细软,就餐时应细嚼慢咽并做到少量多餐,鼓励陪伴进餐。

钙摄入不足与骨质疏松的发生和发展有密切关系,我国老年人膳食钙的摄入量不到推荐量的一半,应特别注意摄入含钙高的食物。积极参加户外活动,延缓骨质疏松和肌肉衰减。足量饮水,老年人身体对缺水的耐受性下降,饮水不足可对老年人的健康造成明显影响,因此每日的饮水量要达到 1 500~1 700 ml,应少量多次,主动饮水,首选温热的白开水。通过多运动和饮水,多摄入富含膳食纤维和益生菌等食物,增加花生油、芝麻油或含油脂高的芝麻、葵花籽、核桃的摄入,还可以起到预防老年人便秘的作用。

四、临床营养

临床营养是适应现代治疗学的需要而发展起来的,经口服普通饮食的途径不能满足营养需要的患者,均需要肠外或肠内营养支持提供维持生命所需要的营养物质。现代营养支持已不再是单纯供给营养的疗法,而是治疗疾病的措施之一,有时甚至是重要的措施,如治疗肠外瘘、危重患者、慢性器官衰竭和消耗性疾病等。

(一) 医院常规膳食
医院常规膳食又称为基本膳食,一般分为四种:普通膳食、软食、半流质膳食和流质膳食(表 5 - 6)。

表 5 - 6　医院常规膳食的特点和适用范围

	特 点	适 用 范 围
普通膳食	与正常人膳食基本相同	消化吸收功能正常,无特殊膳食要求的患者
软食	少渣、质地软,容易咀嚼和消化	老年人、幼儿,轻度发热、消化不良、咀嚼不便的患者,痢疾、肠炎等恢复期患者以及结肠和直肠手术恢复期患者
半流质饮食	介于软食和流质膳食之间的一种膳食,外观呈半流体状态,易于咀嚼和消化	体温较高者、消化道疾病、咀嚼困难、口腔疾病及某些外科手术后作为过渡的膳食
清流质饮食	米汤、稀藕粉、过滤后的果汁等流体食物	由静脉输液过渡到食用全流质或半流质膳食之前
浓流质饮食	无渣较稠食物	消化吸收功能良好的头面部手术患者
冷流质饮食	冷牛奶、冷豆浆	咽喉部手术后最初 1~2 日
不胀气流质饮食	主要是避免甜流质膳食	适用于腹部和盆腔手术后

（二）营养支持疗法

营养支持疗法与抗生素应用、输血技术、麻醉技术、体外循环、重症监护以及免疫调控被列入20世纪医学最伟大的成就,引进我国已30余年,目前已达到比较完善的程度,并已成为救治各种危重患者的重要措施之一。营养支持的途径可以分为肠内和肠外两种方式。

肠内营养(enteral nutrition, EN)是指当患者不能耐受正常膳食时,通过经口或经喂养管喂饲一些仅需化学性消化或者无须消化即可被肠黏膜吸收的营养制剂的一种营养治疗措施。适用于胃肠道功能不良者,或胃肠功能正常、但营养物质摄入不足或不能者,也作为肠外营养的补充或过渡。临床中,一般遵循"当胃肠道有功能时,应首先采用肠内营养支持"的原则,以保持对消化道的适度负荷,维持消化道功能,同时也有利于有效改善患者的营养状况。**肠外营养**(parenteral nutrition, PN)指患者完全依靠静脉途经获得所需的全部营养素的方式。肠外营养可使胃肠道在短期内处于功能性静置状态,辅助治疗某些胃肠道疾病。适用于所有需要营养支持,但又不能或不宜接受肠内营养支持的患者。

（三）特殊医学用途配方食品

特殊医学用途配方食品(foods for special medical purposes, FSMP)是为了满足进食受限、消化吸收障碍、代谢紊乱或特定疾病状态人群对营养素或膳食的特殊需要,专门加工配制而成的一类配方食品。该类产品是一种定型包装食品,其产品形态与普通食品相似,食用方便,可接受度高,是进行临床营养支持的一种有效途径,必须在医生或临床营养师指导下,单独食用或与其他食品配合食用。特殊医学用途配方食品属于一种"口服肠内营养补充性制剂",我国近40年来一直将其作为药品管理,但此类食品不是药品,不能替代药物的治疗作用,产品也不得声称对疾病的预防和治疗功能。为了规范该类食品的管理,我国从2010年开始,陆续制定了《特殊医学用途婴儿配方食品通则》(GB25596－2010)、《特殊医学用途配方食品通则》(GB29922－2013)和《特殊医学用途配方食品良好生产规范》(GB29923－2013)等。2016年3月7日,国家食品药品监督管理总局发布第24号令《特殊医学用途配方食品注册管理办法》,该办法于2016年7月1日起施行。

第四节 食品安全

"民以食为天,食以安为先",食品安全是关系到人民健康和国计民生的重大问题。食品若不安全,将会危及人的健康和生命安全。现代食品安全的保障,关键是要预防、控制和消除食品安全的危害,减少食源性疾病和膳食结构不合理而造成的健康损害及由此产生的社会负担。从食品卫生立法和管理的角度,广义的食品概念还涉及所生产食品的原料,食品原料种植、养殖过程接触的物质和环境,食品的添加物质,所有直接或间接接触食品的包装材料,设施以及影响食品原有品质的环境。

一、食品安全概述

（一）食品安全的概念

2015年10月1日修订实施的《中华人民共和国食品安全法》对食品安全的定义为:"食品安

全,指食品无毒、无害、符合应当有的营养要求,对人体健康不造成任何急性、亚急性或者慢性危害。"该定义强调了食品的质量安全,并提示食品营养、食品卫生均是食品安全的重要组成内容。食品安全危害是指损害或影响食品的安全和质量,以及食用食品后可能对人体健康和生命安全造成危害的因素。

(二) 食品安全的主要危害因素

食品(食物)在种植、养殖、加工、包装、贮藏、运输、销售直至消费的所有环节都存在着各种各样影响人类健康的不安全因素。影响食品安全的诸多因素可归纳如下。

1. 生物因素   无论是发达国家还是发展中国家,生物性危害均是影响食品安全的最主要因素。细菌、病毒、真菌、寄生虫等生物自身及其代谢产物(如毒素等)污染食品可引起各种各样的食品安全问题,包括多种食物中毒、食源性寄生虫病,甚至致畸、致癌等。此外,饮食模式的改变,例如对生鲜食品和未彻底加热食品的偏爱、从食品的加工至消费间隔时间的延长、在外进餐时尚的流行等均是微生物性食源性疾病发病率上升的原因。新的致病微生物和一些以前与食品无关的致病性微生物也是一个重要的公共卫生问题。

2. 化学因素   某些食品自身固有有毒有害化学物质,或有毒有害化学物质经多种途径、多种方式,如环境污染、农药和兽药残留、不合理的食品添加剂及食品包装材料的使用等进入食物,人食用后可引起各种各样的食品安全问题。尽管有害化学物质造成的结果很难与某种特定的食品联系起来,但它们是导致食源性疾病的重要因素。食品中的有害化学物质包括天然有毒物质(如马铃薯中的龙葵素)、环境污染物(如农药或兽药残留、重金属、N-亚硝基化合物、多环芳烃类化合物、二噁英)和食品添加剂等。

3. 物理因素   能引起食品安全问题的物理因素主要包括杂质和放射性污染。杂质是由原材料及加工过程中设备、操作人员等原因带来的某些外来物质,如灰尘、昆虫、金属、石块、塑料及玻璃等。食品中的放射性物质有的来自天然本底,也有的来自人为污染。

4. 现代生物技术   有些新技术产品有益于公众的健康,促进了经济的持续发展。例如,转基因食品是人类利用转基因技术进行生产的食品,可以解决食品短缺问题,还可以增加食品种类,延长保存时间,增加农作物的抗害虫能力。随着转基因食品的商品化生产,转基因食品的安全性越来越受到关注。在接受这些新技术产品之前,应获得新技术潜在危害的严格、客观的评估资料。传统的食品毒理学安全评价方法已不能完全适用于转基因食品。对于转基因食品的安全性,目前国际上尚未定论,目前较为接受的是实质等同性原则。

二、安全食品及其种类

(一) 安全食品的概念

安全食品有广义和狭义之分,广义的安全食品是指长期正常使用不会对身体产生阶段性或持续性危害的食品;狭义的安全食品则是指按照一定的规程生产,符合营养、卫生等各方面标准的食品。

(二) 安全食品的种类

狭义的安全食品是高效生态农业的产物,可分为下述四大类,且该四类食品的安全级别依次升高。

1. 常规安全食品   指在一般生态环境和条件下生产或加工的产品,经卫生部门或质检部门检验,达到了国家现行有关卫生标准的食品或已通过食品质量安全认证,并取得"食品生产许可证"的食品。常规安全食品约占整个食品消费量的90%以上,是目前我国居民消费的主要食品。

2. 无公害食品 指产地环境、生产过程和最终产品符合无公害食品标准和规范，经专门机构认定，许可使用无公害农产品标识的食品。无公害农产品生产过程中允许限量、限品种、限时间地使用人工合成的安全的化学农药、兽药、渔药、肥料、饲料添加剂等。

3. 绿色食品 指遵循可持续发展原则，按照特定生产方式生产，经中国绿色食品发展中心认定，许可使用绿色食品标志，无污染的安全、优质、营养的食品，其特征是无污染、安全、优质、营养。无污染是指在绿色食品生产、加工过程中，通过严密监测、控制，防范农药残留、放射性物质、重金属、有害细菌等对食品生产各个环节的污染，以确保绿色食品产品的洁净。绿色食品分为A级和AA级两类，后者的安全级别更高一些，其主要区别是在生产过程中，AA级不使用任何农药、化肥和人工合成激素；A级则允许限量使用限定的农药、化肥和合成激素。

4. 有机食品 亦称生态或生物食品，是一种国际通称。国家环保局有机食品发展中心（OFDC）认证标准中有机食品的定义是：来自有机农业生产体系，根据有机认证标准生产、加工并经独立的有机食品认证机构认证的农产品及其加工品等。包括粮食、蔬菜、水果、奶制品、禽畜产品、蜂蜜、水产品、调料等。

下图为必须经国家权威机构认证方可使用的三类产品标志。

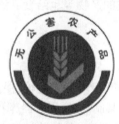
无公害农产品标志

绿色食品标志

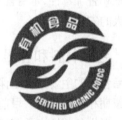
有机食品标志

（三）其他食品类型

1. 转基因食品（genetically modified food，GMF） 指利用基因工程（转基因）技术在物种基因组中嵌入了（非同种）外源基因的食品，分为植物性转基因食品、动物性转基因食品和微生物性转基因食品。包括：① 转基因动植物、微生物产品；② 转基因动植物、微生物直接加工品；③ 以转基因动植物、微生物或者其直接加工品为原料生产的食品和食品添加剂。

一般认为，转基因技术对人类健康和自然环境会构成极大的不确定性危害。

由于转基因食品的不成熟性和不确定性，未经卫生部审查批准的转基因食品不得生产或者进口，也不得用作食品或食品原料。转基因食品应当符合《食品安全法》及其有关法规、规章、标准的规定，不得对人体造成急性、慢性或其他潜在健康危害。转基因食品的食用安全性和营养质量不得低于对应的原有食品。食品产品中（包括原料及其加工的食品）含有基因修饰有机体或/和表达产物的，要标注"转基因××食品"或"以转基因××食品为原料"。转基因食品来自潜在致敏食物的，还要标注"该品转××食物基因，对××食物过敏者注意"。

2. 辐照食品 指用钴60、铯137产生的γ射线或者电子加速器产生的低于10 MeV电子束辐照加工处理的食品，包括辐照处理的食品原料、半成品。辐照能杀死食品中的昆虫以及它们的卵及幼虫，使食物更安全，并且能长期保持原味，更能保持其原有口感，延长食品的货架期。

3. 新食品原料 指在我国无传统食用习惯的以下物品：动物、植物和微生物；从动物、植物、微生物中分离出来的成分；原有结构发生改变的食品成分；其他新研制的食品原料。新食品原料不包括转基因食品、保健食品、食品添加剂新品种,上述物品的管理依照国家有关法律法规执行。新食品原料应当具有食品原料的特性,符合应当有的营养要求,且无毒、无害,对人体健康不造成任何急性、亚急性、慢性或者其他潜在危害。国家卫生计生委负责新食品原料安全性评估材料的审查和许可工作。

三、食品添加剂

食品添加剂(food additives)指为改善食品品质、色、香、味以及防腐和加工工艺的需要而加入食品中的化学合成物质或天然物质。食品添加剂在规定的使用范围内是安全的,但是违反规定使用就会带来食品安全问题。例如作为面粉改良剂的过氧化苯甲酰,能加强面粉弹性和提高面制品的品质,但超量食用可致头晕、恶心、神经衰弱等症状。有些食品添加剂本身有一定的毒性,如人工合成色素多数是从煤焦油中提取,或以苯、甲苯、萘等芳香烃化合物为原料合成的,具有一定的致癌性。糖精可引起皮肤瘙痒、日光性皮炎,动物实验还证实了其引起肝癌、尿道结石的可能性;香料中多种物质可引起支气管哮喘、荨麻疹等,所以使用时要严格控制使用量。目前在食品加工中存在着滥用食品添加剂的现象,如使用量过多、使用不当或使用禁用添加剂等。另外,食品添加剂还具有累积和叠加毒性,本身含有的杂质和在体内进行代谢转化后形成的产物等也给食品添加剂到来了很大的安全性问题。

四、包装材料和容器

食品包装的主要目的是保护食品质量和卫生,不损失原始成分和营养,方便运输,促进销售,提高货架期和商品价值。目前使用的食品包装材料主要有塑料、纸及其制品、金属容器、陶瓷、玻璃容器等。现代包装技术无疑可大大延长食品的保质期,保持食品的新鲜度,但包装材料直接与食物接触,很多材料成分可迁移到食品中,这种现象可在各种包装材料中发生,并可能造成不良后果。例如,食品级塑料类包装材料,理论上讲是无毒的,但某些塑料为改善性能加入的增塑剂和防腐剂就有毒。

第五节 | 食物中毒及其防制

食源性疾病是指食品中致病因素进入人体引起的感染性、中毒性等疾病,包括常见的食物中毒、肠道传染病、人畜共患传染病、寄生虫病以及化学性有毒有害物质所引起的疾病。食源性疾病危害人们的健康和生活,是发达国家和发展中国家广泛存在的严重的公共卫生问题。食物中毒是食源性疾病中最为常见的疾病,目前某些发达国家和国际组织已经以"食源性疾病"替代食物中毒的概念。

一、食物中毒的识别

(一) 食物中毒的概念

食物中毒(food poisoning)指摄入含有生物性、化学性有毒有害物质的食品或将有毒有害物质当作食品摄入后所出现的非传染性的急性、亚急性疾病,但不包括暴饮暴食引起的急性胃肠炎、食物过敏引起的腹泻、食源性肠道传染病和寄生虫病,也不包括因长期摄入含有有毒有害物质的食物引起的以慢性损害为主要特征的疾病。

(二) 食物中毒的特征

1. 食物中毒的共同特点

(1) 暴发性:发病潜伏期短,来势急剧,短时间内可能有多数人发病,发病曲线呈突然上升趋势。

(2) 相似性:临床表现相似,以恶心、呕吐、腹痛、腹泻等胃肠道症状为主。

(3) 无传染性:流行波及范围与污染食物供应范围一致,停止污染食物供应后,流行即告终止,患者不直接传染给其他人。

(4) 与食物有关:中毒患者在相近的时间内均食用过某种相同的食物,未食者不发病。

2. 食物中毒的流行病学特点

(1) 季节性:食物中毒的季节性与食物中毒的种类有关,细菌性食物中毒多发生在夏、秋季,化学性食物中毒则全年均可发生。

(2) 地区性:很多食物中毒的发生有明显的地区性,如副溶血弧菌食物中毒多发生在东南沿海地区,肉毒杆菌食物中毒主要发生在新疆等地区,霉变甘蔗食物中毒多见于北方地区等。

(3) 引起中毒的食品种类分布特点:我国食物中毒的统计资料表明,动物性食品引起食物中毒的次数和发病人数最多,其次是植物性食物。

(4) 中毒原因分布特点:微生物是引起食物中毒的最主要原因,其次是不明原因、植物性、化学性和动物性食物中毒。

(三) 食物中毒的分类

1. 细菌性食物中毒　指由于进食被细菌或其毒素所污染的食物而引起的急性中毒性疾病。其中前者亦称感染性食物中毒(infectious food poisoning),指细菌在食品中大量繁殖,摄取了这种带有大量活菌的食品,肠道黏膜受感染而发病;后者则称毒素性食物中毒,指由细菌在食品中繁殖时产生的毒素引起的中毒,摄入的食品中可以没有原来产毒的活菌。

我国常见的细菌性食物中毒主要有沙门菌食物中毒、葡萄球菌食物中毒、副溶血弧菌食物中毒等,这类食物中毒具有季节性、发病率较高而病死率较低、多由动物性食品引起等流行病学特点(表5-7)。

表5-7　常见的细菌性食物中毒

名　　称	性　质	病　原	引起中毒的食品	临 床 表 现
沙门菌属食物中毒	感染性	沙门菌(革兰阴性杆菌,不耐热,100℃立即死亡;20~30℃条件下可迅速繁殖,2~3小时即可达到引起中毒的细菌数量)	主要是畜、禽肉类,其次是蛋类、奶类及其他动物性食品	潜伏期12~36小时。主要症状为发热(38~40℃)、恶心、呕吐、腹痛、腹泻,大便为黄绿色水样便、恶臭、偶带脓血。病程3~5日,大多数患者预后良好。除上述胃肠炎型外,还可表现为类霍乱型、类伤寒型、类感冒型、败血症型,病程3~5日,预后良好

名　称	性　质	病　原	引起中毒的食品	临床表现
副溶血性弧菌食物中毒	感染性	副溶血弧菌(革兰阴性,"嗜盐";不耐高温,90℃时1分钟即可杀灭;对酸敏感,在50%的食醋中1分钟即死亡)	主要是海产食品和盐渍食品,其次是肉类、咸菜及凉拌菜	潜伏期一般在6～10小时,发病急,主要症状为恶心、呕吐、频繁腹泻、阵发性剧烈腹绞痛、发热(37～40℃),腹泻多为洗肉水样便,重者为黏液便和黏血便,失水过多者可引起虚脱并伴有血压下降。病程1～3日;一般预后良好,少数重症患者可休克、昏迷而死亡
葡萄球菌食物中毒	毒素性	某些金黄色葡萄球菌菌株产生的肠毒素(一种蛋白质,分为A～E五种抗原型,以A型毒力最强;对热有较强的抵抗力,须加热100℃持续2小时方可被破坏)	主要为肉制品、剩饭、凉糕、奶及奶制品	潜伏期一般为1～6小时,主要症状为恶心、剧烈而频繁的呕吐,呕吐物中常有胆汁、黏液和血,同时伴有腹部剧烈疼痛。腹泻为水样便。体温一般正常,偶有低热。病程1～2日,预后一般良好
致病性大肠埃希菌食物中毒	毒素性	致病性大肠埃希菌株产生的肠毒素(肠毒素有两种,即60℃加热30分钟失活的LT不耐热性肠毒素和耐100℃加热30分钟的ST耐热性肠毒素,这两种肠毒素均能导致人体中毒)	各类食品均可受到致病性大肠杆菌污染,其中主要以肉类、水产品、豆制品、蔬菜,特别是熟肉类及凉拌菜常见	① 急性菌痢型:主要症状为腹痛、腹泻、里急后重、体温38～40℃,呕吐较少,大便为伴有黏液脓血的黄色水样便。② 急性胃肠炎型:因肠毒素引起中毒者以此型症状为主,潜伏期4～48小时,主要症状为食欲不振、剧烈腹痛、呕吐和腹泻,腹泻1～2日,每日达5～10次,呈米泔水样便,无脓血。重度脱水者可发生循环衰竭
肉毒梭菌食物中毒	毒素性	肉毒梭状芽孢杆菌产生的神经外毒素(肉毒梭状芽孢杆菌属于专性厌氧,产生的肉毒毒素是目前已知毒素中毒性最强的一种,对人的致死量为0.1 μg;与神经有较强亲和力,能阻止乙酰胆碱的释放)	多为谷、豆的发酵食品,如臭豆腐、豆酱、面酱、豆豉等;其次为罐头食品、腊肉、熟肉、鱼制品、马铃薯等	潜伏期6小时～15日,一般为12～48小时。早期全身疲乏无力、头晕、头痛、食欲不振等,少数有胃肠炎症状。以后出现视力模糊、眼睑下垂、复视、瞳孔放大等神经麻痹症状,重症出现咀嚼、吞咽、呼吸、语言困难,头下垂、运动失调,心力衰竭等。体温、血压正常。病死率较高,多死于病后4～8日

2. 有毒动植物中毒 指食用了含有天然毒素的动物性或植物性食品引起的食物中毒。前者如鱼类引起的组胺中毒,是由于食用含有一定数量组胺的某些鱼类而引起的类过敏性食物中毒,常见于肌肉中组氨酸含量较高的鱼类(如金枪鱼、沙丁鱼、秋刀鱼、鲭鱼等)。当鱼体受到富含组氨酸脱羧酶的细菌污染时,组氨酸被脱羧而产生组胺。人类摄入组胺超过100 mg以上即有中毒的可能性,特点为发病快、症状轻,主要表现为皮肤潮红、眼结膜充血,并伴有头痛、头昏、心动过速、胸闷、血压下降,该病预后良好,未见死亡。后者如毒蕈中毒。不同种类毒蕈所含有毒成分不同,因此其临床表现、发病率和病死率、发病的地区性等都与引起中毒的毒蕈种类有关。预防有毒动植物食物中毒的根本措施是加强宣传教育和管理,增强识别能力,避免误服。

3. 真菌及其毒素中毒 进食被真菌及其产生的毒素污染的食物而导致的中毒即为真菌毒素食物中毒。我国常见的真菌毒素食物中毒有赤霉病麦食物中毒、霉变甘蔗食物中毒等。其中,赤霉病麦食物中毒在我国长江中、下游地区多见,由赤霉病麦(被霉菌中的镰刀菌污染的麦子)引起,引起中毒的成分为赤霉病麦毒素,为一种嗜神经毒物。患者中轻者仅有头痛、恶心、呕吐等症状,严重者可有呼吸和脉搏的变化、血压波动、四肢酸软、步态不稳、形似醉酒样症状,故有的地方称之为"醉谷病"。霉变甘蔗食物中毒多见于我国北方地区的冬春季,3-硝基丙酸(3-NPA)是引起中毒的成分,具有很强的嗜神经毒性,主要引起神经系统的损害。真菌毒素食物中毒目前尚无特效的治疗方法,病死率往往较高。预防的关键在于防霉、去霉。

4. **化学性食物中毒** 指食用了被有毒有害化学物质污染的食品或误将有毒有害化学物质当作食品食用所引起的食物中毒。如亚硝酸盐食物中毒、农药中毒、甲醇引起的假酒中毒等。这类食物中毒的流行病学特点主要表现为:发病率和病死率均较高,但其发生没有明显的季节性和地区性。我国曾发生多起亚硝酸盐食物中毒,原因主要在于误将亚硝酸盐当作食盐食用、食品加工时过量加入或超范围使用亚硝酸盐或大量食用亚硝酸盐含量高的蔬菜。中毒的机制主要是引起高铁血红蛋白血症,而皮肤青紫是其特征性临床表现。亚硝酸盐食物中毒可以采用1%美蓝(亚甲蓝)小剂量口服或缓慢静脉注射进行治疗,治疗后常无后遗症。预防主要是防止误服亚硝酸盐、食用新鲜蔬菜及加强对肉制品中硝酸盐和亚硝酸盐的管理。

二、食物中毒的诊断与临床急救

(一) 食物中毒的诊断

诊断标准应包括流行病学资料、临床表现和相应的实验室检查。

1. **流行病学调查资料** 首先,根据食物中毒的特点,如发病急、短时间同时发病,往往为同时用餐者一起发病等,确定是食物中毒而不是其他胃肠道疾病;其次,根据食物中毒的流行病学特点,如有明显的季节性、地区性、引起中毒的食品为动物性食品等,确定是否为细菌性食物中毒。

2. **临床表现** 细菌性食物中毒通常主要表现为恶心、呕吐、腹胀、腹泻、腹痛等急性胃肠炎症状,有的伴有发热。一般病程较短,多数患者预后良好。

3. **实验室诊断** 对可疑食物、患者的呕吐物及排泄物进行细菌培养、分离,并鉴定菌型及毒素血清型。

(二) 食物中毒的临床急救

食物中毒的临床处理以对症、支持治疗为主,必要时采用特殊治疗。

1. **迅速排出毒物** 对中毒患者可采用催吐、洗胃等方式促进胃内毒物的排出。清除胃内容物后,给予泻药、灌肠以清除已进入肠道的毒物。可静脉输液增加尿量,无禁忌时,亦可用呋塞米、甘露醇等利尿剂促进已吸收毒物的排出。

2. **对症治疗** 治疗腹痛、腹泻,纠正酸中毒和电解质紊乱,抢救呼吸衰竭及循环衰竭等。

3. **特殊治疗** 对肉毒毒素中毒患者应尽早使用多价(A、B、E型)抗毒素血清。亚硝酸盐中毒可合并使用亚甲蓝和维生素C,以扭转患者过度氧化的状态;有机磷农药中毒可用氯解磷定等药物治疗。

三、食物中毒的调查处理

(一) 目的

(1) 确定中毒事件是否是食物中毒及其严重程度。

(2) 尽快确定中毒食物,控制中毒食物,阻止事故的扩大。

(3) 查明中毒原因,预防同类事故的发生。

(二)处理原则

1. **及时报告** 依据《食品中毒事故处理办法》规定,发生食物中毒(或疑似)的单位以及接受食物中毒患者(或疑似)的治疗单位,应及时向当地卫生行政部门报告发生食物中毒的单位、时间、中毒人数、可疑食物等有关内容。

2. **对患者采取紧急处理** 停止食用可疑食物;采集标本(呕吐物、血液等)以备检验;急救处理(催吐、洗胃及灌肠);对症与特殊治疗。

3. **对引起中毒的食物处理** 保护现场,封存可疑食品;对可疑食品进行送样检验;对确认的中毒食品进行无害化处理或销毁。

4. **中毒现场的消毒处理** 根据不同的中毒食品,对现场采取相应的消毒处理。

（吴昇兰 蔡 琨）

第六章　流行病学概述

导学

1. 掌握流行病学的定义和特征。
2. 熟悉流行病学的原理和用途。
3. 了解流行病学的发展趋势。

流行病学(epidemiology)是人类在不断地同疾病作斗争的实践中发展起来的预防医学主干学科。随着对疾病人群现象认识的不断深入,流行病学的原理与方法不断完善、精确和系统化,其应用范围日益扩大,从而在医学科研与实践中发挥着越来越大的作用,已成为现代医学领域中一门十分重要的基础学科和方法学科。

第一节　流行病学定义

一、流行病学的概念

流行病学是研究疾病、健康和**卫生事件**(health event)的分布及其决定因素,借以制定合理的预防保健对策和措施,并评价这些对策和措施效果的科学。该定义揭示了流行病学研究对象和内容的若干转变:① 研究对象从传染病扩大到非传染性疾病,从研究疾病扩大、延伸到健康和与健康有关的事件;② 研究内容涵盖了描述"分布",分析"决定因素",包括研究、提出、评价预防、保健的对策与措施;③ 研究范围包含了与人类疾病或健康有关的一切问题。

随着流行病学研究范围与内容的不断发展及其研究方法的不断深入,逐步衍化出许多分支。如**血清流行病学**(seroepidemiology)、**环境流行病学**(environmental epidemiology)、**职业流行病学**(occupational epidemiology)、**临床流行病学**(clinical epidemiology)、**管理流行病学**(managerial epidemiology)、**移民流行病学**(immigrant epidemiology)、**遗传流行病学**(genetic epidemiology)、**分子流行病学**(molecular epidemiology)和**伤害流行病学**(injury epidemiology)等。

二、流行病学研究内容的三个层次

1. **健康**　包括身体生理生化的各种功能状态、疾病前状态和长寿等。

2. **疾病**　包括传染病、寄生虫病、地方病和非传染性疾病等一切疾病。

3. **伤害**　包括意外、残疾、智障和身心损害等。

三、流行病学任务的三个阶段

1. **揭示现象**　即揭示流行(主要是传染病)或分布(其他疾病、伤害与健康)的现象。

2. **找出原因**　即从分析现象入手找出流行或分布的规律与原因。

3. **提供措施**　即合理利用前两阶段的结果,导出预防或处置的策略与措施。

四、流行病学工作的三个范畴

1. **描述性工作**　当任务是"揭示现象"时,基本上是通过描述流行病学方法来实现。这个工作深度通常不能直接找出原因,更不能检验措施的效果,仅能提供深入探讨原因的基础,对现象作初步分析。

2. **分析性工作**　若任务是"找出原因"时,需要借助分析流行病学方法来检验或验证所提出的病因假说。

3. **实验性工作**　当任务是以找到的原因为基础来"提供措施",并进一步确证措施的有效性时,可以采用实验流行病学方法来完成。

五、流行病学的特征

1. **群体特征**　流行病学是研究人群中的疾病现象与健康状态,即从人群的各种分布现象入手,将分布作为研究一切流行病学的起点,而不仅是考虑个人的患病与治疗问题,更不是考虑它们如何反映在器官和分子水平上。

2. **对比特征**　对比是流行病学研究方法的核心。只有通过对比调查、对比分析,才能从中发现疾病发生的原因或线索。流行病学工作常是疾病人群与正常人群或亚临床人群的某种概率的对比,对比差异的同时,还可以看两个或两个以上结果之间有无相关现象,即不是看两者之差异而是看两者之符合,这也是一种比较。例如,进行某项结果的一致性检验,看其有无剂量-反应关系,测定相关系数,测定与某种曲线的拟合程度等。

3. **概率特征**　流行病学常常使用频率指标表示各种分布情况,频率实际上就是一种概率,必须有正确的分母数据才能求得概率。

4. **社会医学特征**　人群健康同环境有着密切的关系。疾病的发生不仅仅同人体的内环境有关,还必然受到自然环境和社会环境的影响和制约。在研究疾病的病因和流行因素时,应该全面考察研究对象的生物、心理和社会生活状况。

第二节 | 流行病学的基本原理和方法

一、流行病学基本原理

疾病在人群中的分布不是随机的,而是表现出一定的时间、地区和社会人口学分布特征,这种分布上的差异又与危险因素的暴露和(或)个体的易感性有关,对此进行测量并采取相应的控制措施可以预防疾病。基于这样的思路,形成了下述现代流行病学的基本原理。

1. *疾病分布原理*　研究疾病在人群中的表现形式及**三间分布(three intervals distribution)**,根据分布特点,探讨疾病发生或流行的规律,为疾病的预防、控制或措施的制定提供依据。

2. *病因与病因推断原理*　微生物学的奠基人 Pasteur 巴斯德(Louis Pasteur, 1822~1895)等首先证明了某些动物与人类的疾病是由微生物感染所致,不同的病原微生物可导致不同的疾病。以后随着病原微生物的不断被发现,逐渐形成了疾病发生的单病因论或特异病因论。据此 Koch 等提出了因果关系的判断标准,即 Henle-Koch 原则:① 该传染因子在每个病例均存在;② 此微生物必须能够分离并生长出纯培养;③ 将此微生物接种于易感动物,应当引起此种特异疾病;④ 由被接种的动物能够分离出此微生物并加以鉴定。第一个被证实符合这些原则的疾病是炭疽,以后发现另一些传染病也符合这些原则。但有些传染病不尽符合这四条原则,如某些传染病病情发展后,病原微生物可能从身体消失,而在患者不能发现此病原微生物。只有当此特异因子是一种强有力的传染因子,或者有足够数量时才符合这些原则。

随着对疾病发生及流行理论认识的不断深入,以及流行病学研究范围的扩展,人们逐渐发现单一病因并不足以导致疾病的发生,特别是不能适于对一些慢性非传染性疾病的病因探讨。因此不断有学者提出了一些新的病因学说,逐渐形成了多病因论,形成了当代的病因概念。如三角模型、轮状模型、病因网络学说等。

3. *疾病预防控制与健康促进策略*　控制传染源、切断传播途径、保护易感人群的防病策略在对传染性疾病的防制中发挥了重大作用。在对慢性非传染性疾病发生、流行及其控制的研究、探讨中,逐渐形成并不断完善了三级预防的概念。同时,疾病预防控制与健康促进策略也逐渐在对相关的公共卫生政策的影响上发挥着重大作用,对于一项新的公共卫生政策的制定,流行病学不仅可为决策者提供制定正确政策的依据,也可根据对相关问题的研究结果向决策者提出具体的政策建议。

二、流行病学研究方法

随着流行病学的应用实践以及相关学科的不断发展,流行病学的研究方法已逐渐形成了一系列的研究类型,并不断丰富与完善(表 6-1)。

表 6-1　流行病学研究方法的基本类型

研究类型	目的	常用方法	
描述流行病学	提出假说线索,建立假说	横断面研究(现况研究)、比例死亡研究、生态学研究(聚集或相关研究)、随访研究(纵向研究)、筛检、历史资料回顾(常规资料的分析)	
分析流行病学	建立假说,初步验证	病例对照研究	探索性病例对照研究,验证性病例对照研究;非匹配设计的病例对照研究、匹配设计的病例对照研究;巢式病例对照研究,病例-队列研究,病例交叉研究,单纯病例研究,病例-时间-对照研究、病例-病例研究、随访患病率研究、两阶段病例对照研究
		队列研究	前瞻性队列研究、回顾性队列研究、双向性队列研究

续 表

研究类型	目 的	常 用 方 法	
实验流行病学	验证假说	实验室实验	
		临床试验	随机对照试验、非随机同期对照试验、回顾性对照试验、前后对照试验、交叉对照试验、序贯试验
		现场试验	个体分组试验、社区分组试验
		类实验	不设对照组、设立对照组
理论性流行病学	形成理论与方法	流行病学模型研究、流行病学方法研究	

第三节 流行病学的应用及展望

一、流行病学的应用

1. **描述疾病或健康相关问题的分布** 如环境污染、工业化、城市化、人口流动、人口老龄化问题、伤害以及不良的行为和生活方式等。人类不良的行为和生活方式如吸烟、酗酒、吸毒、不正当性行为、不平衡膳食(高脂肪、高胆固醇等)、**静坐生活方式(sedentary lifestyle)**等与许多疾病如一些慢性病、性传播疾病等密切相关。据 WHO 统计,全球由于不良生活方式与行为所占死亡百分比,在发达国家为 70%~80%,发展中国家为 40%~50%。对这些问题的分布及其特点予以研究,将对"唤起民众文明、科学、健康的生活和消费",从而减少疾病、促进健康具有十分重要的意义。

2. **探讨疾病病因与影响流行的因素** 虽然流行病学研究方法具备了探讨与疾病(或健康状况、卫生事件等)发生或流行有关的因素或危险因素的逻辑需要,即展示客观数据——分析探寻原因——验证假设——再验证,但并不拘泥于非找到病因不可,而是采用调查分析配合临床检查或检验的方法,从寻找一些关键的危险因素入手,阐明一些"原因未明"疾病的原因。如吸烟及被动吸烟与肺癌,心脑血管病与高脂血症、高血压、吸烟等的关系等。

3. **评价疾病诊断、治疗与预防措施** 为了在临床实践中正确应用新的诊断技术或方法、新的治疗药物或措施,必须采用流行病学方法评价其诊断价值、疗效、药物或方法的不良反应、疾病的预后分析、干预措施的效果以及是否可以推广应用等问题。

4. **疾病控制与健康促进** 流行病学预防分为策略和措施两类。前者是防制方针,属于战略性和全局性的;后者是具体防制手段,是战术性和从属性的。如以加强疾病监测、及时发现患者、对患者及时隔离治疗,并同时对周围人群有计划地接种牛痘的策略代替过去长期过分依赖普种牛痘的做法,从而在全球实现消灭天花。**健康促进(health promotion)**是把个人选择和社会对健康的责任综合起来,以创造更健康的未来的一种人和环境之间的调节策略,目的是促进积极的健康行为,提高人民的健康知识,创造有利于健康的环境,提高人群或个人应对环境和心理压力的能力,从而保持健康的平衡,减少疾病,提高生命质量。

5. **卫生保健服务决策与评价** 在疾病预防、控制和治疗实践中,诸如卫生、保健服务项目如何规划,如何确定优先项目,如何使有限的卫生资源发挥最好的效益,治疗方案的选择,疾病预防或控制对策与措施的评价等问题,常常需要运用卫生服务管理决策与评价方法。

二、流行病学的展望

1. **从分子流行病学到人类基因组流行病学** 随着分子流行病学的发展,流行病学研究从宏观走向微观,从黑箱法到白箱法,应用分子生物学技术从分子和基因水平阐明生物标志物分布及其发病机制,传统流行病学的"黑匣子"正逐步被打开,而成为工具箱。随着**人类基因组计划**(Human genome project,HGP)的实施和迅猛发展,一门新的流行病学的分支,即**人类基因组流行病学**(Human genome epidemiology,HuGE)应运而生。研究者可以在全基因组范围内快速筛查几十万个甚至上百万个遗传标志物与特定疾病表型的相关性,其方法将为精准预防提供理论和方法学基础。

2. **从流行病学到循证医学** 群体观是流行病学研究的核心,其方法不仅是流行病学所特有,也应是一切科学研究方法的共性。20世纪后叶,现代流行病学逐步走向成熟,形成了在人群中定量研究有关健康、疾病和医学实践一般规律的方法学。流行病学理论和方法在临床研究的应用催生了临床流行病学,它的研究对象侧重于病患群体,是临床医学和流行病学的交叉学科,但作为研究方法论,流行病学本身没有临床和公共卫生之分。临床流行病学进一步催生了循证医学,它对临床诊疗模式和卫生决策产生了重大影响。循证医学是遵循现有最好证据进行医学实践的学问,包括针对个体患者的循证临床实践和针对群体的循证宏观医疗卫生决策。

3. **从个体到群体再到群众和个体结合** 人类对疾病的预防是从个体预防开始,但个体预防往往效率低下,随着现代流行病学的发展和成熟,促进了预防医学发展,疾病预防从个体预防发展到群体预防和健康促进,西医学已经进入"组学"时代,人类基因组流行病学和大数据的应用催生了精准医学,以上的成果将会促进未来医学走向群体预防和个体医疗双翼齐飞的时代。

4. **从疾病到健康再到全方位的应用** 流行病学作为医学研究的方法学,其应用范围之广是医学其他学科所难以企及的。其应用范围从疾病拓展到健康和伤害,从药物到管理,甚至超出医学领域。

(李国春)

第七章 描述流行病学

导学

　　1. 掌握疾病分布的常用测量指标,描述疾病流行强度的术语,现况研究的概念、特点、类型,常用随机抽样方法。

　　2. 熟悉疾病分布的形式,现况研究的设计与实施步骤,常见偏倚及控制,生态学研究的基本原理与方法。

　　3. 了解疾病三间分布的描述方法,各种描述研究类型的目的、特点、种类和优缺点。

　　描述流行病学(descriptive epidemiology),又称**描述性研究**(descriptive study),是指利用已有的资料或通过专门调查获得的资料,按不同人群、不同地区及不同时间特征分组,并进行比较分析,描述人群中有关疾病或健康状况及暴露因素的分布状况,进而获得病因线索,提出病因假设。描述性研究是流行病学研究方法中最基本的类型,也是分析性研究的基础,主要回答"是什么"或"怎么样"的问题。常见的类型有现况研究、生态学研究、个案调查、病例报告、随访研究等。本章主要介绍疾病分布、现况研究及生态学研究。

第一节 疾病的分布

　　疾病的分布(distribution of disease)指疾病在不同人群、不同地区、不同时间的发生频率和分布特征,简称为"三间分布",即人间(who)、空间(where)、时间(when)分布。研究疾病的分布可了解疾病的基本流行特征,并提示病因线索或流行因素,从而为制定预防、控制、消灭疾病和促进健康的策略与措施提供科学依据。

一、疾病分布的常用测量指标

(一) 率和比

1. **率** 指在某一确定人群中某事件发生的频率。

$$率 = \frac{实际发生某现象的观察数}{可能发生某现象的观察单位总数} \times k \qquad (公式\ 7-1)$$

注:式中 k 为比例基数,$k = 100\%$、$1\,000‰$ 或 $10\,000\,/万\cdots\cdots$

2. 相对比 两个有关变量的数值之比,说明两者的相对水平。

$$相对比 = \frac{甲指标}{乙指标}(或 \times 100\%) \qquad (公式 7-2)$$

3. 构成比 同一事物局部与总体之间数量上的比值,分子和分母的单位相同,而且分子包含于分母之中。

$$构成比 = \frac{事物内部某一部分的数量}{该事物内部的整体数量} \times 100\% \qquad (公式 7-3)$$

（二）疾病测量指标

1. 发病率（incidence rate） 指一定时期内(通常为 1 年),特定人群中某病新病例出现的频率。发病率是疾病流行强度的指标,反映疾病对人群健康影响的程度,发病率高对人群健康危害大。

$$发病率 = \frac{某人群某时期内某病新病例数}{该人群同期暴露人口数} \times k \qquad (公式 7-4)$$

$k = 100\%$、$1\,000\permil$、$10\,000/万$、$100\,000/10\,万$。新病例指在观察期内新诊断的病例。暴露人口指观察期内观察人群中可能患该病的人。

2. 罹患率（attack rate） 也是测量某人群某病新病例发生频率的指标,多用于衡量小范围、短时间的发病频率。罹患率的优点是能根据暴露程度较精确地测量发病频率。

$$罹患率 = \frac{观察期间内新病例数}{同期暴露人口数} \times k \qquad (公式 7-5)$$

$k = 100\%$ 或 $1\,000\permil$。

3. 患病率（prevalence rate） 指特定时间内一定人群中某病新旧病例所占的比例。根据观察时间长短不同分为时点患病率和期间患病率。患病率常用来反映病程较长的慢性病的发生或流行状况。

$$时点患病率 = \frac{某一时点某病现患病例数}{该时点人口数} \times k \qquad (公式 7-6)$$

$$期间患病率 = \frac{某观察期间内某病现患病例数}{同期平均人口数} \times k \qquad (公式 7-7)$$

$k = 100\%$、$1\,000\permil$、$10\,000/万$、$100\,000/10\,万$。平均人口数常以某年 7 月 1 日零时的人口数,或年初、年末人口数之和除以 2 表示。

(1) 影响患病率升高、降低的因素:见表 7-1。

表 7-1 影响患病率升高和降低的因素

患病率升高	患病率降低	患病率升高	患病率降低
病程延长	病程缩短	健康者迁出	病例迁出
未治愈者的寿命延长	病死率增高	易感者迁入	治愈率提高
新病例增加(发病率增高)	新病例减少(发病率下降)	诊断水平提高	
病例迁入	健康者迁入	报告率提高	

（2）患病率与发病率、病程的关系：当某地某病的发病率和病程在相当长时间内保持稳定时，患病率取决于两个因素，即发病率和病程，三者关系为：

$$患病率＝发病率×病程 \qquad （公式 7-8）$$

可见患病率水平(所有病例)是随着发病率(新病例)增高而增高，并随着疾病恢复的加速或死亡的加速而下降(图 7-1)。

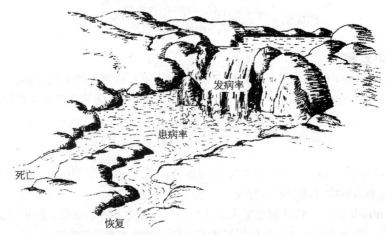

图 7-1 发病率和患病率的关系（Baker，1998 年）

（3）发病率和患病率的区别：见表 7-2。

表 7-2 发病率与患病率的区别

指 标	对 象	来 源	状 态	用 途	意 义
发病率	新病例	发病报告或队列研究	动态	病程短,急性病	描述疾病的分布,探讨发病因素,提出病因假说,评价防治措施的效果
患病率	新旧病例	横断面调查	静态	病程长,慢性病	为医疗设施规划,估计医院床位周转,卫生设施及人力的需要量,医疗质量的评估和医疗费用的投入等提供科学依据

4. **感染率**(infection rate)　指在受检查的人群中某病现有感染者所占的比例。感染率常用于某些传染病或寄生虫病的调查，反映疾病的感染状况和防治工作的效果。

$$感染率＝\frac{受检者中阳性人数}{受检总人数}×100\% \qquad （公式 7-9）$$

（三）死亡与预后测量指标

1. **死亡率**(mortality rate)

$$死亡率＝\frac{一定期间内某人群的死亡人数}{同期平均人口数}×k \qquad （公式 7-10）$$

$k＝100\%、1\,000\permil、10\,000/万、100\,000/10\,万。$

死于所有原因的死亡率常被称作**"粗死亡率"**（crude death rate），按疾病的类别、年龄、性别、职业等特征分类计算的死亡率称为死亡专率。

2. 病死率（fatality rate）

$$病死率 = \frac{某时期因某病死亡人数}{同期患该病的患者数} \times 100\%$$ （公式 7-11）

死亡率和病死率的区别见表 7-3。

表 7-3 死亡率与病死率的区别

指 标	概 念	对 象	意 义
死亡率	在一定期间（通常为 1 年）一定人群中，死于某病（或死于所有原因）的频率	人群	反映人群总的死亡水平，是衡量人群因病伤死亡危险（机会）大小的指标。也可反映一个地区不同时期人群的健康状况、医疗卫生保健水平，也可为该地区卫生保健工作的需求和规划提供科学依据。死亡专率可用于探讨病因和评价防治措施效果
病死率	一定时期内（通常为 1 年），患某病的全部患者中因该病死亡所占的比例	某病患者	多用于急性传染病，较少用于慢性病，反映疾病的严重程度和预后，也可反映医疗水平和诊断能力

3. 生存率（survival rate） 指接受某种治疗的患者或患某种疾病的人经 n 年的随访，尚存活的患者数所占的比例。生存率常用于评价某些病程较长的疾病的远期疗效，如肿瘤、心脑血管疾病等。

$$n\ 年生存率 = \frac{随访满\ n\ 年存活的病例数}{随访满\ n\ 年的病例数} \times 100\%$$ （公式 7-12）

二、描述疾病流行强度的术语

疾病的**流行强度**（epidemic strength）指在一定时期内某种疾病在某地区某人群中发病数量的变化及其病例间的联系程度。常用术语如下。

1. 散发（sporadic） 指在较大范围内某种疾病的发病率呈历年的一般水平，各病例散在发生，其在发病时间和地点方面无明显联系。判断是否散发时多与当地此前三年该病的发病率进行比较，未明显超过时称为散发。

2. 暴发（outbreak） 指在一个局部地区或集体单位中，短时间内突然有很多症状相似的患者出现，这些人多有相同的传染源或传播途径。大多数患者常同时出现在该病的最长潜伏期内。如食物中毒、托幼机构的麻疹、手足口病、流行性脑脊髓膜炎等的暴发。

3. 流行（epidemic） 指在一定时期内，某地区某病的发病率明显超过该病历年的散发发病率水平。

4. 大流行（pandemic） 指在一定时期内某地区某病的发病率远超过该病流行的水平，且传播迅速，波及面广，常超越省界、国界甚至洲界，称为大流行。如 2003 年的传染性非典型肺炎（SARS）。

三、疾病分布的形式

（一）人群分布

疾病的分布常常随人群的年龄、性别、职业、种族、民族、婚姻与家庭状况、社会阶层、行为等不同而有差异。研究疾病的人群分布有助于确定高危人群、探讨流行因素和致病原因。

1. **年龄分布** 是疾病的人群分布中最重要的现象，大多数疾病在不同年龄组的发病率各异。如容易传播而且病后有巩固免疫力的传染病(麻疹、百日咳、水痘、腮腺炎、乙型脑炎、流行性脑脊髓膜炎等)的发病率以儿童为高。慢性病如恶性肿瘤的发病率，一般均随年龄的增加而增高，但白血病则在儿童期和老年期均较多见。

2. **性别分布** 不同性别间疾病分布差异的原因主要包括：接触致病因素时间的长短、暴露的机会、解剖生理心理特点、行为生活方式等因素。有三种基本表现：① 男性多见，主要是由于男性的暴露机会多于女性。如膀胱癌、胃癌、肝癌与男性接触致癌因子机会较多有关。② 女性多见，主要与解剖、生理特点有关。如胆囊炎、胆石症以中年肥胖女性多见。③ 男女无明显差异，主要包括通过食物及饮水等引起的相关疾病。

3. **职业分布** 从事不同职业的人群，其接触职业性有害因素的种类和机会不同，可导致疾病的分布差异。如煤矿工人易患尘肺，接触联苯胺的工人易患膀胱癌，伐木工人易患森林脑炎，脑力劳动者易患高血压和冠心病等。

4. **种族和民族分布** 不同种族和民族的人群在遗传、自然地理环境、气候条件、宗教、风俗及生活习惯等方面有所不同，这些因素均影响疾病的发生。如在马来西亚，马来人患淋巴瘤者多，印度裔患口腔癌者多，华裔患鼻咽癌和肝癌较多。对于同一种疾病，同一地区不同种族的发病也存在差异(图 7 - 2)。

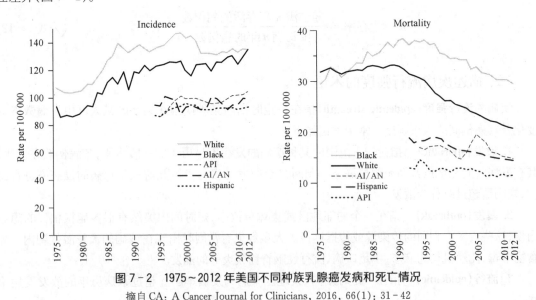

图 7 - 2　1975～2012 年美国不同种族乳腺癌发病和死亡情况
摘自 CA：A Cancer Journal for Clinicians, 2016, 66(1)：31 - 42

5. **婚姻和家庭** 婚姻和家庭状况对人群健康也有影响。研究表明，离婚者的全死因死亡率最高，其次是单身和丧偶者，已婚者最低。已婚妇女罹患宫颈癌的危险性高于单身女性，未婚女性和高龄分娩者易患乳腺癌，近亲婚配可增加子代出生缺陷的发生率。此外，由于生活环境和生活习惯等因素,某些疾病呈家庭聚集性,如病毒性肝炎、糖尿病、肝癌等。

6. **社会阶层**　社会阶层是工薪收入、职业、文化教育、生活状况等因素的综合,更多地反映社会因素的作用;研究疾病的社会阶层分布有利于发现影响疾病的因素。

7. **行为**　WHO 报告,60%~70%的恶性肿瘤、脑卒中、原发性高血压、糖尿病等慢性非传染性疾病的发生与发展是由社会因素和吸烟、酗酒、吸毒、不正当性行为、静坐生活方式等不健康的生活方式与不良行为习惯共同作用的结果。

(二) 时间分布

疾病在不同时间内发生的频率可有所不同,尤以传染病明显。通过分析疾病的时间分布有利于发现疾病的流行动态。

1. **短期波动(rapid fluctuation)**　亦称暴发或时点流行,是指在一个集体或固定人群中,短时间内某病发病数突然增多的现象。短期波动常因人群中大多数人在短时间内接触或暴露于同一致病因素所致。如 1988 年由于食用毛蚶导致的上海甲型肝炎的暴发,感染人数达 30 万;1952 年 12 月英国伦敦烟雾事件导致的呼吸系统疾病发生和死亡人数显著增加。

2. **季节性(seasonal variation)**　指疾病在一定季节内呈现发病率升高的现象。季节性常有三种表现形式:① 严格季节性:疾病在特定季节发生,其他季节不发生,多见于虫媒传染性疾病;② 季节性升高:一年四季均发病,仅在一定月份发病率升高,如呼吸道传染病、肠道传染病;③ 季节性不明显:疾病发病率无明显升高,如艾滋病、乙型病毒性肝炎、狂犬病等。

3. **周期性(cyclic variation)**　指疾病相隔一定时间发生一次流行,并具有规律性。周期性多见于呼吸道传染病,如麻疹、流行性脑脊髓膜炎、甲型流行性感冒等。有些传染病的周期性会因预防接种策略的广泛实施而发生改变。

4. **长期变异(secular change)**　又称长期趋势、长期变动,是通过对疾病动态的连续数年乃至数十年的观察,探讨疾病的临床表现、发病率、死亡率的变化或它们同时发生的变化情况。长期变异主要与致病因素的改变、采取针对性防治措施及诊断水平改变有关。

(三) 地区分布

由于不同地区的自然环境和社会条件等不同,导致疾病在不同地区发生的频率也不尽相同。了解疾病的地区分布特点,有助于探讨病因、制定防治策略,以便更有效地控制和消灭疾病。

1. **疾病在国家间分布**　有些疾病只发生于世界某些地区,如**黄热病(yellow fever)**;有些疾病在全世界均可发生,但分布及特点不同,如冠心病。芬兰、美国、荷兰等国为冠心病的高发国,日本、希腊为低发国,其死亡率的高低与膳食组成、生活习惯、烟酒、血压、血胆固醇含量等因素有关。

2. **疾病在国家内的分布**　有些疾病表现出严格的地区界限,如日本血吸虫病在我国长江以南曾广泛流行,长江以北则未见此病;有些疾病地区分布广泛,但是不同地区发病率不同,如食管癌各地均有发生,但北方多于南方;鼻咽癌主要分布于华南,特别是广东省为高发区,故又有"广东瘤"之称。

3. **疾病的城乡分布**　城市交通方便,人口稠密,居住拥挤,因此呼吸道传染病如流行性感冒、流行性脑脊髓膜炎、百日咳等经常有散发和流行。偏僻农村交通不便,人口稀少,居住分散,呼吸道传染病往往不易发生流行。但一旦有患者或携带者传入,易引起大规模流行。城市的环境污染重于农村,城市居民的生活节奏更快、压力偏大,所以如恶性肿瘤等慢性病的发病率或死亡率,城市均高于农村。

4. **疾病的地方性** 由于自然或社会因素的影响,某种疾病经常存在(或只存在)于某一地区或某一人群,不需自外地输入,这种现象称为疾病的地方性。疾病的地方性包括以下三种类型。

(1) 自然地方性:由于自然环境的影响,一些疾病只在某些地区存在的现象。包括两种情况:① 该地区有适合于某种病原体生长发育和传播媒介生存的自然环境,使该病只在这一地区存在,如血吸虫病和疟疾;② 疾病与环境中的微量元素分布有关,如地方性甲状腺肿和地方性氟中毒。

(2) 统计地方性:由于生活习惯、卫生条件或宗教信仰等社会因素导致的某些疾病的发病率在某些地区长期显著地高于其他地区,如肝吸虫病、霍乱等。

(3) 自然疫源性:一些疾病的病原体不依靠人而能独立地在自然界的野生动物中绵延繁殖,并且在一定条件下可传染给人。这种情况称为自然疫源性,这种疾病称为自然疫源性疾病,如斑疹伤寒、森林脑炎等。

地方性疾病(endemic disease)是指由于自然地理环境中人体正常代谢所需的某些微量元素过多或者缺乏所致的疾病。判断地方性疾病的依据是:① 当地居住的各类人群中发病率均高;② 其他地区居住的人群发病率均低,甚至不发病;③ 外来健康人到达当地一定时间后发病,其发病率和当地居民相似;④ 迁出该地区的居民,该病发病率下降,患者症状减轻或呈自愈趋向;⑤ 当地对该病易感的动物可能发生相同疾病。

此外,本国不存在或已经消灭的传染病由国外传入,称为输入性传染病,如我国最初发生的艾滋病。若一个国家内某种疾病由一地区传入另一没有该病或已消灭了该病的地区,则称为带入性。

(四) 疾病三间分布的综合描述

对疾病的人群、时间、地区分布特点进行综合描述,利于全面获取病因线索。移民流行病学就是综合描述的一个典型。

1. **移民流行病学的概念** 移民流行病学是通过观察疾病在移民、移居地当地人群及原居住地人群中某病的发病率或死亡率差异,分析该疾病的发生与遗传和环境因素的关系。移民流行病学常用于慢性病的病因研究。

2. **移民流行病学研究遵循的原则**

(1) 若某病在移民中的发病率或死亡率与原居住地人群不同,而接近于移居地当地人群,则该病主要受环境因素的影响。

(2) 若某病在移民中的发病率或死亡率与原居住地人群相近,而不同于移居地当地人群,则该病主要受遗传因素的影响。

以上原则在具体应用时,还应考虑移民生活条件和生活环境的改变程度,原居住地和移居地的医疗卫生水平等。

3. **移民流行病学研究实例** 女性乳腺癌发病率在世界各地存在显著差异,美国和北欧为高发区,亚洲为低发区。有研究显示,日本人移居到美国夏威夷或加利福尼亚后,第一代移民的乳腺癌发病率较日本本土大为增加,第二代移民则接近美国白人的发病水平,说明环境因素对乳腺癌的发生影响较大。

广东地区是鼻咽癌的高发区,从广东移居到国外的中国人的发病率仍远远高于移居地当地人群。从国内低发区移居到广东的居民,仍保持低发,广东人移居到相对低发区的上海,其鼻咽癌发病率仍高于上海当地人;说明遗传因素在鼻咽癌的发病中起重要作用。

第二节 | 现 况 研 究

一、现况研究概述

(一) 概念

现况研究(prevalence study)是指通过对特定时间和特定范围内的人群应用普查和抽样调查的方法收集有关疾病或健康状况及暴露因素的资料,以描述疾病的分布及某些因素与疾病之间的关联,从而为进一步的研究提供病因线索。由于所收集的资料既不是过去的暴露史或疾病情况,也不是通过追踪观察到的将来的暴露与疾病情况,故又称为**横断面研究(cross-sectional study)**。此外,研究所得到的频率指标一般为在特定时点或时期与范围内该群体的患病频率,故亦称患病率研究。

(二) 特点

1. **一般不设对照组**　现况研究主要是查明研究人群中的各个体在某特定时间内的暴露与疾病现状。

2. **观察时间不能过长**　现况研究关注的是某一特定时点或特定时期内(一般不超过 3 个月)某人群中暴露与疾病的状况或联系,宜在短时间内完成。如果时间持续太久,将会对调查结果产生影响,降低准确性。

3. **确定因果联系时受限**　由于现况研究不能区分暴露与疾病的时间关系,故现况研究所揭示的暴露与疾病之间的统计学联系,仅为建立因果联系提供线索,而不能据此做出因果推断。但对研究对象固有的暴露因素(如性别、民族、血型等),现况研究能够提供暴露与疾病的时间先后关系,可以做出因果推断。

(三) 研究类型

根据涉及研究对象的范围可将现况研究分为普查和抽样调查。

1. **普查(census)**　即全面调查,是为了了解某病的患病率或健康状况,于特定时点或时期内对特定范围人群中的每一成员均进行调查或检查。这个"特定时点"应该较短,"特定范围"指某个地区或具备某种特征的人群,如对某时某地全部儿童(≤14 岁)进行体格检查。

(1) 普查的目的与用途:① 发现早期患者,以便早诊断和早治疗;② 了解人群中某疾病或危险因素的分布及流行病学特征;③ 了解人群的健康状况水平;④ 建立生理指标的参考值或某项生物学检验指标的标准值;⑤ 当疾病暴发或流行时,普查有助于搜集全部病例,有利于了解疾病发生流行的全貌,为疾病的预防控制提供依据。

(2) 开展普查须具备的条件:① 足够的人力、经费和设备;② 所普查的疾病患病率较高;③ 疾病检测方法简便易行,敏感度和特异度较高;④ 查出的疾病有适宜的治疗方法。

(3) 普查的优缺点

1) 优点:① 调查对象为全体目标人群,不存在抽样误差;② 早发现、早诊断,并能寻找出全部病例,便于早期治疗;③ 能较全面地了解普查地区人群疾病或健康全貌;④ 能够为疾病的病因研究提供一定的线索;⑤ 可以普及医学知识。

2) 缺点:① 不适用于患病率低或诊断技术复杂的疾病;② 工作量大,时间短,易漏查,无应答率较高;③ 调查工作人员涉及面广,调查技术和检查方法很难统一和标准化,调查质量不易控制;④ 耗费人力、物力较大,费用较高。

(4) 应用普查的注意事项

1) 首先要确定好调查范围并掌握调查对象的人口学特征。

2) 把握好普查的时间,时间过长将影响结果的准确性。

3) 统一培训调查员,掌握一致的临床诊断标准和检测方法。

4) 将失访率控制在5%以内。

5) 选好调查现场,取得领导的重视和群众的配合,调查方法能为群众普遍接受。

6) 对于一些尚无简易诊断方法和有效治疗措施的疾病不应该进行普查。

2. 抽样调查(sample survey)　指通过随机抽样的方法,从特定时点、特定范围内的某人群总体中,随机抽选一部分有代表性的个体进行调查,并据此对总体人群的患病率及其某些特征做出估计和推断的一种调查方法。

(1) 抽样调查的目的与用途

1) 描述某种疾病或健康状况在特定时间、特定范围内人群中的分布特征,探索相关影响因素。

2) 估计某人群的总体健康水平及国家和地区的医疗卫生状况。

3) 考核、评价防治措施的效果。

4) 可作为其他调查研究方法的质量控制方法,检查和衡量资料的质量。

(2) 抽样调查的优缺点

1) 优点:① 抽样调查的样本量小,可节省时间、人力、费用;② 调查范围小,工作容易做到仔细,应答率较高,结果准确。

2) 缺点:① 抽样调查的设计、实施以及资料的分析都较复杂;② 调查时的重复及遗漏不易被发现;③ 变量变异过大的资料和需要普查、普治时则不适合用抽样调查;④ 不适合患病率较低的疾病调查。

(四) 主要用途

(1) 描述特定时间内某疾病或健康状况的现患情况及其三间分布特征。

(2) 探索疾病或健康状况与某些因素间的联系,提供病因或危险因素的线索。

(3) 确定高危人群,便于实施早发现、早诊断、早治疗。

(4) 对疾病监测、预防接种效果、医疗工作质量以及其他资料质量进行评价,为医疗卫生工作计划和决策提供科学依据。

二、现况研究的设计与实施

良好的设计方案是保证研究成功实施的前提,也是研究项目获得成功的保证。现况研究设计中要特别重视研究对象的代表性。随机抽取足够的样本量并避免选择性偏倚,是保证所选研究对象具有代表性的重要条件。

(一) 明确调查目的与类型

现况研究设计的首要问题是依据研究所期望解决的问题,明确该次调查要达到的目的。例如研究是为了了解某疾病或健康状况的人群分布还是开展群体健康检查等,然后根据具体的研究目的来确定采用普查还是抽样调查。

(二) 确定研究对象

确定合适的研究对象是顺利开展现况研究的关键环节,应根据研究目的明确规定研究对象的人群分布特征、地域范围以及时间点等,并结合实际情况明确在目标人群中开展调查的可行性。在设计时可以将研究对象规定为某个区域内的全部居民或其中一部分;也可以采用某些特殊群体(如大学生)作为研究对象。

(三) 估算样本量

一般的,抽样调查较普查有更多的优越性,所以现况研究常采用随机抽样的方法,有时也可以采用抽样和普查相结合的方法。抽样调查必须注意样本量大小的适宜性。

1. 影响样本量大小的主要因素

(1) 预期现患率:调查人群中,欲调查某疾病的现患率越低,所需的样本量越大。

(2) 调查结果的精确性要求:即容许误差(d)越小,所需样本量就越大。

(3) 显著性水平(a):a 越小,样本量越大。

2. 样本量计算公式

(1) 计数资料:以样本率估计总体率时所需样本量的计算公式如下。

$$n = pq(z_a/d)^2 \qquad (公式 7-13)$$

式中:n 为样本量;p 为估计患病率,$q=1-p$;z_a 为样本率与总体率间差异的统计学检验显著性水平所对应的 z 值,如 $a=0.05$ 时,$z_a=1.96$;d 为容许误差,即容许样本率与总体率之间的差别可以有多大,一般用 p 的百分比估计,当相对允许误差分别为 $0.1p$、$0.15p$、$0.2p$ 时,这时样本计算公式分别等于 $400q/p$、$175q/p$、$100q/p$。

以上公式仅适用于拟调查的疾病患病率或某指标的阳性率不太大或不太小时。

(2) 计量资料:以样本均数估计总体均数时样本量计算公式如下。

$$n = (z_a s/d)^2 \qquad (公式 7-14)$$

式中:n 与 z 的含义同公式 7-13,s 为标准差,d 为允许误差。

(四) 确定抽样方法

随机抽样须遵循随机化原则,即保证总体中每一个对象都有均等的机会被选入作为研究对象,以保证样本的代表性。常见的随机抽样方法有单纯随机抽样、系统抽样、分层抽样、整群抽样和多级抽样。

1. **单纯随机抽样(simple random sampling)** 也称简单随机抽样,是将调查总体的全部观察单位编号,采用随机数字法抽取部分观察单位组成样本。是其他抽样方法的基础。

2. **系统抽样(systemic sampling)** 又称机械抽样或等间距抽样,即按照一定顺序,机械地每隔若干单位抽取一个单位的抽样方法。该法获得的样本在整个人群中的分布较均匀,代表性较好,抽样误差小于单纯随机抽样;但可能出现系统误差。

3. **分层抽样(stratified sampling)** 先按影响观察值变异较大的某种特征将研究对象分成若干层,再从各层随机抽取若干调查对象组成样本;有按比例分配分层抽样和最优分配分层抽样两种。该法获得的样本代表性高,抽样误差小;但抽样前要有完整的研究人群资料,操作相对困难。

4. **整群抽样(cluster sampling)** 先将总体划分为若干(k)个群,每个群包括若干研究对象,再从 k 个群中随机抽取 n 个群,n 个群中的全部研究对象构成样本人群。该法便于组织,节约人力、物力;但抽样误差较大,资料分析复杂。

5. **多级抽样(multistage sampling)** 又称多阶段抽样,指在抽样时应用了两种以上的上述抽样方法,常用于大型调查。该法可充分利用各种抽样方法的优势,节省人力、物力;但抽样设计与实施也复杂,需要事先掌握各级抽样单位的基本情况。

(五) 资料的收集、整理与分析

收集资料的方法一经确定,就不能更改,在整个研究过程中必须前后一致,以避免研究资料的不同质性。暴露(特征)的定义和疾病的标准均要明确和统一。所有参与检验或检测人员以及调查员都必须经过培训,以统一调查和检测标准,避免偏倚的产生。

1. **确定拟收集资料的内容** 根据研究目的及设计方案要求,拟定需要收集资料的内容。现况研究收集的最主要资料是研究对象有无某种疾病或特征,以及环境因素等资料,并将其转化成一系列可测量的研究变量,制作成调查表。通常包括以下几方面:

(1) 个人基本资料:如年龄、出生日期、性别、民族、住址、职业、文化程度、婚姻状况、家庭人口数及结构组成、家庭经济状况等。

(2) 疾病相关资料:如诊断日期、诊断医院、治疗情况、病情等。

(3) 相关因素资料:如饮食情况、烟酒使用情况、身体锻炼情况、家族史等。

2. **资料收集的方法** 一般有三种方法。

(1) 通过实验室测定或检查的方法获得,如血脂、血糖的测定等。

(2) 通过现场问卷调查获得疾病或暴露的资料。

(3) 利用常规资料,如常规登记报告、体检记录、临床检查、医疗记录等。

3. **资料整理与分析** 资料的整理与分析是现况研究的重要环节,应根据研究目的和设计方案的要求,合理制定资料的整理与分析计划;主要任务如下。

(1) 核查原始数据的准确性、完整性、逻辑性,填缺补漏、删除重复、纠正错误。

(2) 对数据进行分组、制定整理表和统计表,建立数据库,进行数据录入。

(3) 常用指标:定性资料一般要计算现患率、阳性率、检出率等,必要时计算标化率;定量资料可计算平均数和变异程度等。

(4) 描述分布:即描述疾病或某种健康状态的三间分布情况。

(5) 比较分析:将人群分为暴露人群和非暴露人群或不同水平的暴露人群,比较分析各组间疾病率或健康状况的差异;也可将调查对象分为患病组和非患病组,评价各因素(暴露)与疾病的联系。

(6) 相关分析:通过单因素分析、多因素分析和相关分析等方法研究推断各因素与疾病或健康状况的关系。

三、常见偏倚及其控制

偏倚(bias) 指研究过程中由于一些已知或可控制的因素引起的、使得研究结果或推论系统地偏离真实情况的系统误差,偏倚的存在会降低描述暴露与疾病关系的准确性。偏倚可发生于研究设计、资料收集、数据处理与分析等各个研究阶段。偏倚是可以控制和避免的,研究中应加以控制,尽量减少偏倚的产生,从而正确、真实地描述暴露因素与疾病之间的联系。

（一）常见偏倚

现况研究中,常见偏倚主要有以下几方面。

1. **选择偏倚(selection bias)**　指在确定研究对象或者追踪观察时,纳入研究的对象与未纳入研究的对象在某个或某些特征上存在差异而造成的偏倚。如研究对象的选择没有遵循随机化原则(产生选择性偏倚),研究对象不合作或不愿意参加(产生无应答偏倚),研究对象均为幸存者而无法调查死亡者(产生幸存者偏倚)等。

2. **信息偏倚(information bias)**　指研究过程中,由于观察和测量方法有缺陷(如询问技巧不佳、检验技术不熟练、医生诊断水平不高或标准不明确、记录错误甚至造假等原因),使获取暴露、结局或其他信息时所出现的系统误差。如调查员偏倚、报告偏倚、回忆偏倚、测量偏倚等。

3. **混杂偏倚(confounding bias)**　指暴露因素与疾病的关联程度受到其他因素的歪曲或干扰,在分析结果时错误地把某一因素当成某一结果的原因。**混杂(confounding)**指所研究因素与结果的联系被其他外部因素(混杂因素)所混淆。混杂因素应具备三个条件：① 必须与所研究的疾病的发生有关,是该疾病的危险因素之一；② 必须与所研究的因素有关；③ 必须不是研究因素与疾病病因链上的中间环节或中间步骤。

（二）偏倚的控制

1. **选择偏倚的控制**　选择论证强度大的设计方案；严格遵照抽样方法的要求,确保抽样过程中随机化原则的完全实施；确保研究对象的代表性,使组间均衡可比；要有良好的科研作风及严谨的科学态度,提高研究对象的依从性和应答率。

2. **信息偏倚的控制**　制定详细的资料收集方法和严格的质量控制措施；尽量采用客观指标的信息；正确选择测量工具和检测方法；对调查员和测量员进行严格培训,统一标准和认识；做好调查资料的复查、复核等工作。

3. **混杂偏倚的控制**　在设计时根据专业知识事先找出并去除可能存在的混杂因素,尽量做到组间齐同、均衡；在资料分析阶段通过分层分析或多因素分析等方法予以控制。

四、现况研究的优缺点

1. **优点**　容易实施,科学性较强,研究对象代表性较好,一次研究可同时观察多种疾病(事件)的患病状况及多种可能相关的因素。

2. **缺点**　收集的信息通常只能反映调查当时个体的疾病与暴露状况,难以确定先因后果的时相关系；一般不能获得发病率资料；开展大规模现况调查时,需投入大量人力、物力。

第三节　生态学研究

一、概念

生态学研究(ecological study)是描述性研究的一种类型,它是以群体为观察与分析单位,通过描述不同人群中某因素的暴露情况与疾病的频率,在群体水平上研究暴露因素与疾病之间的关系。

生态学研究在收集疾病或健康状况以及某暴露因素的资料时,不是在个体水平上进行的,而是以群体为单位(如国家、城市、学校等),这是生态学研究的最基本特征。该研究无法得知个体暴露与效应(疾病)间的关系,例如烟草消耗量与肺癌发病关系的研究。

二、目的与用途

提供病因线索,提出病因假设;评价人群干预措施的效果;疾病监测;对于个体暴露剂量无法测量的变量的研究,生态学研究是唯一可供选择的方法。

三、方法

(一) 生态比较研究

生态比较研究(ecological comparison study)是通过观察不同人群或地区某种疾病或健康状况的分布,然后依据疾病分布的差异,探索差异产生的原因,提出病因假设。如19世纪60年代初研究者发现西德、英国等反应停药物销售量大的国家其短肢畸形发生数量较多,进一步研究发现短肢畸形的发生与母亲孕期服用反应停有关,生态学研究为确定反应停在短肢畸形发生中的病因研究提供了线索。

(二) 生态趋势研究

生态趋势研究(ecological trend study)是连续观察一个人群中某因素平均暴露水平的改变和某种疾病的发病率、死亡率变化的关系,了解其变动趋势;通过比较暴露水平变化前后疾病频率的变化情况,判断该因素与某疾病的联系。

如在结核病发病的生态学趋势研究中,发现结核病发病率随着人均国内生产总值(GDP)、职工平均工资、城镇居民人均可支配收入、城镇居民人均消费性支出、农村人均纯收入、农村居民人均生活消费支出、每千人口拥有执业(助理)医师人数、城镇化率、城镇居民人均现住房建筑面积等的增加而下降,随着人口密度的增加而增加,从而提示结核病发病与社会经济、卫生资源、人口密度有关联。

实际研究中常将生态比较研究和生态趋势研究结合起来,观察几组人群中平均暴露水平的变化与某种疾病或健康状况频率之间的关系,如此分析结果受到混杂因素的影响较小,有利于提高生态学研究的准确性。

四、优点与局限性

1. 优点

(1) 对病因未明的疾病可提供病因线索以进行深入研究,这是生态学研究最显著的优点。

(2) 可应用常规资料或已有资料进行研究,节省人力、物力、财力,可在短时间内得到结果。

(3) 对于个体的暴露剂量无法测量的变量研究(如空气污染与肺癌的关系),生态学研究是唯一可供选择的研究方法。

(4) 适用于研究因素暴露变异范围小,较难测量暴露与疾病的关系的研究(如脂肪摄入量与乳腺癌的关系)。

(5) 有助于人群干预措施的评价及估计疾病发展趋势。

2. 局限性

（1）生态学谬误：由于生态学研究是以各个不同情况的个体集合而成的群体为观察和分析的单位，会削弱变量间的联系；且存在的混杂因素等原因而造成研究结果与真实情况不符。这是生态学研究最主要的缺点。

（2）混杂因素较难控制：生态学研究是利用暴露资料和疾病资料来评价两者之间的关联性，无法消除一些潜在的混杂因素。

（3）可能存在多重共线性问题。

（4）难以确定暴露因素和疾病之间的因果联系。

（闫国立　李　静）

第八章 分析流行病学

导学

　　1. 掌握队列研究和病例对照研究的基本原理、特点、类型和用途,相对危险度及比值比的含义和计算方法。

　　2. 熟悉队列研究和病例对照研究的研究思路及其优缺点。

　　3. 了解队列研究和病例对照研究样本量的计算和资料的分析方法。

　　分析流行病学(analytical epidemiology),亦称**分析性研究**(analytical study),是一种纵向的研究方法,通过设计对照组,分析结局与暴露因素之间的关系,探索或检验结局的影响因素。主要包括队列研究和病例对照研究。

第一节 队 列 研 究

　　队列研究(cohort study)是分析流行病学的重要研究方法,该方法可以直接观察和比较暴露于不同水平危险因素下人群的结局,从而探讨危险因素与所观察结局的关系,达到检验病因假设的目的。

一、队列研究概述

(一) 概念

　　1. **队列**(cohort)　指有共同经历或有共同暴露特征的一群人,根据人群进出队列的时间不同分为**固定队列**(fixed cohort)和**动态队列**(dynamic cohort)两种,参见图 8-1,图 8-2。

　　2. **暴露**(exposure)　指研究对象接触过某种待研究的物质(如 X 射线)、具备某种待研究的特征(如年龄、性别及遗传等)或行为(如吸烟)等。这里待研究的物质、特征或行为在队列研究中称为暴露因素。暴露因素可以是有害的,也可以是有益的。

　　3. **危险因素**(risk factor)　泛指能引起某特定不良**结局**(outcome),或使其发生的概率增加的因子,包括个人行为、生活方式、环境和遗传等多方面的因素。

　　4. **队列研究的基本原理**　队列研究是在目标人群中选择一个代表性的样本,根据目前或过去某个时期是否暴露于某待研究的因素或不同的暴露水平而将研究对象分成不同的组,如暴露组和

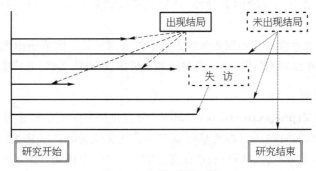

图 8 - 1　固定队列示意

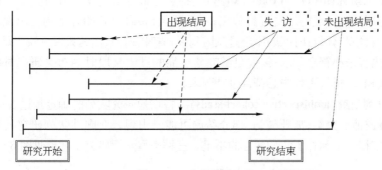

图 8 - 2　动态队列示意

非暴露组,高剂量暴露组和低剂量暴露组等,进行随访观察,检查并记录各组人群的预期结局(如疾病、死亡、不良反应和复发等),通过比较各组结局的发生率,从而评价和检验暴露因素与结局间的关系。其结构模式见图 8 - 3。

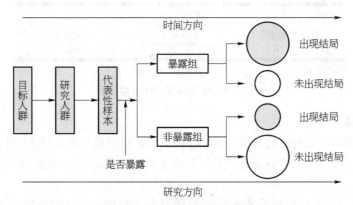

图 8 - 3　队列研究设计示意图

(二)特点

1. 属于观察法　队列研究的分组和暴露与否,不是人为干预形成的,而是人群中自然形成的,研究者只是客观地观察,这是区别于实验研究的重要标志。

2. 设立对照组　设立非暴露组或低暴露水平组为对照,对照组可以来自暴露组的源人群,也可以取自不同的人群。对照组提供了非暴露人群结局发生的基线水平。

3. **以因求果** 从暴露或危险因素开始,然后纵向前瞻观察而究其果,符合先因后果的推理逻辑。

4. **检验效能高** 能直接计算不同队列的人群事先暴露于某一因素后出现某结局的发生率、直接估计暴露人群发生某结局的危险程度,有时还能分析剂量-反应关系,故检验病因假设的能力强。

(三) 研究设计类型

1. **前瞻性队列研究(prospective cohort study)** 特点是研究队列的确定是现在;根据研究对象现在的暴露分组;需要随访;结局在将来某时刻出现。其优点为时间顺序增强了病因推断的可信度;直接获得暴露与结局资料,结果可信;能获得发病率。缺点是所需样本量大,花费大,时间长,影响可行性。

2. **历史性队列研究(historical cohort study)** 特点是根据研究开始时研究者掌握的有关研究对象在过去某时刻暴露情况的历史资料分组;不需要随访,研究开始时结局已出现。其优点是短期内完成资料的收集和分析;时间顺序仍是从因到果;省时、省力、出结果快。缺点是资料积累未受研究者的控制,内容未必符合要求;需要足够完整可靠的过去某段时间有关研究对象的暴露和结局的历史记录或档案材料,资料未必符合设计要求。

3. **双向性队列研究(ambispective cohort study)** 特点是研究队列的确定是过去;根据研究对象过去某时刻的暴露情况分组;需要随访;部分结局可能已出现。双向性队列研究具有上述两种类型的优点,在一定程度上弥补了它们各自的不足。三种类型队列研究示意参见图 8-4。

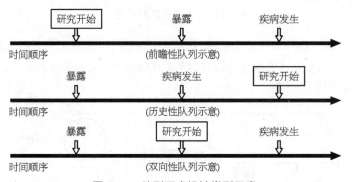

图 8-4 队列研究设计类型示意

(四) 主要用途

(1) 检验病因假设,通过比较具有不同危险因素人群研究结局的发病率,用于病因学研究,如 Framingham 心脏研究中心应用队列研究分析长期咳嗽(作为慢性肺部感染或炎症的指标)与心肌梗死之间的关系。

(2) 评价预防、治疗、护理措施效果,通过观察、收集和比较采用不同预防、治疗、护理措施的疗效或预后数据,评价其效果,如病情相似的肿瘤患者手术与保守治疗生存率或生存质量的比较分析。

(3) 研究疾病的自然史。

(4) 观察暴露因素与多种相关结局的关联。

(5) 新药的上市后监测。

二、设计与实施

(一)明确研究目的

通常是在描述性研究或文献复习的基础上确定研究目的。一次研究可分析一种暴露与一个结局或多种结局之间的关系。

(二)确定研究因素

研究因素亦称暴露因素或暴露自变量,研究者必须明确定义暴露变量,如怎样界定"吸烟"。暴露变量越详细越好,尽量采用定量变量,除了暴露水平或强度外,还应考虑暴露的时间和规律性等。暴露的测量应采用敏感、精确、简单和可靠的方法。队列研究除了要确定主要的暴露变量外,还需要确定同时要求采集的其他相关因素及背景资料,如各种可疑的混杂因素及人口学特征等,以便于准确分析研究因素与结局间是否存在联系及联系强度。

(三)确定研究结局

研究结局是指随访观察中将出现的预期结果事件,也是队列研究观察的自然终点。确定的研究结局要全面、具体、客观,可以是发病、死亡、治愈、复发、不良反应和并发症出现等,也可以是健康状况和生命质量变化,也可以是中间结局(如分子或血清学变化)。**结局变量(outcome variable)**的测定,应制定明确统一的标准,并在研究的全过程中严格遵守。在暴露发生前,要确定研究对象未发生要观察的结局。

(四)选择研究现场和对象

1. **研究现场** 队列研究的现场要求有足够数量符合要求的研究对象,且当地卫生行政部门重视,人口相对稳定,群众理解、支持、愿意配合。同时,研究者还要考虑研究现场是否具有代表性。

2. **研究对象**

(1) 暴露人群的选择:暴露人群即暴露于待研究因素的人群,一般分为3种类型:① 一般自然暴露人群:可以选择某社区一般居民暴露于研究因素的人作为暴露人群,选择时须考虑人口流动性小、暴露率高、易于调查等因素,以方便追踪随访;② 特殊暴露人群:指接触某些特殊暴露因素的人群,如接受放射治疗的人群;③ 职业人群:如果要研究某种可疑的职业暴露因素与疾病或健康的关系,必须选择相关职业人群作为暴露人群,如研究石棉与肺癌关系时,可选择石棉作业工人。

(2) 对照人群的选择:为了与暴露人群进行比较,对照必须与暴露组具有可比性,即对照人群除未暴露于研究因素外,其他各种影响因素或人口特征与暴露组要尽可能相同。常见的对照形式有:① 内对照,当某暴露因素在某一整体人群中分布不均匀时,这时可选择该人群内部暴露于研究因素的为暴露组,而未暴露于研究因素或暴露水平低的人群作为对照组(内对照);② 特设对照,亦称外对照,即当暴露人群为特殊职业人群或特殊暴露人群时,此时对照往往不能从这些人群内部选择,需要在该人群之外去寻找对照人群;③ 总人口对照:采用暴露人群所在地区全人群的发病(或死亡)率为对照。实际上可以看成外对照的一种;④ 多重对照:即采用上述两种以上形式的人群作为对照,以减少只用一种对照带来的偏倚,增强结论的可靠性。

(五)估计样本量

1. **影响样本量的因素**

(1) 对照人群结局的估计发生率(p_0):因样本量与 p_0 和 q_0 乘积成正比($q_0 = 1 - p_0$),p_0 越接近于 0.5,所需样本量越大。

(2) 暴露组与对照组结局发生率之差(d):d 值越大,所需样本量越小。暴露组结局发生率用 p_1 表示,可由式 $p_1 = RR \cdot p_0$ 求得。

(3) 置信度($1-\alpha$):α 越小,即假设检验时犯第一类错误(假阳性)的概率越小,置信度要求越高,样本量就越大。

(4) 把握度($1-\beta$):把握度越大,则第二类错误 β 越小,所需要样本量越大。

2. **样本大小的计算** 当暴露组与对照组样本量相等的情况下,可用下式计算各组所需的样本量:

$$n = \left(z_\alpha \sqrt{2\,\overline{pq}} + z_\beta \sqrt{p_0 q_0 + p_1 q_1} \right)^2 / (p_1 - p_0)^2 \qquad (\text{公式 } 8-1)$$

式中 $\overline{p}$ 为两组结局预期发生率的平均值,$\overline{q} = 1 - \overline{p}$,$z_\alpha$ 和 z_β 标准正态分布的分位数(单侧或双侧)。

(六) 资料收集和随访

1. **基线资料的收集** 收集基线资料(baseline information)的主要目的是确定研究对象的暴露情况。基线资料一般包括研究因素的暴露状况、其他可能影响结局的可疑混杂因素及人口学基本特征。获取基线资料的方式一般有四种:① 查阅医院、工厂、单位及个人健康保险的记录或档案;② 访问研究对象或其他能提供信息的人;③ 对研究对象进行体格检查和实验室检查;④ 环境调查与检测。

2. **随访** 随访(follow-up)目的是观察研究队列中结局事件的发生情况。随访内容一般与基线资料内容相同,但重点是关注结局事件,有关暴露情况也要收集,以及时了解其变化。随访的方法有直接面对面访问、电话访问、自填问卷、定期体检等。研究对象观察到了终点,即出现了结局事件,将不再随访,而观察终止时间指全部观察工作的截止时间。

(七) 资料整理与分析

首先要检查所搜集资料的准确性和完整性,发现明显错误的数据要及时补救,无法修正的要剔除,不完整的资料要设法补齐。在此基础上,先对数据进行描述性分析和均衡性检验,同时计算失访情况,以观察资料的可靠性,然后进行统计推断和暴露效应估计。

根据统计分析要求,队列研究资料可整理成表 8-1 形式。

表 8-1 队列研究资料整理表

组 别	发 病	未发病	合 计	发病率
暴露组	a	b	$a+b=n_1$	$I_e = a/n_1$
非暴露组	c	d	$c+d=n_0$	$I_0 = c/n_0$
合计	$a+c=m_1$	$b+d=m_0$	$a+b+c+d=N$	

注:I_e 和 I_0 分别为暴露组和非暴露组的发病率。

1. **人时的计算** 队列研究由于随访时间较长,而观察对象又经常处于动态变化之中,队列内对象被观察的时间可能很不一致;因此以人为单位计算率就不合理,较合理的方法是加入时间因素,即计算人时。人时就是将人和时间结合起来,其单位通常用人年表示。

2. **率的计算**

(1) **累积发病率(cumulative incidence, CI)**:当样本量大,观察期间人群比较稳定,失访少,可以直接计算累积发病率,其数值范围为 0~1。

$$CI = 观察期内发病人数 / 观察开始时的人口数 \qquad (公式 8-2)$$

同样的方法也可计算累积死亡率。

(2) **发病密度(incidence density, ID)**:如果观察时间长、人口不稳定、存在失访,这时就不宜计算累积发病率,此时需以观察的人时为分母计算发病率,用人时为单位计算出来的率带有瞬时频率称为发病(死亡)密度,其值变化范围是 0~∞。

$$ID = 观察期内发病人数 / 观察人时 \qquad (公 8-3)$$

同样的方法也可计算死亡密度。

3. **率的假设检验** 当样本量较大,样本率的频率分布近似正态分布时,两个率的比较可以采用 z 检验或四格表资料的 χ^2 检验;当样本率比较低,样本又较小,可改用直接概率法、二项分布检验或泊松分布检验(详细方法请参阅相关书籍)。若检验结果提示组间差异有统计学意义,则须进一步估计暴露与疾病之间的关联强度。

4. **关联强度的估计** 队列研究可直接计算研究对象结局的发生率,因此也就能直接计算出暴露组与对照组之间的率比和率差,即**相对危险度(relative risk, RR)** 与**归因危险度(attributable risk, AR)**,据此可直接准确地评价暴露的效应。

(1) 相对危险度:是暴露组发病(或死亡)率与非暴露组发病(或死亡)率的比值。由表 8-1 可得到:

$$相对危险度 RR = I_e / I_0 \qquad (公式 8-4)$$

RR 表示暴露组发病或死亡的危险是非暴露组的多少倍,$RR>1$,表示暴露因素与疾病是正关联,暴露强度越大、时间越长,发病(死亡)越多,暴露会增加发病或死亡的风险;$RR=1$,表示暴露因素与疾病无联系;$RR<1$,表示暴露因素与疾病是负关联,暴露越多,发病(死亡)反而少,提示该因素会降低发病或死亡的风险。

由样本资料计算出的 RR 是一个点估计值,其 95% **可信区间(confidence interval, CI)** 常用 Woolf 法计算:

$$\ln RR 95\% CI = \ln RR \pm 1.96 \sqrt{Var(\ln RR)} \qquad (公式 8-5)$$

$Var(\ln RR)$ 为 RR 自然对数的方差,$Var(\ln RR) = \dfrac{1}{a} + \dfrac{1}{b} + \dfrac{1}{c} + \dfrac{1}{d}$

取 $\ln RR 95\% CI$ 的反对数值即为 $RR 95\% CI$。

(2) 归因危险度:是暴露组发病(或死亡)率与对照组发病(或死亡)率之差,反映了危险特异地归因于暴露因素的程度。

$$AR = I_e - I_0 = (a/n_1) - (c/n_0) = I_0(RR-1) \qquad (公式 8-6)$$

同样,归因危险度也是一个样本的点估计值,可以计算其 $AR \ 95\% CI$。

$$AR \ 95\% CI = AR \pm 1.96 \sqrt{\dfrac{a}{n_1^2} + \dfrac{c}{n_0^2}} \qquad (公式 8-7)$$

AR 是暴露人群与非暴露人群比较所增加的疾病或死亡发生数量,如果暴露因素消除,就可减少相应数量的疾病或死亡的发生,具有疾病或死亡预防的重要意义。RR 是个体在暴露情况下为非暴露情况下发病危险性的倍数,具有病因学意义。

（3）**人群归因危险度**（**population attributable risk, PAR**）：人群归因危险度指总人群发病(或死亡)率(I_t)中归因于暴露部分,其大小取决于 RR 和人群暴露于危险因素的比例。

$$PAR = I_t - I_0。 \qquad (公式 8-8)$$

（4）**人群归因危险度百分比**（**population attributable risk proportion, PAR% 或 PARP**）：也称为**人群病因分值**（**population etiologic fraction, PEF**）,即在全人群中,因为暴露因素引起的发病(或死亡)占全部发病(或死亡)的百分比。

$$PAR\% = \frac{I_t - I_0}{I_t} \times 100\% \qquad (公式 8-9)$$

亦可由下式计算:

$$PAR\% = \frac{P_e(RR-1)}{P_e(RR-1)+1} \times 100\% \qquad (公式 8-10)$$

式中 P_e 表示人群中暴露于研究因素的比例,该式可以看出 $PAR\%$ 与相对危险度 RR 及人群中暴露者比例的关系。

（5）**标准化死亡比**（**standardized mortality ratio, SMR**）：在以全人群作为对照时,研究对象数量较少,且死亡率很低,这时不宜计算率,而应以全人群死亡率为标准,计算出暴露组的预期死亡人数,再以实际死亡人数与预期死亡人数之比,即为标准化死亡比。该指标反映了与对照组相比较,暴露组发生死亡的倍数,数值越大,风险越大,成为病因可能越大。

（6）**剂量-反应关系**（**dose-response relationship**）：队列研究资料可计算不同暴露水平下的发病率。如果以最低暴露水平为对照,可分别计算各暴露水平的 RR 和率差,当某暴露因素存在剂量反应关系时,即表现为暴露的剂量越大,其效应或 RR 就越大,这种关系可以采用趋势性检验来确认。

三、常见偏倚及其控制

1. **选择偏倚** 队列研究中选择偏倚常发生于原定参加研究的对象拒绝参加;历史性队列研究时,部分研究对象的档案丢失或记录不全;研究对象为志愿者,他们往往比较健康或具有某种特殊倾向或习惯;抽样方法不正确,或者执行不严格等。另外早期患者在研究开始时未能发现,也可导致选择偏倚。通过严格按照标准选择研究对象、遵守随机化的原则等措施可减少选择偏倚。

2. **失访偏倚**（**lost to follow-up**） 在研究过程中,一些选定的研究对象脱离了观察,无法继续随访,这种现象叫失访,由此造成的偏倚称为失访偏倚。队列研究中研究对象迁移、外出、不愿再合作而退出或死于非研究疾病均会造成失访。失访从本质上是破坏了原有样本的代表性和组间的可比性,属于选择偏倚。失访率一般不应超过 10%,否则应慎重考虑结果的解释和推论。控制失访偏倚主要靠提高研究对象的依从性,坚持随访到底,降低失访率,选择那些符合条件并且依从性好的研究对象等措施。

3. **信息偏倚** 产生原因主要是使用的仪器不准确,询问技巧欠佳,检验技术不熟练,诊断标准不明确或掌握不当,记录错误,甚至造假等造成结果不真实。提高设计水平、调查和测量质量,选择客观指标或采用盲法,同等地对待每个研究对象是降低信息偏倚的重要措施。另外可通过对随机抽取样本进行重复调查与测量,估计信息偏倚是否存在及大小。

4. 混杂偏倚　若暴露组与非暴露组在一些影响研究结局的主要特征(如年龄、性别)上不一致,则会产生混杂偏倚。控制混杂偏倚的方法,一是设计时限制研究对象的条件,保证研究对象的同质性;二是采用标准化分析、分层分析和多因素分析方法进行资料处理。

四、队列研究的优缺点

1. 优点　① 研究者亲自观察资料,信息可靠,回忆偏倚小;② 直接计算 *RR* 和 *AR* 等反映暴露因素效应强度的指标;③ 先因后果,时间顺序合理,所得结论说服力强,结论比较可靠;④ 有助于了解人群疾病的自然史;⑤ 可分析一个因素与多种疾病的关系;⑥ 样本量大,结果比较稳定。

2. 局限性　① 不适于发病率低疾病的病因研究;② 易产生失访偏倚;③ 耗费人力、物力、财力和时间,组织与后勤工作亦相当艰巨;④ 研究设计要求更严密。

五、中医药队列研究现况

随机对照试验(randomized controlled trial, RCT) 是目前公认的治疗性临床研究方法的金标准,但由于随机对照研究要求治疗标准化,难以体现中医的辨证论治特点,故在中医研究中多应用于固定配方或中成药临床疗效评价。队列研究属于观察性研究,研究者仅以观察者的身份对研究中不同治疗措施的临床使用状况及效果进行观察和评价,不必像 RCT 那样有严格规定的试验方案,允许个体化治疗的选择,能最大限度减少对治疗措施的限定,因此在评价中医临床干预效果时,采用队列研究有利于真实客观地评价中医药的临床疗效,能充分体现中医辨证论治的思想及中医药治疗疾病的临床特点。近年来,队列研究在中医药研究综合防治措施或方案的作用、探索疾病病因、不良作用评估及疾病预后研究等方面都有成功应用的实例。例如,在 2003 年**严重急性呼吸综合征(severe acute respiratory syndrome, SARS)** 暴发期间,有学者采用前瞻性队列研究对香港 11 所医院中药预防 SARS 的效果进行了观察。预防组 1 063 名医护工作者服用中药 2 周,对照组 36 111 名医护工作者未服用中药。结果显示服用中药组中无一人发生 SARS,未服中药组的医护工作者 SARS 的发病率为 0.4%,差异有统计学意义($\chi^2 = 4.268$, $P = 0.039$),提示中药有预防 SARS 的效果。

第二节 ｜ 病例对照研究

病例对照研究(case-control study) 是最基本、最重要的分析流行病学研究方法之一。因使用方便,易于实施,加上方法学的改进与完善,使其具有广泛的实用价值。

一、病例对照研究概述

(一) 概念

病例对照研究是按有无所研究的疾病(或健康状态),将研究对象分为**病例组(case)** 和**对照组**

(control),分别追溯其既往暴露于某种(或某些)危险因素的情况,比较并推断疾病(或健康状态)与暴露因素之间有无关联以及关联强度大小的一种观察性研究方法(图8-5)。

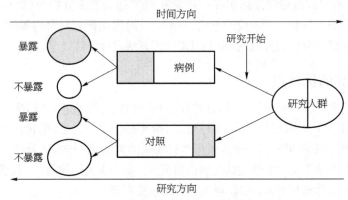

图8-5 病例对照设计研究思路示意图

对照人群可以是健康人,也可以是患者(一定不能患有所研究的疾病,也不能患有与所研究疾病有共同病因的疾病)。病例对照研究收集的是研究对象过去的暴露情况,即所研究疾病诊断前的情况,在时间顺序上属回顾性质,故又称为**回顾性研究(retrospective study)**。

(二)特点

1. **属于观察法**　研究者未给予研究对象干预措施,只是在自然状态下客观收集研究对象的相关暴露因素。

2. **设立对照组**　研究对象按患病与否分为病例组与对照组,设立对照的目的是为病例组的暴露比例提供参照。

3. **由果求因**　研究开始时已知研究对象是否患病,进而追溯其既往是否暴露于可疑危险因素情况;即从所研究疾病(果)与过去的暴露因素(因)的关联性推断两者的关系。

4. **检验效能**　不能证实暴露因素与疾病之间的因果联系,但可为队列研究及实验性研究提供病因研究的线索或方向。

(三)研究设计类型

按研究设计常将病例对照研究分为两类。

1. **非匹配病例对照研究**　在设计所规定的病例和对照人群中,分别选取一定数量的研究对象,组成病例组与对照组,亦称为成组病例对照研究。这种设计一般要求对照组的人数不少于病例组的人数,此外没有其他特别限制与规定;此类型易于实施,不易控制混杂因素。

2. **病例与对照匹配**　匹配(matching),即要求对照在某些因素或特征上与病例保持一致,通过匹配,可以较好地控制混杂因素,排除匹配因素的干扰。按匹配方式,匹配可分为个体匹配和成组匹配。

(1) **个体匹配(individual matching)**:以病例和对照的个体为单位进行匹配,可按照1∶1、1∶2、1∶3、…1∶M的比例将病例和对照进行匹配;M通常≤4,1∶1匹配时也称配对。

(2) **频数匹配(frequency matching)**:要求匹配因素在对照组与病例组所占的比例一致或相似。此外,还衍生出了单纯病例研究,巢式病例对照研究等。

（四）主要用途

（1）广泛探索影响因素：对病因未明疾病进行可疑因素的广泛探索是病例对照研究的优势。

（2）检验病因假说：在描述性研究或探索性病例对照研究初步形成病因假说的基础上，可采用病例对照研究进一步检验假说的正确性。如：孕早期服用沙利度胺（反应停）与婴儿短肢畸形等很多经典的病例对照研究，都对确认病因起了重要作用。

（3）评价疾病预后和临床疗效及不良反应。

二、设计与实施

（一）确定研究目的与类型

通常根据疾病发生的特点，结合既往研究结果或临床工作需要，提出明确的研究目的。研究目的是制定研究计划的核心和指导思想。选择研究类型时，主要考虑病例的数量和研究目的。若病例较少或重点保证主要非处理因素在组间的均衡性，常选用个体匹配；若是进行病例危险因子的广泛探索，常采用不匹配或成组匹配的病例对照研究方法。

（二）研究因素的选择和测量

根据研究目的确定研究因素，尽可能保证精而全，并对每项研究因素的定义和暴露水平作出明确而具体的规定。尽可能地采取国际或国内统一的标准，以便交流和比较。变量的测量尽量采用定量指标和客观指标，这些指标通常包含更多的信息，且测量误差较小。

病例对照研究中，除了要收集研究因素、可疑因素外，还要采集可能的混杂因素。这些因素常以变量的形式设计于调查表中，病例和对照使用相同的调查表，且调查方法一致。

（三）选择研究对象

包括病例和对照的选择，尤其是主要对照的选择。

1. 病例的选择

（1）病例选择原则和来源：选择原则：① 纳入的病例应该足以代表患病的总体；② 病例符合统一公认的诊断标准。来源：① 社区人群：可以从疾病的发病登记报告或死亡记录中获得，也可以从现况研究中获得；其优点是代表性好，结论推及该社区人群的真实性较好，缺点是较难获得。② 医院病例：优点是容易获得病例，依从性好，节省经费；缺点是代表性差，容易产生选择性偏倚。

（2）病例的种类

1）**新发病例（incident case）**：此病例发病时间较短，不易受到预后因素的影响，暴露因素的回忆准确，获得的信息较为全面而真实，常作为首选病例。

2）**现患病例（prevalent case）**：指研究开始时目标人群中就已存在的某病的患者，现患病例不易将影响发病率的因素和影响病程（存活）的因素区分开来，暴露的回忆容易受到患病后环境条件和生活习惯改变的影响；但现患病例容易获取。

3）**死亡病例（dead case）**：不能直接获得资料，仅依靠医学记录或他人代述，因此误差较大，除非有完整历史资料，否则会影响结论的真实性。

（3）诊断标准及人口学特征：所研究的疾病须有明确的诊断标准，最好采用国内外通用的诊断标准。为控制非研究因素的干扰，选择病例时，还应该对其人口学特征（如年龄、性别、种族等）及其他影响因素做出明确规定。

2. **对照的选择**　对照必须是未患所研究疾病的人,即按照病例的诊断标准判断的非患者。对照最好是全人群的一个无偏样本,或者是病例所来自人群的全体非患者的随机样本。对照的选择是否恰当,将直接关系到研究的成败。

(1) 选择对照的原则:① 代表性,指选择的对照应能代表目标人群暴露的分布情况。② 可比性,指对照组的主要非处理因素(如性别、年龄)应与病例组保持一致或相似,目的是控制混杂因素。

(2) 设置对照的形式:主要采用不匹配和匹配两种形式。匹配的目的是增加组间均衡性,但应防止**匹配过度(over-matching)**,即把不应该匹配的因素进行匹配;一旦成为匹配因素后,就不能作为与疾病有关的因素进行分析研究,会损失信息而影响准确度。

(3) 对照的来源:首先要明确产生病例的人群,然后再决定对照来源。若病例为从社区中诊断的所有病例,对照可以从社区一般人群中选择;若病例产生于一般人群的 1 个样本中诊断的全部病例,则对照可以采自一般人群或其样本中的 1 个亚人群中的非病例;若病例采自某个医院诊断的全部病例,则对照产生于病例同一医院的其他患者的样本。有时病例的邻居、同学、同事或配偶、同胞等也可作为对照。不同的对照各有优缺点,实际工作中应根据研究的目的选用。

(四) 估计样本量

1. 影响样本量的因素

(1) 研究因素在对照人群中的估计暴露率(p_0)。

(2) 预期暴露于该研究因素造成的相对危险度(RR)或比值比(OR)。

(3) 假设检验中第一类错误概率(α)。

(4) 假设检验中第二类错误概率(β),或检验效能($1-\beta$)。

2. **样本量的估算方法**

(1) 非匹配或成组匹配病例对照研究的样本量估算

设:病例数:对照数$=1:c$,则需要的病例数(注:当 c 为 1 时,病例数和对照数相等)。

$$n=(1+1/c)\,\bar{p}\,\bar{q}(z_\alpha+z_\beta)^2/(p_1-p_2)^2 \qquad (公式 8-11)$$

式中:$p_1=p_0OR/[1+p_0(OR-1)]$, $\bar{p}=(p_1+cp_0)/(1+c)$, $\bar{q}=1-\bar{p}$

z_α 和 z_β 标准正态分布的分位数。

(2) 个体匹配病例对照研究的样本量估计:个体匹配病例对照研究因对照数目不同,计算公式也有所不同。1:1 匹配设计时常采用 Schlesselman 推荐的公式,先计算病例和对照暴露情况不一致的对子数 m。

$$m=[z_\alpha/2+z_\beta\sqrt{p(1-p)}\,]^2/(p-1/2)^2 \qquad (公式 8-12)$$

式中:$p=OR/(1-OR)\approx RR/(1+RR)$

需要的总对子数 M 为:

$$M\approx m/(p_0q_1+p_1q_0) \qquad (公式 8-13)$$

式中:$p_1=p_0OR/[1+p_0(OR-1)]$, $q_1=1-p_1$, $q_0=1-p_0$

(五) 资料收集

病例对照研究的资料大多数来源于调查人员使用专门设计的调查表直接询问研究对象本人或家属。在调查过程中,研究者应对参加调查人员进行统一的培训,并对调查中可能出现的误差或偏倚进行必要的质量控制。全部调查必须有良好的组织,遵守一定的操作规程,实行质量动态监控,以保证原始资料的及时、准确采集。

(六)资料整理与分析

对获取的原始资料首先进行整理,包括:① 对原始资料进行全面检查与核实,确保资料的真实性和完整性。② 按分析要求进行分组、归纳、编码,创建数据库等。

1. 描述性分析

(1)描述研究对象的一般特征:描述研究的样本量及研究对象的特征,如性别、年龄、职业、疾病类型等特征的分布。

(2)均衡性检验:检验两组在某些基本特征方面是否具有可比性,常采用 χ^2 检验、t 检验等统计方法进行处理,对差别有统计学意义的因素,要考虑对结论的影响并加以控制。

2. 统计推断分析

(1)非匹配或成组匹配病例对照研究的资料分析:将数据整理成表 8-2 所示的形式。

表 8-2 成组病例对照研究资料整理表

暴露因素	病例组	对照组	合计
有	a	b	$a+b$
无	c	d	$c+d$
合计	$a+c$	$b+d$	$a+b+c+d$

1)检验暴露因素与疾病有无关联:根据表 8-2 可以计算病例组的暴露率和对照组的暴露率,分别为 $a/(a+c)$ 和 $b/(b+d)$,利用 χ^2 检验,检验病例组和对照组两组的暴露率差异是否有统计学意义,计算公式:

$$\chi^2 = \frac{(ad-bc)^2 n}{(a+b)(c+d)(a+c)(b+d)} \qquad (公式 8-14)$$

当 $n>40$,且四格表中有介于 $1\sim5$ 的理论频数时,须用校正公式

$$\chi^2 = \frac{(\,|\,ad-bc\,|-n/2)^2 n}{(a+b)(c+d)(a+c)(b+d)} \qquad (公式 8-15)$$

如果两组间的差异有统计学意义($P<0.05$),提示该暴露因素与疾病存在统计关联;则应进一步分析两者间关联强度,以推断暴露因素与疾病关联的密切程度。

2)计算暴露因素与疾病的关联强度:病例对照研究中无暴露组和非暴露组的观察人数,无法计算相对危险度 RR,但可通过计算**优势比(odds ratio, OR)**近似估计 RR。

先计算两组的暴露比值(也称优势,指某事件发生概率与不发生概率之比):

$$病例组的暴露比值:\frac{a/(a+c)}{c/(a+c)} = a/c \qquad (公式 8-16)$$

$$对照组的暴露比值:\frac{b/(b+d)}{d/(b+d)} = b/d \qquad (公式 8-17)$$

再计算病例组与对照组的优势比,即 OR:

$$OR = 病例组的暴露比值 / 对照组的暴露比值$$
$$=(a/c)/(b/d)=ad/bc \qquad (公式 8-18)$$

OR 值是估计或近似估计的 RR 值,其含义同 RR,指暴露组的疾病危险性是非暴露组的多少倍。当 $OR=1$ 时,表示暴露与疾病无关联;当 $OR>1$ 时,表示暴露因素使疾病的危险性增加,呈"正"关联;当 $OR<1$ 时,表示暴露使疾病的危险度减少,呈"负"关联。OR 值的划分方法和不同范围的意义参见表 8-3。

表 8-3　OR 和 RR 值数值范围对暴露与疾病关联的意义

OR/RR 值范围	关 联 意 义	OR/RR 值范围	关 联 意 义
0.0～0.3	高度有益	1.2～1.6	微弱有害
0.4～0.5	中度有益	1.7～2.5	中度有害
0.6～0.8	微弱有益	≥2.6	高度有害
0.9～1.1	不产生影响	—	—

根据样本计算的 OR 值是总体关联程度的一个点估计值,如果考虑抽样误差,则可计算其可信区间(CI),病例对照研究常用 Mietten 氏 χ^2 值法计算。

$$(1-\alpha)CI\% = OR^{(1\pm z_a/\sqrt{\chi^2})} \qquad (公式 8-19)$$

式中 z_a 为标准正态分布的分位数,α 为检验水准,当 $\alpha=0.05$ 时算得的是 $95\%CI$;当 $\alpha=0.01$ 时算得的是 $99\%CI$。

(2) 个体匹配病例对照研究的资料分析:现介绍配对资料的分析,关于 1∶M 匹配的资料分析请参阅流行病学专著。将数据整理成表 8-4 的形式。

表 8-4　配对病例对照研究资料整理表

对 照 组	病 例 组		对 子 数
	有暴露史	无暴露史	
有暴露史	a	b	$a+b$
无暴露史	c	d	$c+d$
合计	$a+c$	$b+d$	$a+b+c+d$

1) 检验暴露因素与疾病有无关联:采用 McNemar 配对 χ^2 检验。

$$\chi^2 = \frac{(b-c)^2}{(b+c)} \qquad (公式 8-20)$$

当 $b+c<40$ 时,使用校正公式:

$$\chi^2 = \frac{(|b-c|-1)^2}{(b+c)} \qquad (公式 8-21)$$

若检验结果有统计学意义($P<0.05$),则提示暴露与疾病存在关联,进一步计算 OR 值。

2) 计算暴露因素与疾病的关联强度,即 OR 值:

$$OR = c/b \quad (b \neq 0) \qquad (公式 8-22)$$

OR 值的 $95\%CI$，采用 Mietten 氏 χ^2 值法。

【例8-1】　某研究者采用 1:1 匹配方法研究孕妇服用反应停与婴儿海豹肢样畸形的关系，数据如表8-5所示。

表8-5　孕妇服用反应停与婴儿海豹肢样畸形关系的病例对照研究资料

对　照　组	病　例　组		对　子　数
	服用反应停	未服用反应停	
服用反应停	120	10	130
未服用反应停	510	100	610
合计	630	110	740

第一步：χ^2 检验，检验病例组和对照组的暴露率差别是否有统计学意义。

由于 $b+c=10+510=520>40$，所以：

$$\chi^2 = \frac{(b-c)^2}{(b+c)} = \frac{(10-510)^2}{10+510} = 480.769$$

$P<0.05$，两组暴露率差异有统计学意义，提示孕妇服用反应停与婴儿海豹肢样畸形有关。

第二步：计算暴露与疾病的联系强度 OR，判断两者间关系的密切程度。

$$OR = c/b = 510/10 = 51$$

$$95\%CI = OR^{(1\pm z_{0.05}/\sqrt{\chi^2})} = 2.97^{(1+1.96/\sqrt{480.769})} = (26.58, 101.02) \qquad (公式8-23)$$

提示孕妇服用反应停与婴儿出生畸形存在高度关联，孕期服用反应停发生海豹肢样畸形的风险是不服用的 51 倍。

三、常见偏倚及其控制

1. **选择偏倚**　常因未能随机抽样而产生，特别是基于医院选择病例和对照时，更易产生。由于各种疾病的入院率不同，极易导致病例组和对照组在某些重要特征上分布不均衡，产生入院率偏倚；以现患病例为研究对象时，由于病程长或疾病改变了暴露特征等，使得现患病例与新发病例提供的暴露信息不同，产生现患病例-新发病例偏倚；患者因某些与所研究疾病无关的症状就医，无意中提高了所研究疾病的早期检出率，致使高估了某因素的暴露程度，产生检出症候偏倚。选择偏倚的控制，关键在于严密科学的设计，如研究对象的选择尽可能采用随机抽样原则；如果在医院选择病例，则应从多个医院选择研究对象，并尽可能采用新发病例等。

2. **信息偏倚**　常见回忆偏倚和调查者偏倚。由于研究对象对暴露史或既往史回忆的准确性和完整性存在系统误差而引起的偏倚，即为回忆偏倚；回忆偏倚是病例对照研究中最常见且最严重的偏倚。由于调查者事先知道被调查者的患病情况，从而在调查收集资料时，自觉或不自觉地采取不同的方法或不同的深度和广度去询问或收集有关信息时，导致两组间产生的系统误差，称为调查者偏倚。信息偏倚多发生在研究实施阶段，主要通过提高测量的准确性和可靠性进行控制；如采用客观指标，严格定义相关标准，严格培训调查员，实施盲法调查等。

3. **混杂偏倚**　若病例组与对照组在一些影响研究结局的主要特征（如年龄、性别）上不一致，则会产生混杂偏倚。控制混杂偏倚的方法，一是设计时限制研究对象的条件，采用随机化和匹配的方法设立对照组;二是资料分析时采用标准化、分层分析和多因素分析方法进行资料处理。

四、病例对照研究的优缺点

1. **优点** ① 特别适用于罕见病的病因研究;② 省力、省钱、省时,易于组织实施,出结果快;③ 可用于疫苗免疫学效果考核及疾病暴发调查等;④ 可同时研究多个因素与某种疾病的联系;⑤ 伦理学价值高,对研究对象多无损害。

2. **缺点** ① 不适于研究暴露比例很低的因素;② 难以避免选择偏倚、回忆偏倚和混杂偏倚,特别是回忆偏倚;③ 暴露与疾病时间的先后顺序难以判断,通常无法直接得出因果关联的结论;④ 只能估计暴露因素与疾病之间的关联强度。

五、中医药病例对照研究现况

作为一种方法学,病例对照研究在中医药领域得也到了广泛应用,涉及中医证型、不良反应、病因病机等方面;如血瘀证与吸烟关系的病例对照研究、消毒丸与慢性肾小管间质肾病相关性的病例对照研究,中医中风病危险因素及证候调查研究,中医周期疗法降低乳腺癌癌前病变发生风险的研究等。

(王成岗　熊光轶)

第九章 实验流行病学

导学

1. 掌握实验流行病学的概念与特征,临床试验设计应遵循的基本原则。
2. 熟悉临床试验的设计及实施步骤,实验流行病学的主要类型。
3. 了解临床试验、现场试验常用的评价指标,现场试验设计应注意的问题。

实验流行病学(experimental epidemiology),又称**流行病学实验**(epidemiological experiment)、**干预研究**(intervention study),是流行病学的重要研究方法之一,其目的是验证病因假设和评价防治效果。

第一节 实验流行病学概述

实验流行病学发展于 20 世纪后期,早期主要以动物为研究对象在实验室模拟传染病的流行规律。二战后,实验流行病学研究逐渐走出实验室,开始以人群为对象的研究工作。目前,实验流行病学广泛应用于生物制品预防效果、药物或新疗法的治疗效果评价,以及各种非传染病和原因不明疾病的危险因素验证及其防制效果研究等。

一、概念

实验流行病学是将满足试验目的的人群随机地分为试验组和对照组,研究者对试验组人群施加某种干预措施后,随访并比较两组人群的发病(死亡)情况或健康状况有无差别及差别大小,从而判断干预措施效果的一种前瞻性研究方法(图 9-1)。

二、特征

(1) 属于前瞻性研究:干预在前,效应在后。
(2) 有干预措施:即有人为施加的处理因素,是不同于观察性研究的根本点。
(3) 有均衡可比的平行对照:对照与试验人群来自同一总体。
(4) 随机化分组:目的是保证非处理因素在组间的均衡性。

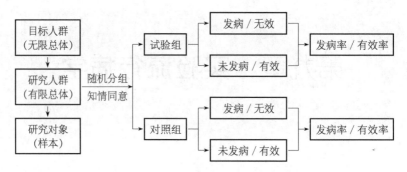

图 9-1　实验流行病学研究原理示意图

如果一项实验研究缺少其中一个或几个特征,则称其为**类实验**(quasi-experiment);类实验常用于研究对象多、范围广而实际情况不允许对研究对象进行随机分组的情况。

三、主要类型

根据研究目的和研究对象不同,实验流行病学可分为临床试验、现场试验和社区试验。

1. 临床试验(clinical trial)　亦称**治疗性试验**(therapeutic trial),是在医院或其他医疗照顾环境下进行的试验,是在临床上评价新药、新疗法的一种研究方法,接受某种处理或预防措施的研究对象是患者,包括住院和未住院的患者。

2. 现场试验(field trial)　亦称**预防性试验**(preventive trial),是现场环境下进行的试验,研究对象是未患所研究疾病的个体;常用于评价人群中推行预防接种、药物预防等措施的效果。

3. 社区试验(community trial)　亦称为**社区干预试验**(community intervention trial),是以社区人群整体作为干预单位的实验研究,常用于对某种预防措施或方法进行考核或评价,如食盐加碘预防地方性甲状腺肿等。

第二节　临床试验

一、概述

(一) 概念

临床试验是以确诊的某病患者为研究对象,以临床治疗措施为研究内容,通过比较两组(试验组与对照组)人群的临床疗效和安全性,从而对该临床治疗措施的效果进行科学评价。两组研究对象均为确诊的某病患者,但接受的治疗措施不同。

(二) 基本原则

根据是否将研究对象进行随机分组,临床试验可分为**随机对照试验**(randomized controlled trial, RCT)和**非随机对照试验**(non-randomized controlled trial)。随机对照临床试验应遵循随机、对照、盲法、重复等四项基本原则。

1. **随机** 随机原则包括随机抽样和随机分组,但临床试验很难做到随机抽样。随机分组指研究对象都有均等的机会被分配到试验组或对照组,旨在保证两组具有相似的临床特征和预后因素,具有良好的可比性,从而提高研究结果的真实性与可靠性。通常采用随机程序等完全随机工具进行随机分组和随机安排试验的顺序。

2. **对照** 指在试验过程中确立可供比较的组别,目的是控制各种混杂因素、鉴别处理因素与非处理因素的差异,消除和减少试验误差,提高研究结果的真实性和可靠性。

(1) 设立对照的意义:与其他自然科学相比,生物医学研究更具复杂性。除了研究因素与研究效应有关外,尚有如下较多非研究因素影响研究结果。

1) 个体的人口学特征和其他生物学因素:如年龄、性别、职业、饮食、营养、免疫、精神心理、种族、遗传因素等。

2) 霍桑效应:如某些研究对象因迷信有名望的医生和医疗单位,而产生的一种心理、生理效应,对干预措施产生正面效应的影响。当然,有时因为厌恶某医生或不信任某医院而产生负面效应。

3) 安慰剂效应:指由于安慰剂的使用,产生的一些非特异效应,包括类似于干预因素的效应。

4) 向均数回归:即一些极端的临床症状或体征,有向均数回归的现象。如血压水平处于特别高的 5% 的人,即使不治疗,过一段时间再测量血压时,也可能会降低一些。

5) 未知因素:人类的知识总是有局限性的,很可能还有一些影响干预效应的因素,但目前尚未被我们所认识。

要消除这些非研究因素的影响,把研究因素的真实效应表现出来,必须设立对照。只有正确设立对照,才能把处理因素的效应充分暴露出来,平衡非处理因素对试验结果的影响,有效控制各种混杂因素。

(2) 常见的对照形式

1) 标准疗法对照:是临床试验中最常用的一种对照方式,标准疗法对照是以常规或现行的最好疗法(药物或手术)作对照;适用于已知有肯定疗效的治疗方法的疾病。采用标准疗法对照,一方面可以起到比较的作用;另一方面,能保护对照组人群的健康,不违背医学伦理学原则。

2) 安慰剂对照:**安慰剂(placebo)** 通常用乳糖、淀粉、生理盐水等成分制成,不加任何有效成分,但外形、颜色、大小、味道与试验药物或制剂极为相近。使用安慰剂对照主要是为了避免心理因素对试验结果的影响;也可消除疾病自然进程的影响,观察到试验药物的真正作用;一般用于所研究的疾病尚无有效的防治药物,或使用后不会影响到对照组研究对象的健康。

3) 自身对照:即试验前后以同一人群作对比。自身前后对照设计简单,但其应用前提是如果不给这些研究对象如患者以有效的治疗药物,其效应指标如病情将保持稳定不变。自身对照还有一种形式是同一个体不同部位、器官的比较,如左、右眼,左、右手。

4) 交叉对照:即在试验过程中将研究对象随机分为两组,在第一阶段,一组人群给予干预措施,另一组人群为对照组;干预措施结束后,两组对换试验,这样,每个研究对象均兼作试验组和对照组成员。此种对照须有前提,即第一阶段的干预一定不能对第二阶段的干预效应有影响,这在许多试验中难以保证,因此,这种对照的应用受到一定限制。

此外,还有历史对照、潜在对照等,在此不一一赘述。

3. **盲法** 为了避免试验的执行者与受试者甚至资料分析者一方或多方主观偏性的影响,使其不知道研究对象的分组情况,最好使用盲法。盲法的分类如下。

(1) **单盲(single blind)**:受试者不知道自身的分组情况及接受的处理情况。其优点是研究者可以更好地观察了解研究对象,可以及时恰当地处理研究对象可能发生的意外问题;缺点为难以避免研究者带来的主观偏倚,易造成试验组和对照组的处理不均衡。

(2) **双盲(double blind)**:受试者和观察者均不知道受试者的分组情况。其优点是可以避免研究对象和研究者的主观因素所带来的偏倚;缺点为方法复杂,较难实行,出现意外较难及时处理。

(3) **三盲(triple trial)**:研究对象、研究者和资料分析者均不知道受试者的分组情况。其优点是可以全面避免各方主观因素所带来的偏倚,研究结果将更符合客观情况;缺点是缺乏有效监督,科研的安全性得不到保障,实际中应用不多。

(4) **开放性试验(open trial)**:研究对象和研究者均知道试验组和对照组的分组情况,试验公开进行。这多适用于有客观观察指标的试验,例如,改变生活习惯(包括饮食、锻炼、吸烟等)的干预效果的观察。其优点是易于设计和实施,研究者了解分组情况,便于对研究对象及时做出处理;缺点为易产生偏倚。

4. **重复(replication)**　指在相同的条件下试验的可重复性。由于个体的差异,不同的研究对象可能出现不同的试验结果,因此必须在一定量的重复观察基础上才能掌握其规律性。在试验设计中,必须根据所研究现象在个体间的变异大小、预期的效应差别、研究者对研究结果准确性和可靠性的要求等,科学地估计样本量。

二、设计与实施

临床试验,尤其是随机对照试验(RCT)的研究结果真实可靠,但设计及实施较复杂。

(一) 确定研究目的

根据临床实际工作的需要,确定研究目的;如进行不同治疗措施的比较或对某新药的疗效进行评价。

(二) 选择研究对象

1. **选择原则**　应根据国际疾病分类标准(如 ICD10)和全国性学术会议规定的诊断标准来选择患者。对于尚无公认诊断标准的疾病,研究者可自行拟定,但应尽量选择客观指标,同时应制定严格的纳入和排除标准,以书面形式明确规定并严格执行。

2. **选择要点**

(1) 干预措施对研究对象有益无害:医学伦理学要求患者在医院应获得最佳的治疗。已知试验对其有害的人群不能作为研究对象;例如,老人、儿童和孕妇一般不作为研究对象,因为他们比较敏感或容易产生药物不良反应,造成严重后果。

(2) 研究对象的代表性要高:必须在明确疾病诊断的基础上,根据研究条件制定统一的入选和排除条件,包括疾病类型、病情以及年龄、性别等方面,同时将符合纳入标准的受试者尽量顺序纳入,以使获得的结论具有较高的推广价值。

(3) 研究对象的依从性应好:为获得准确的结果,研究者可通过观察和谈话了解患者的情况,从中选择能够服从试验安排并能将试验坚持到底的患者作为研究对象。若不依从者的数量较大,研究结果就会出现偏差。

（4）受试者应签署知情同意书：是临床试验必需遵守的伦理要求。**《纽伦堡法典》**(**The Nuremberg Code**)和**《赫尔辛基宣言》**(**The Declaration of Helsinki**)是公认的人体试验的基本准则和限制条件。

（三）估计样本量

1. **影响样本量的主要因素**

（1）个体的差异程度：个体之间的差异越大，需要的样本量越大；反之，需观察的样本量就小。

（2）组间效应的差异程度：常以所比较的两个总体参数间的差值 δ 表示。

（3）研究资料的性质：与定量资料相比，以分类资料作组间效应比较时，所需的样本量多。

（4）统计推断的严格程度：即以假设检验为基础进行的统计推断所得结论与真实情况相符合的程度。常用指标：Ⅰ型错误(α)；Ⅱ型错误(β)；把握度($1-\beta$)；双侧检验与单侧检验。可通过查阅有关研究文献或作预试验获得这些参数和信息。

2. **样本大小的计算**

（1）两组样本量相等时样本大小的计算

分类资料：
$$n=\frac{2(z_\alpha+z_\beta)^2\pi(1-\pi)}{(\pi_1-\pi_2)^2} \qquad\text{（公式 9-1）}$$

式中：n 为每组需要的样本量，π_1 是对照组发病率，π_2 为实验组发病率；z_α 与 z_β 分别为 α 与 β 对应的标准正态的分位数差，可查表获得。

定量资料：
$$n=\frac{2(z_\alpha+z_\beta)^2\sigma^2}{(\bar{x}_1-\bar{x}_2)^2} \qquad\text{（公式 9-2）}$$

随访风险率比较资料：
$$n=\frac{2(z_\alpha+z_\beta)^2}{(\ln\lambda)^2}$$

所需社区数的样本量的估计：
$$C=1+(z_\alpha+z_\beta)^2[2pq/n+k^2(p_1^2+p_2^2)]/(p_1-p_2)^2 \qquad\text{（公式 9-3）}$$

注：C 为所需社区数；z_α、z_β 的意义同上述；p_1 为试验组平均率；p_2 为对照组平均率；p 为 p_1 和 p_2 的平均值；n 为每个社区中的样本数；k 为社区间内部的变异系数。

（2）希望"无差异"试验的样本大小的计算

分类资料：
$$n=\frac{(z_\alpha+z_\beta)^2[\pi_1(1-\pi_1)+\pi_2(1-\pi_2)]}{[\Delta-(\pi_1-\pi_2)]}\quad \Delta>(\pi_1-\pi_2)\qquad\text{（公式 9-4）}$$

定量资料：
$$n=\frac{2(z_\alpha+z_\beta)^2s_c^2}{[\Delta-(x_1-x_2)]^2}\quad \Delta>(x_1-x_2)\qquad\text{（公式 9-5）}$$

（四）随机分组

随机分组的目的是保证试验组与对照组间具有可比性，即：① 组间的基本条件可比；② 两组人群对干预措施的敏感性相同。临床试验通常采用**分层随机分组**（**stratified randomization**）方法，先按可能产生混杂作用的某些因素（如年龄、性别、文化程度等）进行分层，然后在每层内随机地把研究对象分配到试验组或对照组。

（五）应用盲法

为消除研究对象、研究执行者和资料分析者等相关人员主观心理因素对临床试验结果的干扰，应使用盲法；在保证试验过程足够安全的情况下，尽量提高盲的程度。

（六）效应指标的选择

1. 选择原则 尽量采用不易受主观因素影响的并能客观记录的指标，如心电图、化验数据、微生物培养等；同时考察效应指标的真实性与可靠性，应选用灵敏度、特异度都高且结果稳定的指标；指标还应易于观察和测量，且易于为受试者所接受。

2. 常用指标

（1）**有效率**（**effective rate**）

$$有效率 = \frac{治疗有效例数}{治疗的总例数} \times 100\% \qquad （公式 9-6）$$

（2）**治愈率**（**cure rate**）

$$治愈率 = \frac{治愈例数}{治疗的总例数} \times 100\% \qquad （公式 9-7）$$

（3）**生存率**（**survival rate**）

$$n 年生存率 = \frac{n 年存活的病例数}{随访满 n 年的病例数} \times 100\% \qquad （公式 9-8）$$

（七）资料收集、整理与分析

1. 治疗随访 所有受试者的资料应详细记录于**病例报告表**（**case report form, CRF**），内容包括治疗前记录、用药记录、不良事件记录、各次随访检查记录等。对于没有完成规定观察周期的受试者（脱落病例），应尽量完成可能的评估项目，并记录脱落原因。

2. 试验评估 常用效应值改变、治愈、缓解、无复发、无并发症以及生存时间延长等。

3. 资料分析 定量资料可选用均数±标准差或中位数（四分位数间距）进行描述，采用 t 检验、方差分析或秩和检验进行比较分析；分类资料选择率或构成比进行描述，采用 χ^2 检验或秩和检验进行比较分析；随访风险（生存）资料可选择生存率及时序检验等。

三、常见偏倚及其控制

（一）常见偏倚

1. **失访**（**withdraw**） 失访的主要原因是研究对象迁移或死于其他原因（如疾病、意外）等。

2. **干扰**（**interference**） 指试验组额外接受了与实验效应一致的其他处理措施，从而人为夸大了疗效的假象。

3. **沾染**　指对照组患者额外接受了试验组的干预措施,造成人为夸大对照组疗效,从而低估效应的现象。

(二) 偏倚控制

1. **降低失访率**　临床试验研究的失访率应<10%。出现失访时,可通过电话、信函或专门访视等措施加以弥补。另外,应详细分析失访原因和失访者特征,确定对缺失数据、截尾数据的处理方法。

2. **排除(exclusion)**　指在随机分配前应对研究对象进行筛查,凡是有治疗或干预措施禁忌证者、无法追踪者、可能失访者、拒绝参加者,均应予以排除。

3. **提高实验对象依从性(compliance)**　依从性是指患者在临床试验中执行医嘱的程度。依从性越好,其结果就真实可靠,代表性越好。

四、优点及局限性

(一) 优点

(1) 研究者根据试验目的,预先制定试验设计方案,能够对选择的研究对象、干预因素和结果的分析判断进行标准化。

(2) 通过随机分配,可平衡混杂,提高可比性,减少偏倚。

(3) 由于实验组和对照组是同步比较,因此,外来因素的干扰对两组同时起作用,对试验结果的影响较小,结论的可靠性强。

(二) 局限性

(1) 整个试验设计和实施条件要求高、控制严、难度较大,在实际工作中有时难以做到。

(2) 受干预措施适用范围的约束,所选择的研究对象代表性不够,以致会不同程度地影响试验结果推论到总体。

(3) 研究人群数量较大,试验计划实施要求严格,随访时间长,因此依从性不易做得很好,影响试验效应的评价。

(4) 有时可涉及伦理学问题。

第三节　现场试验和社区试验

一、定义

现场试验和社区试验均是以现场自然人群作为研究对象,在现场环境下进行干预。前者是以个体为接受干预措施的基本单位,后者是以整个社区,或某一人群的各个亚人群为接受干预措施的基本单位。这两种方法常用于对某种预防措施或方法进行评价。

二、目的

(1) 评价疫苗或药物预防疾病的效果。

（2）评价病因和危险因素 主要通过干预评价危险因素暴露的消除对疾病预防或健康促进的影响,例如健康教育对预防消化道传染病的效果,戒烟对预防肺癌的效果等。

（3）评价卫生服务措施的质量。

（4）评价公共卫生策略。

三、设计类型

1. 随机对照试验(randomized control trial, RCT) 指以个体为干预单位随机分组的现场试验。其设计原则同前述的临床试验。例如,评价麻疹疫苗对麻疹的预防效果,可采用此方法。

2. 群组随机对照试验(cluster randomized control trial) 以群组为单位的随机分组的试验研究称为随机群组试验。如为评价补钙对老年人骨质疏松症的效果,可以以家庭为干预单位进行群组随机对照试验。

3. 类试验 类试验是不能做到随机分组或没有平行对照的试验。社区试验由于研究对象多,范围广,很难做到随机分配,因此常属于类实验。类实验通常可设非随机对照组,必要时对一些特征进行匹配。也可不设对照组,而以试验组自身为对照,即干预前后相比较。如食盐加碘防治"大脖子病"的效果评价研究可采用类实验设计,通过比较食盐加碘前后该地区人群的"大脖子病"的发病率来评价效果。

四、设计和实施应注意问题

1. 结局变量的确定 结局变量包括主要结局变量和中间结局变量。如评价结核疫苗的现场试验中,主要结局变量为减少发病或死亡,中间结局变量为结核抗体阳转率和平均滴度。社区试验中一般考虑结局是否具有公共卫生意义,能否达到满意度,以及能否被准确记录等。

2. 资料收集 现场试验和社区试验样本量大,需建立社区登记系统来收集结局资料,如发病率等。

3. 减少失访 因为现场试验样本量大,现场范围广,所以比临床试验更容易存在失访问题。因此应多争取社区和受试者的配合。

4. 避免"串组"问题 现场试验情况复杂,受试者行为不易控制,容易发生"串组"问题,即对照组也采用了与试验措施相同的措施。如糖尿病行为干预试验,对照组个体如果发现自己血糖高时,可能会主动寻求医疗保健服务。如果各组行为改善的实际状况接近,其健康效应也就可能差异较小了。

5. 注意控制混杂因素 控制混杂因素的方法有:设计时尽可能平衡两组人群的基本特征;资料分析时采用分层分析、标准化等方法。

五、评价效果指标

现场试验和社区试验常用指标如下。

1. 保护率(protective rate, PR)

$$PR = \frac{对照组发病(死亡)率 - 试验组发病(死亡)率}{对照组发病率(死亡率)} \times 100\% \qquad (公式\ 9-9)$$

2. 效果指数(index of effectiveness, *IE*)

$$IE = \frac{对照组发病（死亡）率}{试验组发病（死亡）率}$$
　　　　　　　　　　　　　　　　　　（公式 9 - 10）

3. 抗体阳转率(antibody positive conversion rate)

$$抗体阳转率 = \frac{抗体阳性人数}{疫苗接种人数} \times 100\%$$
　　　　　　　　　　　　　　　　　　（公式 9 - 11）

（高永刚）

第十章 健康管理与健康促进

导学

1. 掌握健康管理的基本步骤、服务流程和分人群管理的基本策略;掌握健康教育与健康促进的基本含义、行为改变的基本理论、健康促进的基本特征。

2. 熟悉个人一般健康管理风险评估的方法,健康教育的常见形式与要求,健康促进的活动领域与范围。

3. 了解健康管理与健康促进的区别与关联。

健康管理兴起于美国,在英、法、德、日等发达国家得到普及,至 21 世纪初叶进入快速发展阶段。随着医学技术特别是健康信息技术的发展、人类寿命的延长、老年化社会的到来,健康管理正在成为我国提高国民健康水平,扩大内需,拉动消费,促进社会经济可持续发展的重大举措和有效途径。

第一节 健康管理概述

一、健康管理的概念

健康管理是以现代医学健康概念和中医"治未病"思想为指导,运用医学、预防医学、管理学的理论、技术和方法,对个体或群体健康状况及影响健康的因素进行全面、系统、连续的识别、评价和干预,其宗旨是调动个体和群体及整个社会的积极性,有效地利用有限的资源来达到最大的健康效果。

管理是通过计划、组织、指挥、协调和控制达到资源使用的最大优化,其目标是能在最合适的时间里把最合适的东西用在最合适的地方发挥最合适的作用。健康管理是把健康纳入管理的一个过程,通过对人的健康风险的管理以达到临床、财务以及生命质量的最佳结局。健康管理工作包含三个基本内容:首先是识别,即健康状况及其危险因素信息的收集,发现健康问题和影响因素;其次是评价,用定性或定量的方法评价健康状况与健康风险因素之间的联系和规律;第三是干预,改善和促进健康,以最优化的资源投入获取最大的健康收益。落实到健康管理的流程上,可简单表述为:体检为前提,评估是手段,干预是关键,促进是目标。健康管理一般不涉及疾病的诊断和治疗过程,疾病的诊断和治疗隶属治疗学,不是健康管理的工作范畴。

二、健康管理的科学基础

健康管理学以医学、预防医学、管理学多学科交叉构建的平台为科学基础,分析健康和疾病的动态平衡,明确疾病的发生、发展规律,引进预防医学和管理学的干预策略,达到健康管理的目的。个体从健康到疾病要经历一个完整的发生和发展过程。一般来说,是从处于低危险状态到高危险状态,再到发生早期改变,出现临床症状。在被诊断为疾病之前,进行有针对性的预防干预,就有机会成功地阻断、延缓,甚至逆转疾病的发生和发展进程。因此,健康和疾病的动态平衡关系与疾病的发生、发展过程及预防医学的干预策略是健康管理的科学基础。

三、健康管理的基本步骤与服务流程

(一) 基本步骤

1. **健康信息采集**　只有采集详细的个人健康信息,才能制定科学的健康管理计划,实施有效的个人健康维护。收集的信息包括个人一般情况、目前健康状况、疾病家族史、职业特点、心理特征、生活环境、习惯嗜好、体格检查等。

2. **健康及疾病风险评估**　根据所收集的个人健康信息,对个体健康现况、未来患病或死亡的危险性采用数学模型等现代评估技术进行量化评估,帮助个体综合认识健康风险,强化健康意识,鼓励和帮助人们纠正不健康的行为和习惯,为阻断疾病发生通路、制定个体化的健康干预措施奠定基础。通过采用流行病学、循证医学、生物统计学调查的方法,经随机抽样为群体的健康干预措施提供依据。

患病危险性评估的突出特点是其结果的规范化与量化、可重复性与可比较性。由此可根据评估的结果将服务对象分成高危、中危和低危人群,分别施以不同的健康改善方案,并对其效果进行评价。个性化的健康管理计划是鉴别及有效控制个体健康危险因素的关键。

3. **健康干预**　采用多种形式帮助个人采取行动,纠正不良的生活方式和习惯,控制健康危险因素,实现个人健康管理计划的目标。个体健康管理的干预应注意个性化差异,对群体健康干预应注意群体的共同特征,进行分类干预。应根据个体的健康危险因素,设定个体目标,并动态追踪效果;如健康体重管理、糖尿病管理等,通过个人健康管理日记、参加专项健康维护课程及跟踪随访措施达到健康改善目标。

健康管理是一个长期的、连续不断的、周而复始的过程,即在实施健康干预措施一定时间后,需要评价效果、调整计划和干预措施。只有周而复始,长期坚持,细致入微,才能达到健康管理的预期目标。

(二) 健康管理的服务流程

健康管理的三个基本步骤可以流程化为以下五个部分。

1. **健康管理体检**　按照早发现、早干预的原则选定体格检查的项目,检查结果对后期的健康干预活动具有明确的指导意义。健康管理体检项目可根据疾病预测指向的变化和个体差异、地域差异、社会形态差异、个人教育背景等因素进行调整。

2. **健康评估**　以现代生物医学、社会学、心理学、管理学等学科的交叉为基础,通过采用统计学、数学模型、现代信息技术等手段,对个体健康史、家族史、生活方式、心理因素和人体各项理化指标进行综合的数据分析处理,为服务对象提供一系列的评估、预测和指导报告。

3. **个人健康管理咨询** 健康管理咨询可通过健康管理服务中心或相关机构的健康管理师实施,内容包括:解释个人健康信息、评估健康检查结果、提供健康指导意见、制定个人健康管理计划、制定随访跟踪计划等。

4. **个人健康管理后续服务** 指对个人健康管理计划实施监督、保证、完善的服务。具体形式主要是以现代信息技术为平台载体,采用个人健康信息查询、健康指导、定期或不定期的健康管理提示、健康信息反馈后个体化的健康行动计划修订、监督随访等多种手段。

5. **专项的健康及疾病管理服务** 指对特殊个体和专属人群,按患者及健康人分类,具有特定健康目标和疾病预测指向的非常规健康管理服务。对已患有慢性病的个体,可选择针对特定疾病或疾病危险因素的服务,如糖尿病管理、心血管疾病及相关危险因素管理、精神压力缓解、戒烟、运动、营养及膳食咨询等。对未患慢性病的个体,可开展个人健康教育、生活方式改善咨询、疾病高危人群的教育及维护项目等。

四、健康管理的基本策略

健康管理的基本策略是以健康风险评估为基础,按服务对象分类,以需求为导向,提供差异化的健康管理服务,以达到维护健康的目的。根据服务对象的不同,健康管理的基本策略包括生活方式管理、需求管理、疾病管理、灾难性病伤管理、残疾管理和综合的群体健康管理。健康管理实践中应考虑采取综合的群体健康管理模式。

(一) 生活方式管理

1. **生活方式管理的定义** 生活方式管理指以改变个人危害健康的行为和生活方式为主要措施,减少健康风险因素对健康的损害,预防疾病,改善健康,是个人或自我为核心的卫生保健活动。

2. **生活方式管理的特点** ① 以个体为中心,强调个体应对自己的健康负责,调动个体的积极性,帮助个体做出最佳的健康行为选择。② 以预防为主,有效整合三级预防。预防是生活方式管理的核心,通过预防,针对个体和群体的特点,有效地整合三级预防,帮助改变不良行为,降低健康风险,促进健康,预防疾病和伤害。③ 通常与其他健康管理策略联合进行。

3. **健康行为改变的技术** 生活方式管理是其他健康管理策略的基础成分,生活方式的干预技术在生活方式管理中举足轻重。在实践中,单独或联合应用教育、营销、训练和激励等技术,可以帮助人们朝着有利于健康的方向改变生活方式。

(二) 需求管理

1. **需求管理的定义** 需求管理包括自我保健服务和人群就诊分流服务,帮助人们更好地使用医疗服务和管理自己的小病。实质是通过帮助健康消费者维护自身健康和寻求恰当的卫生服务,控制卫生成本,促进卫生服务的合理应用。常用的手段有:寻找手术的替代疗法,帮助患者减少特定的危险因素并采纳健康的生活方式,鼓励自我保健/干预等。

2. **影响需求的主要因素**

(1) 患病率:反映人群中疾病的发生水平。但患病率与服务利用率之间未必一定有良好的相关关系。

(2) 感知到的需求:反映个人对疾病重要性的看法,是影响卫生服务利用的最重要的因素。

(3) 患者偏好:强调患者在决定医疗服务措施中的重要作用。

(4) 健康因素以外的动机：如个人请病假的能力、疾病补助、保险中的自付比例等一些健康因素以外的因素都能影响人们寻求医疗保健的决定。

(三) 疾病管理

1. 定义　疾病管理支撑医患关系和保健计划，强调应用循证医学和增强个人能力的策略来预防疾病的恶化，它以持续性地改善个体或群体健康为基准来评估临床、人文和经济方面的效果。

2. 特点　① 目标人群是患有特定疾病的个体；② 不以单个病例和(或)其单次就诊事件为中心，而关注个体或群体连续性的健康状况与生命质量；③ 医疗卫生服务及干预措施的综合协调至关重要。

3. 目标　通过健康产业链的各组织和部门相互协作提供持续、优质的健康保健服务，以提高成本效益或得到最佳效果、降低成本，并在此基础上提高疾病好转率和目标人群对健康保健服务的满意度。

4. 方式　注重以临床和非临床相结合的干预方式。理想情况下，疾病管理可以预防疾病的恶化并控制昂贵的卫生资源的使用，以预防手段和积极的病例管理作为绝大多数疾病管理计划中的两个重要组成部分。

(四) 灾难性病伤管理

灾难性病伤管理是疾病管理的一个特殊类型。"灾难性"指对健康的危害十分严重，或者其花费的医疗费用巨大。如：肿瘤、肾衰、严重外伤等重大疾病。理想的灾难性病伤管理应做到：① 转诊及时；② 综合考虑各方面的因素，制订出适宜的医疗服务计划；③ 具备一支包含多种医学专科及综合业务能力的服务队伍，能够有效应对可能出现的多种医疗服务需要；④ 最大限度地帮助患者进行自我管理；⑤ 患者及家人满意。

(五) 残疾管理

残疾管理的目的是减少工作地点发生残疾事故的频率和费用代价。从雇主的角度出发，根据伤残程度分别处理，尽量减少因残疾造成的劳动和生活能力下降。

残疾管理的主要目标：① 防止残疾恶化；② 注重功能性能力而不是疼痛；③ 设定实际康复和返工的期望值；④ 详细说明限制事项和可行事项；⑤ 评估医学和社会心理学因素；⑥ 与患者和雇主进行有效沟通；⑦ 有需要时要考虑复职情况；⑧ 要实行循环管理。

(六) 综合的群体健康管理

综合的群体健康管理以人的健康需要为中心，通过协调生活方式管理、需求管理、疾病管理、残疾管理、灾难性病伤管理等不同的健康管理策略，为个体提供更为全面的健康和福利管理。健康管理实践提示综合的群体健康管理模式是实施健康管理的优秀模式。

根据健康风险评估的结果将人群进行分类管理，可以充分利用有限的资源使健康效益最大化，符合成本/效果或效益的原则，这也是健康管理的核心和宗旨所在。人群分类依据：① 根据健康风险的高低分为低风险阶段(以健康教育、维护健康为主的管理)、中风险阶段(以生活方式管理为主)、高风险阶段(以疾病管理为主)；② 根据卫生服务的利用水平分成基本无利用者(以需求管理为主)、利用较少者(以生活方式管理为主)、经常利用者(以疾病管理为主)；③ 根据疾病类别进入疾病的专案管理；④ 根据重点人群分类管理；⑤ 也可以根据人群的性别、年龄、职业、依从性、医疗费用等分类管理。根据不同人群实施有针对性的干预措施，可以提高干预的有效性。

第二节　健康风险评估与管理

健康风险评估是根据被测对象的性质和特征,依据一定的规则,将健康概念及与健康有关的事物或现象进行量化的过程,是健康管理的核心和前提条件。

一、健康风险评估定义

健康风险评估(health risk appraisal, HRA)是通过收集与跟踪反映个人身体健康状况的各种信息,利用预测模型来确定参加者目前的健康状况及发展趋势,使参加者能了解是否有发生某种慢性病的危险性,以及其危险性有多大。然后,根据疾病评估结果,针对健康危险因素为个人提供保持和改善健康的方法。其目的在于降低个人患慢性病的危险性,维持与个体年龄一致的良好状态,提高参加者的生命质量。

健康风险评估包括个人健康信息的收集、危险度计算、评估报告3个基本模块。

二、健康风险评估的种类与方法

(一) 一般健康风险评估

一般健康风险评估主要是对危险因素和可能发生疾病的评估。对危险因素的评估包括生活方式/行为危险因素评估、生理指标危险因素评估,以及个体存在危险因素的数量和严重程度的评估,发现主要问题以及可能发生的主要疾病。

1. 生活方式/行为危险因素评估　指通过对吸烟、膳食、身体活动的评估,帮助个体识别自身的不健康行为,充分认识到这些生活方式/行为对他们生命和健康造成的不良影响,并针对性地提出改善建议,促使个体修正不健康的行为。

2. 生理指标危险因素评估　指通过检测个体血压、血脂、血糖、体重、身高、腰围等生理指标,明确个体或群体各项生理指标的严重程度,以及同时存在其他危险因素的数量,评估个体或群体的危险度,进行危险度分层管理,如高血压危险度分层管理、血脂异常危险度分层管理等。

3. 一般健康风险评估过程

(1) 收集资料:① 收集当地年龄别、性别、疾病别患病率或死亡率资料:选择当地危害健康最严重的疾病,即死因前10～15位的疾病作为研究对象。② 收集健康风险因素资料:收集行为生活方式、环境危险因素、家族遗传性和医疗卫生服务中的风险因素等。

(2) 风险评估——借贷计分法

1) 将危险因素转换成危险分数:将危险因素相当于平均水平时的危险分数定为1.0;如果危险因素的风险系数超过1.0,则将超出的部分相加;如果危险因素的风险系数小于1.0,则将系数直接相乘,然后与上面的总和相加得到最后的综合风险系数。

2) 评估存在死亡危险:即在现有健康风险因素条件下的预期死亡概率:存在死亡危险=平均死亡概率×危险分数。

表 10-1 某 41 岁男性心脏病患者的危险因素与危险分数

心脏病危险因素(41 岁,男)	赋值	心脏病危险因素(41 岁,男)	赋值
血压(180/100 mmHg)	1.9	平均心脏病死亡率(per 100 000)	1 355
胆固醇(180 mg/dl)	0.7	预测心脏病死亡率 2.7×1 355	3 659
吸烟(一包/天)	2.5	预测肝硬化病死亡率(per 100 000)	548
体重指数 23	0.9	预测肺癌死亡率(per 100 000)	602
心脏病家族史(无)	0.5	预测其他死亡率(per 100 000)	3 335
体力活动(中等)	1	预测总死亡率(per 100 000)	8 144
总分(1.9-1)+(2.5-1)+0.7×0.9×0.5	2.7	实际健康年龄	47

3) 评估健康年龄:有三种情况。

评估危险分值=人群平均危险分值,健康年龄=自然年龄;

评估危险分值>人群平均危险分值,健康年龄>自然年龄;

评估危险分值<人群平均危险分值,健康年龄<自然年龄。

4) 根据危险分数的大小,评估主要健康风险存在的范围以及在医生的建议下改变现有危险因素的可能性,提出降低危险水平的建议。

(3) 健康风险评估报告:用有利于患者和医生理解的工具来表示风险评估所给出的结果。

(二) 疾病风险评估

疾病风险评估的目的不同于一般的 HRA,它是对**特定疾病患病风险的评估(disease specific health assessment)**。疾病风险评估作为健康风险评估的一个主要类型,与健康管理措施有着密切的联系。从某种程度上说,疾病风险评估起着监督管理分流器的作用,通过评估对人群进行分类,对处于不同类型和等级的个人或人群实施不同的健康管理策略,实现有效的全人群健康管理。

主要包括四个步骤:① 选择要预测的疾病(病种);② 不断发现并确定与该疾病发生有关的危险因素;③ 应用适当的预测方法建立疾病风险预测模型;④ 验证评估模型的正确性和准确性。

疾病风险评估的特点:① 注重评估客观临床指标(如生化试验)对未来特定疾病发生危险性;② 流行病学研究成果是其评估的主要依据和科学基础;③ 评估模型运用严谨的统计学方法;④ 适用于医院或体检中心、健康/人寿保险中的核保与精算。

三、健康风险评估的应用

(1) 识别健康问题及健康风险因素,提高干预的有效性。

(2) 实施个性化的健康教育和健康促进:通过健康风险评估可以明确个体有哪些健康风险因素,尤其是存在哪些不良的生活行为方式等,并反馈给评估的对象,进而针对这些风险因素制定个性化的健康教育和健康促进计划。

(3) 降低慢性非传染性疾病的死亡率,降低医疗费用:流行病学资料显示,生活方式习惯和血压、血脂、血糖等生物测量指标与负性健康状况存在明确的关系;降低这些危险因素,相应的发病率及死亡率会明显降低。同时,健康危险因素与医疗费用存在密切关系,不良的健康行为及可改变的危险因素会增加经济负担,有危险因素的个体即使在短时间内其医疗费用也高于无危险因素者。

(4) 维护职业人群健康,降低职业人群的伤残率:健康危险因素与生产率、缺勤有密切关系,健康危险因素增加,生产率下降,缺勤增加。一些危险因素与伤残的发生存在明确的关系,认识这些危险因素并加以改变能降低伤残发生的概率。

(5)卫生服务需求与利用评价:通过健康风险因素评估,可根据不同个体和群体的需求合理利用卫生资源,使居民在早期合理利用卫生服务,提高卫生服务的需求,而不是到了疾病晚期甚至不可治愈的阶段才利用卫生资源。

第三节 健康教育与健康促进

健康教育及其支持环境对改变人们的行为和生活方式具有重要的作用,要实现健康促进的目标,首要的环节就是搞好健康教育。健康管理与健康促进成功的基础都离不开健康教育。

一、健康教育概述

(一)健康教育的定义

健康教育(health education)是通过有计划、有组织、有系统的社会教育活动,促使人们自愿地改变不健康的行为和影响健康行为的相关因素,消除或减轻影响健康的危险因素,预防疾病,促进健康和提高生活质量。

健康教育的核心问题是促使个体或群体改变不健康的行为和生活方式,尤其是组织的行为改变。行为与生活方式因素对健康的影响越来越重要,它对健康的影响具有潜隐性、累积性和广泛性等特点。此外还要采取各种方法帮助人们了解自身的健康状况,提高健康素养,并做出自己的选择以改善他们的健康,而不是强迫他们改变某种行为;所以健康教育必须是有计划、有组织、有系统的教育过程,才能达到预期的目的。

(二)健康教育的意义

(1)健康教育是卫生工作的基础和先导,是发展卫生保健事业、落实防病治病措施的重要保证。

(2)健康教育是推广、落实各项预防保健措施的前提条件,许多种预防保健措施的落实,在一定程度上取决于群众的认识、接受和积极参与。

(3)健康教育是能否实现初级卫生保健任务的关键,健康教育架起了健康知识与健康行为之间的桥梁,健康促进实现了行为向有益于健康的方向转变,是实现个人健康、社区健康、城市健康、健康中国的重要基础性措施。

(4)健康教育是提高全体公民健康素质的重要内容,开展健康教育可以增强人们的健康意识,提高认识水平,建立起追求健康、提高健康水平的理念。

(5)健康教育与促进是一项低投入、高产出、高效益的保健措施。

二、健康教育的原则和实现形式

(一)健康教育的原则

1. **教育内容要注意针对性、科学性、实用性和指导性** 实施健康教育应符合受教育对象的要求,使之能够接受,这样才能收到应有的效果。健康教育的内容和选题要紧密结合群众的生活、工作和实践与需要。并根据不同的人群特征选择不同的内容、方法和形式进行健康教育。教育的内容应有科学的根据并注重实用性,所传授的卫生知识应具有新、精、博、活等特点。

2. 教育方式要考虑目标人群的适应性　通常采用大众传播方式进行卫生保健知识的普及教育;采用人际传播方法技巧进行劝服和行为干预;采用大众传播和人际传播相结合的方式,开展综合性的全方位的健康教育、健康促进活动。

(二) 健康教育的实现条件

简单地说要实现健康教育必须具备以下五方面的要素:即要有具备一定专业知识的传播者或传播机构,要有正确的可以实现的健康信息,选择适当的传播形式,确定应该接受知识传播的对象,应该能得到一定的传播效果。

三、行为改变的相关理论

(一) 行为改变的知信行理论

通过健康传播实现行为改变,概括起来可分为以下四个层次:知晓健康信息、健康信念认同、态度转变、采纳健康的行为,概括为"知、信、行"理论。即"知"(知识和学习)是基础、"信"(信念与态度)是动力、"行"(行为改变过程)是目标。

比如,吸烟作为个体的一种危害健康的行为已存在多年,并形成了一定的行为定式。要改变吸烟行为,使吸烟者戒烟,首先需要使吸烟者了解吸烟对健康的危害,戒烟的益处,以及如何戒烟的知识、技能,这是使吸烟者戒烟的基础。具备了知识,吸烟者才会进一步形成吸烟有害健康的信念,对戒烟持积极态度,并相信自己有能力戒烟,这标志着吸烟者已有动力去采取行动。在知识学习、信念形成和态度转变的情况下,吸烟者才有可能最终放弃吸烟。

(二) 健康信念模式

健康信念模式是人们接受劝导,改变不良行为的另一重要模式。其形成主要有三方面因素:对疾病产生"恐惧"、对行为效益和障碍的认识、对自我效能的自信,其间的关系表达为:对疾病的恐惧-认识效益和障碍-具有自我效能。

健康信念模式认为人们采取或不采取某种健康行为取决于人们对患病可能性、疾病严重性、采取行为利弊及采取行为的具体措施和自信心的认识。人们的这些认识将受其年龄、性别、种族、性格、文化程度、对该疾病的知识等因素的影响;信念是人们接受劝导,改变不良行为,采纳健康促进行为的基础,人们如果具有与疾病、健康相关的信念,他们就会采纳健康行为,改变危险行为。在健康信念模式中,健康行为的采纳与下列因素有关。

(1) 对疾病威胁的认知:个体对疾病易感性和疾病严重性的评价越高,采纳健康行为的可能性越大。

(2) 对健康行为益处和障碍的认知:对健康行为益处的信念越强,采纳健康行为的障碍越小,个体采纳健康行为的可能性越大。

(3) 对自我效能的认知:自我效能即正确评价和判断自己的能力,通过自身的实践,或是他人的实践经验,或是接受他人的指导,相信自己有能力改变不健康的行为并获得预期的结果。

(4) 人们对威胁的感知、行为改变的障碍与收益的判断、自我效能的建立,直至行为改变受到社会学与人口学因素影响。

(5) 提示因素：指的是诱导健康行为发生的因素，也称为事件的引发物，提示因素多，个体采纳健康行为的可能性大。

按照健康信念模式，关于行为生活方式的改变，首先，人们必须对现在的行为生活方式感到害怕(认识到具体威胁和严重性)；接着，相信改变特定的行为生活方式会得到非常有价值的结果(认识到效益)，并对存在的种种障碍有思想准备，且有克服的办法；最后，应具有自信心，感到自己有能力作出行为的改变(自我效能)。就一位吸烟者而言，如果他认识到：吸烟很可能使他患肺癌；肺癌可导致痛苦及死亡；戒烟虽然会带来不适，甚至痛苦，但可以降低患肺癌的危险，同时还可以节约开支，其益处将远远大于他们所付出的代价；戒烟可以通过服药等方法实现；自己有信心戒烟；此外，他正处于癌症多发年龄，有癌症家族史，且目前患有肺部疾患。如此，这位吸烟者将可能采取戒烟行为。

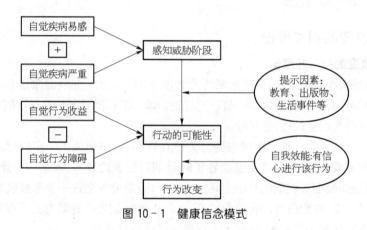

图 10-1　健康信念模式

四、健康促进

(一) 健康促进的概念和意义

1. 健康促进的概念　1986 年在加拿大渥太华召开的第一届国际健康促进大会发表的《渥太华宪章》中指出："健康促进是促使人们提高、维护和改善他们自身健康的过程。"这一定义表达了健康促进的目的，也强调了范围和方法。健康促进以健康教育为基础，但与健康教育相比更侧重社会性，着重于发挥社会功能。美国健康教育学家格林(Lawrence · W · Green)指出："健康促进是指一切能促使行为和生活条件向有益于健康改变的教育与环境支持的综合体。"他将健康促进表达为一个指向行为和生活条件的"综合体"：健康教育＋环境支持。

2. 意义　健康促进的概念要比健康教育更为完整，因为健康促进涵盖了健康教育和促进健康的环境政策(环境因素和行政手段)。简单地讲，健康促进就是广泛动员，创造一切支持，促使行为和生活条件向有益于健康的方向改变。健康促进是健康教育发展的结果。健康促进是新的公共卫生方法的精髓，是"人人享有卫生保健"全球战略的关键要素。

(二) 健康促进的活动领域

《渥太华宪章》提出了健康促进的五个活动领域。

1. 制定健康的公共政策　健康促进的政策由多样而互补的各方面综合而成，它包括政策、法规、财政、税收和组织改变等。

2.创造支持性环境　健康促进在于创造一种安全、舒适、满意、愉悦的生活和工作条件。任何健康促进策略必须提出：保护自然，创造良好的环境以及保护自然资源。

3.强化行动　健康促进工作是通过具体和有效的行动，包括确定需优先解决的健康问题，做出决策，设计策略及其执行，以达到更健康的目标。

4.发展个人技能　健康促进通过提供信息、健康教育和提高生活技能以支持个人和社会的发展。

5.调整卫生服务方向　卫生部门必须坚持健康促进的方向，重视卫生研究及专业教育与培训的转变，并立足于把一个完整的人的总需求作为服务对象。

（三）健康促进的基本策略

1.**倡导（advocacy）**　倡导政策支持；倡导激发群众对健康的关注，促进卫生资源的合理分配并保证健康作为政治和经济的一部分；倡导卫生及相关部门去满足群众的需求和愿望；倡导支持环境和提供方便，使群众更容易做出健康选择。

2.**增权（empowerment）**　健康促进的重点在于实现健康方面的平等。健康促进的行动目标在于缩小目前健康状况的差别，并保障同等机会和资源，以促使所有人能充分发挥健康潜能。增权是健康促进的核心策略之一。

3.**协调（mediation）**　健康促进需要协调所有相关部门的行动，包括政府、卫生和其他社会经济部门、非政府志愿者组织、地区行政机构、工矿企业和新闻媒介部门。发展强大的联盟和社会支持体系以保证更广泛、更平等地实现健康目标。

（四）健康促进的基本特征

（1）健康促进涉及整个人群的健康和生活的各个层面，而非仅限于某一部分人群和针对某一疾病的危险因素。

（2）健康促进强调疾病三级预防中的第一级预防甚至更早阶段，即避免暴露于各种行为、心理、社会环境的危险因素，全面增进健康素质，促进健康。

（3）健康促进的先导和基础是健康教育。

（4）健康促进是建立在大众健康生态基础上，强调健康-环境-发展三者的整合、良性互动。健康促进强调个人、家庭、社区和群众组织的积极参与，提高全社会人群的健康水平，促进社会公平。

（巴智明　王业秋）

第十一章 临床预防服务

导学

1. 掌握临床预防服务的定义与特点。
2. 熟悉临床预防服务的内容与原则。
3. 了解临床预防服务的实施步骤。

随着医学模式的转变,越来越要求临床医生把预防保健与医疗工作相结合,在处理患者目前所患疾病的同时,能着眼于患者将来的健康问题,即在临床环境下能将第一级预防和第二级预防有效地结合,帮助纠正患者不良的生活习惯,推行临床与预防一体化的卫生服务。**临床预防医学**(**clinical preventive medicine**)这门新学科逐渐形成。

第一节 临床预防服务概述

一、临床预防服务的定义

临床预防服务(clinical preventive service),指在临床场所对健康者和无症状"患者"的危险因素进行评估,然后实施个体化的预防干预措施,以预防疾病和促进健康。

无症状(asymptomatic)"和"健康"并非指患者目前没有任何主诉,而是针对某些严重威胁生命的特定疾病而言,目前没有相应的症状和体征。这要求医生在处理服务对象目前疾病的同时,更应着眼于其将来的健康问题。

二、临床预防服务的工作要点

临床预防服务的重点是慢性非传染性疾病。其工作要点为:① 以临床医务工作者为主体;② 临床环境下防治结合的综合性医疗卫生服务;③ 主要针对慢性病的临床个体化预防;④ 强调社会、家庭、患者共同参与,个体与群体相结合的预防;⑤ 注重第一级和第二级预防的结合;⑥ 以个人主动负责为主的预防。

三、临床预防服务的特点

① 针对健康人、无症状"患者",在临床上提供预防服务;② 针对个体的预防服务;③ 医疗与预防相结合的服务方式;④ 第一级预防与第二级预防相结合的策略;⑤ 与公共卫生相比,临床预防服务的对象更具个体化,也较少使用群众运动和法律手段来达到目的;⑥ 与临床医学相比,临床预防服务更积极地关注疾病的预防,对患者、亚健康和健康的人群均提供预防服务,而不只是关心患者的治疗。

四、临床预防服务的原则

① 重视危险因素的收集;② 强调医患双方共同决策;③ 以健康咨询与教育为先导;④ 合理选择健康筛检的内容;⑤ 根据不同年龄、不同性别等居民的特点,开展针对性的临床预防服务。

五、临床预防服务的优势

① 临床医生比其他卫生工作者直接接触的个体患者更多,并能通过随访了解患者的健康状况和行为改变情况,及时有针对性地提出建议。② 患者对医生的建议有较大依从性。例如,患者戒烟、进行乳腺检查的决定常是在医生鼓励下做出的。③ 许多预防服务如宫颈脱落细胞涂片、乙状结肠镜检查、雌激素替代疗法等只有医生才能进行。④ 临床医生从事个体化预防工作最适宜。

第二节　临床预防服务的内容

一、健康咨询

健康咨询(health counseling) 指医务人员在临床场所(尤其是在初级卫生保健场所)收集求医者的健康危险因素,与求医者共同制订改变不良健康行为计划,随访求医者执行计划的情况,促使他们自觉地采纳有益于健康的行为和生活方式,消除或减轻影响健康的危险因素,预防疾病、促进健康、提高生命质量。

(一) 建议开展的健康咨询内容

建议开展:① 劝阻吸烟和酗酒;② 开展体育活动;③ 增进健康饮食(平衡膳食);④ 保持正常体质量;⑤ 妇女进行乳房自我检查;⑥ 预防意外伤害和事故;⑦ 预防传染病流行。

(二) 健康咨询的"5A 模式"

"5A 模式"是帮助/协助患者改变不良行为生活方式的一系列步骤,是指导"如何做"的一套程序。医务人员可用许多特定的工具(如事先印制好的表格、电脑、手机等),完成对患者的健康咨询和促进不良行为的改变。具体步骤为:

1. **评估(assess)** 对寻求帮助者的行为现状、知识、技能、自信心等进行评估。可以通过询问或者评估工具完成。

2. **劝告(advise)** 为患者提供有关健康危害的相关信息以及行为改变的益处等。

3. **达成共识(agree)** 根据患者的兴趣、能力,共同设定一个改善健康/行为的目标。

4. **协助(assist)** 为患者找出行动可能遇到的障碍,帮助确定正确的策略、解决问题的技巧及获得社会支持。

5. **安排随访(arrange)** 明确随访的时间与方式(上门、电话、电子邮件等)。

(三)健康咨询的原则

1. **建立友好关系** 要对寻求咨询者表示关心和爱护,赢得其信任,建立友好关系。

2. **鉴定需求** 通过倾听服务对象的述说,了解其存在的问题并让他(她)自己鉴定自身存在的健康问题。

3. **移情** 要帮助寻求咨询者认识到自身的不良行为及情感,并设法克服,而不是仅仅表示同情。

4. **调动参与** 不要试图劝说服务对象一定接受你的建议,而应帮助他们找出问题所在,并选取最合适的解决问题方法。

5. **保守秘密** 为咨询对象的隐私和尴尬问题保守秘密,绝不可泄露有关信息。

6. **尽量提供信息和资源** 应与咨询对象分享有利于健康的信息,并为其提供相关的资源,让服务对象自己决定选择哪些信息,以帮助其解决健康方面存在的问题。

二、周期性健康检查

周期性健康检查(periodic health examination)亦称**筛检(screening)**,指运用快速、简便的体格检查或实验室检查等手段,在健康人群中发现未被识别的患者或有健康缺陷的人。筛检试验不是诊断试验,仅是一个初步检查,筛检试验阳性和可疑阳性的人必须进行诊断试验确诊,然后对确诊后的患者进行治疗。

(一)筛检的适用范围

适用于:① 所要筛检的疾病和情况是当地目前重大的公共卫生问题。② 所要筛检的疾病应有有效的治疗方法,早期发现、早期治疗可改善预后。

(二)筛检的主要项目

1. **测量血压** 既往舒张压在 85 mmHg 以下者,每 2 年检查 1 次血压;舒张压在(85～89)mmHg,每年检查 1 次;舒张压>90 mmHg 检查需频繁。大于 35 岁其他原因就诊时都应该常规检查血压。

2. **称量体质量** 成年人每 2 年测量一次身高、体质量、腰围和臀围。

3. **测定胆固醇** 35～65 岁男性和45～65 岁女性定期测定血胆固醇。

4. **视敏度检查** 对3～4 岁幼儿进行 1 次弱视和斜视检查,对 65 岁以上老年人进行青光眼筛检。

5. **听力测试** 定期询问老年人听力以发现其听力损害情况。

6. **宫颈癌筛检** 有性生活妇女每1～3 年进行 1 次宫颈脱落细胞涂片检查。

7. **乳腺癌筛检** 大于 40 岁妇女每年接受1次乳房临床检查,50～75 岁妇女每1～2 年进行 1 次乳腺 X 线检查。

8. **结肠直肠癌筛检**　大于50岁人群每年进行1次大便隐血试验或(和)不定期乙状结肠镜检查。

9. **牙科检查**　每年做1次牙科检查,清除牙齿表面浮渣,减少牙病发生。

(三) 筛检的注意事项

1. **比较清楚所要筛检疾病的自然史**　筛检的疾病应有无症状期或潜伏期。筛查的目的是早发现、早干预以延缓或防止并发症的发生。

2. **筛查方法应足够精确**　检验精确性可用灵敏度、特异度、阳性率与阴性率等表示。

3. **有适当的筛检技术**　此技术安全、方便、易行、经济,群众易于接受。

4. **试验的费用可接受**　较昂贵的检查,如核磁共振,尽管非常准确、有效,但因其对人群进行筛查的费用高,故需求较小。

5. **筛查危险应可承受**　筛查危险包括筛查对患者身心及情绪上的影响/危害,以及阳性筛查结果者后续检测所带来的危险/风险。

三、健康风险评估

健康风险评估(HRA)的定义、基本步骤见本书第十章。HRA的分类方法有多种。

(一) 按应用的领域分类

1. **临床评估**　包括体检、门诊、入院、治疗评估等。

2. **健康过程及结果评估**　包括健康状态评估、患病危险性评估、疾病并发症评估及预后评估等。

3. **生活方式及健康行为评估**　包括膳食、运动、睡眠等的习惯评估。

4. **公共卫生监测与人群健康评估**　从人群的角度进行环境卫生、食品安全、职业卫生等方面的健康评估。

(二) 从评估功能的角度分类

1. **一般健康风险评估**　即通过问卷、危险度计算和评估报告三个基本模块进行的健康风险评估。

2. **疾病风险评估**　与一般的健康风险评估不同,疾病风险评估指的是对特定疾病患病风险的评估。其主要目的有:① 筛查出患有特定疾病的个体,引入需求管理或疾病管理;② 测量医生和患者良好临床实践的依从性和有效性;③ 测量特定干预措施所达到的健康结果;④ 测量医生和患者的满意度。

四、免疫接种

免疫接种(immunization)指将抗原或抗体注入机体,使人体获得对某些疾病的特异性抵抗力,从而保护易感人群,预防传染病发生。预防接种是公认的最有效、最可行、特异的初级预防措施,具有经济、有效、方便之优点,在传染病控制方面十分有效。

五、化学预防

化学预防(chemoprophylaxis)指对无症状的人使用药物、营养素、生物制剂或其他天然物质作为第一级预防措施,提高人群抵抗疾病的能力,以防止某些疾病。常用的化学预防方法有:① 对育龄或怀孕的妇女和幼儿补充含铁物质来降低罹患缺铁性贫血的危险;② 孕期妇女补充叶酸降低神经管缺陷婴儿出生的危险;③ 绝经后妇女使用雌激素预防骨质疏松和心脏病;④ 阿司匹林预防心脏病、脑卒中,以及可能的肿瘤等。

第三节　临床预防服务的实施

一、制定健康维护计划

(一) 健康维护计划的概念

健康维护计划(health maintenance schedule)指在特定的时期内,依据患者的年龄、性别以及具体的危险因素等而计划进行的一系列干预措施。具体包括做什么、间隔多久、何时做等。

(二) 健康维护计划的步骤

1. 收集个人健康信息　途径很多,一般通过门诊询问获得。

2. 进行健康危险度评估　将各种健康危险因素转换为可测量的危险分数(代表发病危险的指标)。

3. 制定健康维护计划　遵循如下5个原则:① 根据危险度评估结果找出最主要的危险因素进行干预;② 结合"患者"的具体情况、资源的可用性和实施的可行性,选择合适的、具体的干预措施;③ 计划的制定应与"患者"共同商量确定;④ 制定行为改变的目标要切实可行,应该从小而简单开始;⑤ 确定健康筛检频率和健康维护的随访。

健康维护计划的制定应采取以问题为导向的记录方式,主要包括以下几个方面。

(1) 主观资料:包括主诉、症状、疾病史、家族史、社会生活史等。

(2) 客观资料:如体检、实验室检查结果、心理行为测量结果、患者态度、行为。

(3) 对健康问题的评价:诊断、鉴别诊断、预后以及对危险因素的评价。

(4) 健康维护计划:诊断、治疗、预防保健、健康指导。

二、健康维护计划的实施

健康维护计划的实施,首先是建立健康维护流程表,在此基础上,为了有效地纠正某些高危人群的行为危险因素,还需与"患者"共同制订另外一份某项健康危险因素干预行动计划。在实施的过程中还要为"患者"提供健康教育资料。在实施过程中,需要加强健康维护的随访,跟踪"患者"执行计划的情况以及感受和要求,以便及时发现曾被忽视的问题。

(王泓午　朱继民)

第十二章 社区健康服务

社区健康服务是近年来世界各国公认的一种整合生物医学、行为科学和社会科学的新型医疗服务模式,是公共卫生服务、医疗服务、医疗保障、药品供应保障四大体系的重要交汇点,其主要功能是提供公共卫生和基本医疗服务,因此是公共卫生和基本医疗服务体系的双重网底。我国新医改方案强调,社区健康服务是实现最基本的医疗目标——"人人享有基本医疗和基本公共卫生服务"的基础环节。

第一节 社区概述

一、社区的概念

社区(community)一词源于拉丁文。1978 年初级卫生保健国家会议:"以某种形式的社会组织或团体结合在一起的一群人"。1881 年,德国学者 F. Tonnies 提出:社区是以家庭为基础的历史共同体,是血缘共同体和地缘共同体的结合。美国学者 Goeppinger 认为,社区是以地域为基础的实体,由正式或非正式的组织、机构或群体等社会系统组成,彼此依赖,行使社会功能。20 世纪 30 年代,我国社会学家费孝通先生将"社区"一词引入我国,并根据我国的特点将其定义为:社区是若干社会群体(家族、氏族)或社会组织(机关、团体)聚集在某一地域里所形成一个生活上相互关联的大集体。WHO 根据各国的情况提出:一个有代表性的社区,人口在 10 万~30 万,面积在 5 000~50 000 km²。一定数量的人群组织,他们可能具有共同的地理环境、共同的文化、共同的新年、共同的利益、共同的问题以及共同的需求等。2000 年 11 月,《民政部关于在全国推进社区建设的意见》中关于社区的定义是:社区是居住在一定地域范围人们社会生活的共同体。

二、社区的要素

社区构成应具备一定的人群、地域、生产和生活设施、组织机构和认同感 5 个要素。

1. 人群(population) 指以一定社会关系为基础组织起来的、进行共同生活的人群,是社区构成的基本要素。

2. 地域(region) 社区居民赖以进行生产和生活活动的地理区域。社区地域面积的大小在一定程度上影响着人们的生活状况,它是社区存在和发展的前提,也是决定社区变迁的重要条件。

3. 生产和生活设施(production and living facilities) 是构成社区的重要因素,基本的生产和生活设施在满足社区居民物质和精神需要的同时,可以将人群稳定在社区,并促进社区人群间的相互关系。

4. 组织机构(organization) 组织机构如党团组织、公司或企业、商店、学校、俱乐部等发挥着维护社区秩序,动员、督促社区成员参加集体活动,管理、支配社区公共资源和公共财产,制定、实施社区规划,领导社区建设,贯彻执行党和政府的方针政策等作用。

5. 认同感(receptivity) 社区居民对自己所在社区在感情和心理上产生的一种认同、喜爱和依恋的思想及心理感受。同时,他们有相似的文化背景、生活方式和行为准则(认同意识),是促进社区居民相互理解、密切联系的基础。

三、社区的类型

社区类型分为功能社区、自然社区和行政社区三类,详见表 12-1。

表 12-1 社区的类型及区域

社区类型	区域	举例
功能社区	围绕人的不同社会活动行程的区域,是劳动力人群聚集的场所	工业区、大学区、高科技园区、农场、生活小区等
自然社区	自然形成的社会生活区域	村落、城镇等
行政社区	以行政管理范围来确定的区域	街道、乡、镇、县、市等

不同地理区域的自然和人文环境不同,物产、资源、经济、技术、文化、教育、信息、人才等也不同,为满足居民物质生活多样化的需求,不同类型社区之间需要优势互补。

2008 年,IBM 公司提出了"智慧地球""智慧城市"。2012 年,随着我国三网(电信网、广播电视网、互联网)融合,提出了智慧社区概念。**智慧社区(intelligent community)**是指充分利用物联网、云计算、移动互联网等新一代信息技术,对居民的吃、住、行、游、娱、购、健身生活 7 大要素,进行数字化、网络化、智能化、互动化和协同化的社会管理与服务的新型管理模式,为居民提供一个安全、舒适、便利的生活社区环境。

第二节 ｜ 社区健康服务概述

一、社区健康的概念

社区健康指通过健康促进,使个人、家庭具备良好的生活方式和生活行为,在社区创建良好的自然环境、物理环境、社会心理环境,创建具有健康人群、健康环境的健康社区。主要包括健康政策、健康环境、健康人群、健康管理体系。健康社区起源于1985年的加拿大,发展极为迅速,1988年就形成了一个加拿大健康社区网络,覆盖加拿大全国的200多个社区。社区健康提供的免费服务包括家庭和儿童服务、青少年服务、妇女服务、住房和避难所服务、精神健康服务、预约乘车服务、多元文化服务、儿童保健服务八大服务项目。此后,在WHO的推动下,创建健康社区和健康城市活动逐渐成为一个全球性运动。

二、社区健康服务的概念

社区健康服务(community health care, CHC)也称社区卫生服务。1999年7月16日,卫生部、国家发展计划委员会、教育部等十部委的文件《关于发展城市社区卫生服务若干意见》中对社区卫生服务的定义是:"社区卫生服务是在政府领导、社区参与、上级卫生机构指导下,以社区卫生机构为主体,全科医生为骨干,合理使用社区资源和适宜技术,以人的健康为中心、家庭为单位、社区为范围、需求为导向,以人的生命为全过程,以妇女、儿童、老年人、慢性病患者、残疾人、低收入人群等为重点服务对象,以解决社区主要卫生问题、满足基本健康服务需求为目标,为社区居民和家庭提供集预防、医疗、保健、康复、健康教育和计划生育等六位一体的有效、经济、方便、综合、连续的基层卫生服务。"

2006年2月,国务院《关于发展城市社区卫生服务的指导意见》中明确了"社区卫生服务是城市卫生工作的重要组成部分,是实现人人享有初级卫生保健目标的基础环节。大力发展社区健康服务,构建以社区健康服务为基础、社区健康服务机构与医院和预防保健机构分工合理、协作密切的新型城市健康服务体系,对于坚持预防为主、防治结合的方针,优化城市健康服务结构,方便群众就医,减轻费用负担,建立和谐医患关系,具有重要意义"。

2015年11月,国家卫生计生委、国家中医药管理局《关于进一步规范社区卫生服务管理和提升服务质量的指导意见》中指出: ① 规范社区卫生服务机构设置与管理,包括健全社区卫生服务机构网络;充分发挥社会力量办医的积极作用;规范全科医生执业注册;改善社区卫生服务环境。② 加强社区基本医疗和公共卫生服务能力建设,包括提升社区医疗服务能力;加强与公立医院上下联动;落实社区公共卫生服务;大力发展中医药服务;加强社区卫生人才队伍建设。③ 转变服务模式,大力推进基层签约服务,包括加强签约医生团队建设;大力推行基层签约服务;开展便民服务;做好流动人口社区卫生服务;延伸社区卫生服务功能。④ 加强社区卫生服务保障与监督管理,包括加强医疗质量安全保障;加强信息技术支撑;加强政策支持和绩效考核。

三、社区健康服务的提供者

社区健康服务的提供者是以全科医生为核心,由其他医生、中医师、社区护士、公共卫生医师、药剂师、检验师、康复治疗师和管理者,社区团体(学校、工厂等)、社区政府机构、社区居民代表、医学社会工作者及志愿者等组成,为社区居民提供访视、出诊、转诊、健康教育、健康咨询等健康服务。

四、社区健康服务的对象

社区健康服务的对象为社区全体居民。根据社区居民的不同健康状况和健康需求,一般将社区居民分为五种:① 健康人群;② 亚健康人群:亚健康人群应成为社区健康服务的重点对象;③ 患病高危人群:包括高危家庭的成员和存在明显危险因素的人群;④ 重点保健人群:指由于各种原因需要得到特殊保健的人群,如妇女、儿童、老年人等;⑤ 患病人群:指患有各种疾病的患者组成,包括常见病患者、慢性病患者等。对危急重病、疑难病症治疗等,应交由综合性医院或专科医院承担。

五、发展社区健康服务的基本原则

① 坚持为人民服务的宗旨;② 坚持政府领导、部门协同、社会参与、多方筹资、公有制为主导;③ 坚持预防为主,综合服务,健康促进;④ 坚持公共健康和基本医疗并重,中西医并重,防治结合;⑤ 坚持以地方为主,因地制宜,探索创新,积极推进。

六、社区健康服务的特点

1. **以健康为中心**　社区健康服务必须以人为本,以健康为中心,将工作的重点从治疗疾病转移到预防和控制导致疾病的各种危险因素上,转移到保护和促进健康上,要求社区健康服务走进社区和家庭,动员每个人主动地改变社会环境,建立健康的生活方式和行为、社会文化因素、医疗保健制度等,预防疾病和残疾,促进每个人的身心健康。

2. **以健康为准则**　社区健康服务应以维护社区内整个人群的健康为准则。如改善社区的健康环境、居住条件、消除不安全因素和不健康的生活方式等,促进社区所有人群的健康;在对每个儿童作预防接种和系统保健时,通过每个个体的预防接种发现整个社区的儿童预防接种的覆盖率和营养状况、健康状况,制定个体和整体的干预计划等。在群体工作的同时,也需重视对个体的干预和指导。

3. **以家庭为单位**　家庭可通过遗传、社会化、环境和情感反应等途径影响个人健康,个人健康问题也可以影响家庭的其他成员乃至整个家庭的结构和功能。同时,家庭又是诊治患者的重要场所和可利用的有效资源,如需照顾老人的健康,必须动员家庭子女承担起责任和义务。以家庭为单位的医疗保健服务,是社区健康服务区别于其他形式健康服务的重要特点。

4. **以预防为导向**　即对个人、家庭和社区健康问题的整体负责与全程控制,实施三级预防的策略措施。在社区中开展经常性的健康体检、计划免疫、健康教育,将预防工作融入日常医疗服务工作中。

5. **多部门合作**　由全科医生和社区护士为主体,将与社区健康服务工作有关的人员、机构、部门联合在一起,发挥集体优势、互相支持、分工协作,在充分了解社区居民的主要健康问题基础上,确保对患者和社区居民的医疗、预防、康复及健康促进等任务的实施。

6. 数字化健康管理　指利用现代的物联网、云计算、移动互联网等新一代信息技术和一些医疗设备终端,将医疗服务、医疗延伸服务、健康教育引入家庭,最大限度地体现健康服务的及时性、实时性、随时性、交互性、多媒体化,居民不受时间、地域的限制,可充分地享受健康服务和健康教育的一种数字化社区健康智能管理。如居民健康档案动态管理、电子双向转诊服务、检查结果互认服务、智能养老、智能健康教育、智能医疗、智能慢性病管理系统、智能远程高血压检测系统等。

7. 提供综合的、全方位的服务

(1) 人格化服务(personalized care):重视人胜于重视病,建立亲密的医患关系,从个体的生理、心理行为和社会环境中寻找影响健康的危险因素,注重患者的个性及其社会心理特点实施诊疗措施。

(2) 综合性服务(comprehensive care):指服务对象不分性别、年龄、是否患病,服务内容包括健康促进、疾病预防、治疗和康复,并涉及生理、心理和社会文化等各个方面,服务层面包括生理、心理和社会文化各个方面,服务范围包括个人、家庭和社区的一种综合性的服务。

(3) 连续性服务(continuity of care):从围产期保健开始到濒死期的临终关怀的全过程服务,其连续性包括以下几个方面:① 人生各个阶段:婚前咨询-孕期-产期-新生儿期-婴幼儿期-青春期-中年期-老年期-濒死期,当患者去世后,全科医生还要顾及其家属居丧期的保健。② 健康-疾病-康复的各个阶段,全科医疗对服务对象负有一、二、三级预防的不间断责任。

(4) 协调性服务(coordinated care):包括:① 掌握各级各类专科医疗的信息和转会诊专家的名单,以便为患者提供全过程"无缝式"的转会诊服务。② 了解社区各类健康资源,如社区管理人员、健康促进组织、志愿者队伍、托幼托老机构、营养食堂等。必要时可为患者联系有效的社区支援。

(5) 可及性服务(accessible care):包括地理上的接近、使用上的方便、关系上的亲切、结果上的有效、价格上的合理。

七、社区健康服务的基本内容

社区健康服务的基本内容包括预防服务、医疗服务、保健服务、康复服务、健康教育服务、计划生育服务指导"六位一体"等的综合服务。

1. 预防服务(preventive services)　采用健康促进的策略,以健康为中心、以社区为范围、以人群为对象,动员社区内多部门合作和人人参与的综合性预防服务。预防服务包括个人、家庭和社区三个层次的不同需求,提供全方位、有针对性的三级预防服务,是社区健康服务的重点内容之一。① 个体预防:根据生命不同阶段的生理特点,提供生命准备阶段、生命保护阶段及生活质量阶段的个体预防服务。② 家庭预防:主要以家庭为单位对影响个体健康的危险因素和不良生活行为、方式或习惯进行干预。③ 群体预防:根据社区群体的共同需求,充分利用社区的资源,提供相应的服务。预防服务具体内容有:社区卫生诊断,传染病疫情报告和监测,预防接种,结核病、艾滋病等重大传染病预防,常见传染病防治,地方病、寄生虫病防治,健康档案管理,爱国卫生指导等。

2. 医疗服务(medical service)　是全科医生根据社区居民的需求,提供治疗、转诊、救护、康复、临终关怀等基本医疗服务。主要包括:常见病、多发病和诊断明确的慢性病的医疗服务;疑难病症的转诊;急危重症的现场紧急救护及转诊;慢性病筛查和重点慢性病病例管理;精神病患者管理;康复医疗服务;提供家庭出诊、家庭护理、家庭病床、临终关怀等家庭医疗服务,建立为社区居民提供连续性服务的转诊和会诊系统。

3. 保健服务(health service)　包括妇女围婚、围产期及围绝经期的保健服务;新生儿、婴幼儿、学龄前及学龄期儿童、青少年的保健服务;社区老年保健和精神卫生保健等。对社区居民进行保健合同制的管理,并定期进行健康保健管理。

4. **康复服务(rehabilitation service)** 组织康复对象及其家属共同参加,开展个体、群体相结合的康复治疗和辅导,以减少、减轻残障。主要是对心脑血管疾病或骨折等引起的肢体障碍,对精神病患者、听力和语言残疾人应在专业机构指导下开展康复治疗,包括残疾康复、疾病恢复期康复、家庭和社区康复训练指导等。

5. **健康教育服务(health education service)** 通过有组织、有计划、有系统的社会和教育活动,促使人们自觉地采纳有益于健康的行为和生活方式,消除或减轻影响健康的危害因素,预防疾病,促进健康,提高生命质量。对辖区居民进行宣传普及《中国公民健康素养66条》等;开展合理营养、控制体重、加强锻炼、应对紧张、改善睡眠、戒烟、限盐、限酒、控制药物依赖等可干预的健康危险因素基本知识健康教育;开展重点慢性病和传染病的健康教育;开展食品卫生、突发性公共卫生事件等卫生问题的健康教育。

6. **计划生育服务指导(family planning services guidance)** 指通过手术、药物、工具、仪器、信息和其他手段,有目的地调节人的生育行为,并围绕生育、节育、不育开展相关的生育保健服务。

7. **社区养老健康服务(community health care service)** 人口老龄化是世界各国都将面临的重大社会问题。2000年,我国已进入老龄化社会。受经济波动、社会转型、家庭结构等多重影响,我国将面临严峻的养老形势。疾病和失能是老年人面临的主要风险,护理、保健、治疗等健康服务是老年人亟需的。因此,在我国的养老健康服务体系建设中,社区必须注重向医疗、预防、保健、康复、健康教育、健康促进为一体的综合模式转变,同时要深入家庭,并且纳入社会保障。

8. **居民健康档案管理服务(resident health archives management service)** ① 常住居民建立居民健康档案,内容包括个人基本信息、健康体检、重点人群管理记录和其他医疗卫生服务记录等。② 0～36个月常住儿童健康管理:新生儿第一次访视;满月健康体检;婴幼儿健康体检共8次。对低体重、消瘦、发育迟缓者进行针对性健康指导及时转诊等。在儿童8个月、18个月、36个月时分别进行1次血常规检测。对轻度贫血儿童的家长进行健康指导,中、重度贫血儿童建议转诊。儿童接受免疫接种前进行预防接种禁忌证的评估。③ 65岁及以上常住老年人健康管理:每年进行1次老年人健康管理;健康生活方式和健康状况评估;体格检查;每年检查1次随机血糖(指血);告知居民健康体检结果并进行相应干预。④ 高血压患者管理:服务对象为辖区内18岁及以上确诊为原发性高血压的患者。⑤ 2型糖尿病患者管理:服务对象为辖区内18岁及以上确诊为2型糖尿病的患者。对工作中发现的2型糖尿病高危人群进行有针对性的健康教育,建议居民每年至少测量1次血糖。⑥ 重性精神疾病患者管理:对辖区内诊断明确、在家居住的重性精神疾病患者建立健康档案和随访管理。

第三节 中医药在社区健康服务中的意义和作用

一、基本原则和工作目标

2006年6月卫生部、国家中医药管理局《关于在城市社区卫生服务中充分发挥中医药作用的意见》明确提出基本原则和工作目标：

1. **基本原则**　坚持中西医并重，突出中医药特色，充分发挥中医药的优势与作用。坚持以社会需求为导向，不断拓宽中医药服务领域，提高中医药服务能力。坚持在城市社区卫生服务网络建设中，合理配置和充分利用中医药资源，完善社区中医药服务功能。坚持因地制宜，分类指导；点面结合，稳步发展。

2. **工作目标**　到2010年，社区卫生服务机构能够提供中医药服务，中医药服务设施齐备、人员配备合理、服务功能完善、服务水平有较大提高，基本满足社区居民对中医药服务的需求。东中部地区地级以上城市和西部地区省会城市要根据本地区经济发展水平和社区居民的需要，加快社区中医药服务的发展。中医药对提高社区居民的健康水平具有独特优势和不可替代的重要科学价值。结合我国的基本国情，调动、利用和发挥祖国传统医学的作用和优势，为探索具有中国特色的社区健康服务将有着十分重要的意义和作用。

2015年11月，国家卫生计生委、国家中医药管理局《关于进一步规范社区卫生服务管理和提升服务质量的指导意见》中提出，大力发展中医药服务。在基本医疗和公共卫生服务以及慢性病康复中，充分利用中医药资源，发挥中医药的优势和作用。有条件的社区卫生服务中心集中设置中医药综合服务区。加强合理应用中成药的宣传和培训，推广针灸、推拿、拔罐、中医熏蒸等适宜技术。积极开展中医"治未病"服务，为社区居民提供中医健康咨询、健康状态辨识评估及干预服务，大力推广普及中医药健康理念和知识。

二、中医理论体系对社区健康服务的指导作用

中医认为健康是"正气存内，邪不可干"的自我稳定的生态平衡。正气指人体自身所具有的自我健康能力；邪指致病因素。健康的时候是邪不能干扰破坏正气所维持的稳态。通过调节人体阴阳平衡，使人体的抵抗力与致病因素作用力相对平衡，达到健康的目的。同时，中医的诊疗特点是以整体观点看待疾病并采取个体化治疗，没有严格分科的特点，纠正了现代分科过细的缺点。

三、中医药适宜技术在社区健康服务中的独特优势

在长期的中医医疗活动中积累了大量的针对常见病与多发病疗效好、操作简单的中医药适宜技术，主要有中药方剂、针灸、推拿、拔火罐、刮痧、敷贴、穴位注射等，这些独特疗法丰富了社区健康服务的内涵，使中医药在社区健康服务中发挥应有的作用。这些疗法资源丰富、简便易行、方法灵活、成本低廉、疗效明显，适合于在社区开展诊疗活动。

1. **医疗**　中医治疗注重辨证施治，主张辨证为本，灵活运用"异病同治""同病异治"的原则和方法。用辨证施治的方法，综合调理，并且在治疗时充分考虑患者的体质、体力、病情等情况，进行个体化治疗。中医辨证论治是从人的身体、心理、社会和文化等因素来观察和认识疾病，与西医学的思辨方法不同，两者具有互补性。中医学以人为本，重视与人沟通，突出服务观念，诊疗成本低廉，对社区常见病、慢性病、老年疾病等疾病的治疗和预防具有不可替代的优势。

2. **预防**　充分利用中医药预防流感、水痘、腮腺炎等传染病的发生；开展高血压、冠心病、糖尿病、脑卒中、慢性支气管炎、肿瘤、心身疾病、老年骨关节病、慢性肝炎等常见慢性病的预防指导，以合理膳食、适量运动、戒烟限酒、心理平衡四大健康基石进行干预，并提供中西医结合防治一体化菜单式的服务；运用中医理论开展流行病学调查，建立有中医内容的居民健康档案。

3. **保健**　养生是中医学中独特的保健方法，受到历代医家的重视和推广。中医讲究良好的生

活习惯,如五味(酸、苦、甘、辛、咸)不可偏嗜,起居有节,房室有度,不妄作劳,心境平和。开展具有中医特色的养生保健、食疗药膳、情志调畅、运动功法、体质调养等中医药保健服务,指导社区老年人、妇女、儿童等重点人群,以及社区亚健康人群进行自我养生保健活动。

4. 康复 应用针灸、推拿、拔罐、刮痧、药浴、足疗、中药熏蒸等安全、有效、便捷、经济的中医药适宜技术,结合现代理疗方法,对脑卒中后遗症、伤残等疾病进行康复治疗。同时,根据患者的需求与身体状况开具运动处方、饮食处方,进行康复治疗。

5. 健康教育 以社区卫生服务中心为纽带和基地,积极运用中医药知识开展健康教育,充分发挥中医药在老年病、慢性病、康复、心理咨询等方面的优势作用。在社区居民中,通过多种形式的中医药预防、养生保健和心理咨询科普活动,宣传普及中医药养生保健、防病治病知识,推广使用有中医药特色的健康处方,引导社区居民建立健康生活方式,纠正不利于身心健康的行为和生活方式,建立健康生活方式,指导对补益类中药的正确使用,积极引导社区居民转变观念,重视对健康的投资。

6. 优生优育 运用中医药知识开展优生优育、生殖保健和孕产妇保健的咨询及指导。孕期妇女的某些健康问题适宜采用中药复方、针灸、推拿等非药物疗法,毒副作用小,常常是唯一可供选择的治疗方法。

(黄品贤)

第十三章 传染病防制

导学

1. 掌握传染病流行的三个基本环节,预防和控制传染病的措施、传染病报告制度。

2. 熟悉传染病发生与传播的基本条件,影响传染病流行过程的因素,传染病的控制与消灭的相关概念。

3. 了解传染病的流行过程与传染过程的关系。

传染病(communicable disease)指由特异性病原体引起,可由人传人或由动物传给人以及相互传播,且在一定条件下可造成流行的感染性疾病。**感染性疾病(infectious disease)**是由病原生物感染引起的所有人类疾病的统称,包括新发现的传染病、再出现的传染病和常见多发传染病。

第一节 传染病的流行过程

流行过程(epidemic process)指传染病在人群中发生、蔓延的过程。流行过程与传染过程既有联系,又有区别。传染过程是指病原体侵入机体,与机体相互作用,相互斗争的过程。传染过程只是在个体机体内进行,而流行过程则是一种群体现象。

一、传染病发生与传播的基本条件

(一)病原体

病原体(pathogen)指能引起宿主致病的生物。包括细菌、病毒、立克次体、衣原体、支原体、螺旋体、真菌和寄生虫等。其特性如下。

1. **传染力(infectivity)** 指病原体在易感宿主体内定居与繁殖,并引起感染的能力。可用**续发率(secondary attack rate, SAR)**来表示病原体的传染力,即当易感者暴露于一个传染病患者后,在一定时期内发生感染的频率。麻疹、水痘的续发率强,风疹、腮腺炎中等,结核较低。

2. **致病力(pathogenicity)** 指病原体侵入机体后能引起疾病的能力。狂犬病病毒、水痘病毒的致病力接近 100%;结核杆菌、脊髓灰质炎病毒的致病力仅 1/1 000~1/300。

3. **毒力(virulence)** 指病原体引发疾病的严重程度。可用重症患者和死亡者在有临床症状者中的比例表示,也可用病死率表示。狂犬病病毒、结核杆菌的毒力高;脊髓灰质炎病毒中等;麻疹、风疹、水痘、感冒病毒等的毒力较低。

4. **病原体的抗原性(antigenicity)或免疫原性(immunogenicity)**   指病原体在宿主体内引起特异性免疫的能力。由于病原体在宿主体内繁殖的地点及分布不同,产生免疫原性的强弱就不同,如麻疹病毒经血循环在宿主体内许多部位繁殖,其产生的免疫原性强而持久;而流感病毒在气管支气管的上皮内繁殖,产生的免疫原性相对较弱。

5. **病原体的变异性(variability)**   变异是生物的共性,与流行病学有关的变异如下:

(1) **抗原变异(antigen variation)**:病原体基因突变所致,如 A 型流感病毒的表面抗原神经氨酸酶和血凝素不断地变异,当发生大的变异后形成流感病毒新的亚型,人群对其无免疫力,容易形成世界性的大流行。

(2) **毒力变异(virulence variation)**:病原体在自然界循环过程中,有的株毒力增强,而有的株毒力减弱甚至消失,人类利用无毒或弱毒株来制备疫苗(如卡介苗等)预防传染病。

(3) **耐药性变异(tolerance variation)**:指原来对某种化学药物和抗生素敏感,而经过一定时间后变得不敏感甚至无效的现象。这种耐药性变异可能通过遗传物质传给后代,也通过微生物共生现象转移到其他微生物。

6. **病原体的特异性定位(pathogen-specific location)**   病原体经一定的门户侵入宿主后,在某些器官或组织中生长繁殖良好,这些器官或组织称该种病原体的特异性定位。也就是说不同的病原体要经其特定的门户侵入,到达特异性定位组织,才会引起传染。

(二) 宿主

宿主(host)指能给病原体提供营养和场所的生物,包括人和动物。有些病原体(如伤寒杆菌、痢疾杆菌、麻疹病毒等)只感染人,预防和控制的工作对象也仅限于人类;有些病原体可能有许多宿主,如狂犬病病毒可寄生在狗、狼、猫等动物体内,森林脑炎病毒可寄生于许多啮齿类动物,布尼亚病毒可寄生于节肢动物(如蚊、蜱等)。宿主不只是被动地接受病原体的损害,而且具有主动产生抵制、中和外来侵袭的能力。如果宿主的抵抗力较强,病原体就难以侵入或侵入后迅速被排出或消灭。

宿主排出病原体的方式有多种。常见于呼吸道、消化道、皮肤和血液(吸血昆虫叮咬)。其排出途径决定于侵入门户、病原体的特异性定位和可能的传播条件。如消化道传染病定位于肠道,可随粪便排出体外;虫媒传染病的病原体定位于血液,可经吸血昆虫传播使病原体离开宿主。

(三) 传染过程

传染过程(infection process)亦称感染过程,指病原体侵入机体并与机体相互作用、相互斗争的过程。传染过程是在个体中发生的,是一种纯生物学现象。由于病原体的传染力、致病力、毒力以及机体的免疫力不同,传染过程可有不同的表现,机体对病原体反应的轻重频率称为感染谱,又称**感染梯度(gradient of infection)**。

1. **感染谱(spectrum of infection)**   一般可以概括为以下三类。

(1) **隐性感染(inapparent infection)**为主:传染的结局只有小部分感染者有明显的临床症状,大部分表现为不显性感染,严重的和致死性病例更属罕见。此种感染状态称为**"冰山"现象(iceberg phenomenon)**,常见于致病力弱的流行性脑脊髓膜炎及流行性乙型脑炎等。

（2）**显性感染**（apparent infection）为主：多数感染者有明显的症状和体征,隐性感染只占小部分,极少见重症患者和死亡的情况。常见于致病力强而毒力弱的水痘、麻疹等疾病。

（3）**死亡结局**（death）为主：感染者的大部分出现明显的临床症状,且病情重,病死率高。如毒力强的狂犬病等。

2. 感染（infection）**类型**　感染指病原体与人体之间相互作用的过程。病原体入侵机体,突破防御功能,生长、繁殖,引起病理生理变化。

（1）**首发感染**（primary infection）：人体初次被某种病原体感染。有些传染病很少出现再次感染,如麻疹、水痘、流行性腮腺炎等。

（2）**重复感染**（re-infection）：人体在被某一病原体感染的基础上再次被同一种病原体感染。常见于血吸虫和钩虫病等。

（3）**混合感染**（co-infection）：人体同时被两种或两种以上的病原体感染。较少见。

（4）**重叠感染**（super infection）：人体在被一种病原体感染的基础上再被另外的病原体感染。临床多见,如慢性乙型肝炎病毒感染重叠戊型肝炎病毒感染。

（5）**继发感染**（secondary infection）：在重叠感染中,发生于原发感染后的其他病原体感染。如病毒性肝炎继发细菌、真菌感染。

（四）传染病的病程

可分为潜伏期、临床症状期和恢复期。由于传染源在各期是否排出病原体及排出频率和数量各不相同,作为传染源的意义也就不同。

1. 潜伏期（incubation period）　指自病原体侵入机体到最早出现临床症状这段时间。不同的传染病其潜伏期的长短各不相同,主要与病原体在机体内繁殖的时间有关;同时也受病原体的数量、定位及其到达定位器官的途径等因素的影响。同一种传染病不同病例潜伏期亦有所差异,且在一定范围内变动。潜伏期的流行病学意义如下。

（1）潜伏期长短可影响疾病的流行过程。潜伏期短的疾病流行趋势往往十分迅猛,很快即达高峰;而潜伏期长的传染病流行持续时间较久。

（2）根据潜伏期可判断受感染的时间,从而追溯传染源并确定传播途径。

（3）根据潜伏期确定对接触者留验、检疫或医学观察的期限,一般按平均潜伏期加1～2日。

（4）根据潜伏期确定免疫接种的时间。例如麻疹接触者只有在潜伏期最初5日内进行被动免疫效果最佳;狂犬病潜伏期较长,被猫或狗抓伤或咬伤,应尽早接种狂犬疫苗。

（5）根据潜伏期可评价某项预防措施的效果。对传染病采取措施后,经一个潜伏期再观察患者数的变化方能评价该措施的效果。

2. 临床症状期（clinical period）　有症状和体征的时期是传染性最强的时期。许多传染病的危害性随病程的发展而加重。重症患者所排出的病原体量较大,轻型患者排出量较小。此外,患者作为传染源的意义不仅取决于所排出的病原体量的多少,而且依赖患者的行为特点。例如,重症患者即使处于隔离条件下也难以完全杜绝向外传播的可能性;轻型或非典型患者往往不加隔离,可以自由活动,故流行病学意义较大。个别轻型患者由于从事餐饮服务行业或托幼机构工作而导致疾病在该单位暴发或流行。结核病等具有慢性临床过程的患者,由于持续排出病原体,因而对周围健康人群威胁时间延长。

3. 恢复期（convalescent period）　机体的各种损害逐渐恢复到正常状态,临床症状消失,免疫力开始出现的时期。这时体内的病原体被清除,一般无传染源作用,但乙型肝炎、痢疾、伤寒、白喉等患者仍然可排出病原体,部分成为慢性病原携带者。有些疾病排出病原体的时间很长,甚至终身作为传染源,如部分伤寒病例可成为慢性带菌者。

二、传染病流行的三个环节

传染源、传播途径和易感人群构成了传染病在人群中流行的生物学基础和三个基本环节,缺乏任何一个环节,新的传染就不可能发生。

(一) 传染源

传染源(source of infection)指体内有病原体生长繁殖并能排出病原体的人和动物。包括传染病患者、病原携带者和受感染的动物。

1. **患者**(patient) 是重要的传染源。因为患者的体内往往有大量的病原体,而且某些症状也有利于其向外扩散,如呼吸道传染病患者通过咳嗽、打喷嚏,消化道传染病患者通过呕吐、腹泻等排出大量病原体。

2. **病原携带者**(carrier) 指没有临床症状而能排出病原体的人。病原携带者分为以下三类。

(1) **潜伏期病原携带者**(incubatory carrier):指在潜伏期内排出病原体的人。可见于白喉、麻疹、水痘、百日咳、流行性脑脊髓膜炎、伤寒、痢疾、霍乱、病毒性肝炎、脊髓灰质炎等疾病。这类病原携带者多在潜伏期末排出病原体。

(2) **恢复期病原携带者**(convalescent carrier):指在临床症状消失后仍能在一定时间内排出病原体的人。见于白喉、猩红热、流行性脑脊髓膜炎、伤寒、痢疾、霍乱、乙型肝炎等疾病。临床症状消失后排出病原体不超过 3 个月者称**暂时病原携带者**(temporary carrier);超过 3 个月的称**慢性病原携带者**(chronic carrier)。慢性病原携带者往往具有间歇排出病原体的特征,单次检查病原体阴性不足以作为判定结果,管理不当,可引起疾病暴发和流行。

(3) **健康病原携带者**(healthy carrier):指未曾患过该病,却能排出该种病原体的人。这种病原携带者只能由实验室检验证实,见于猩红热、流行性脑脊髓膜炎、脊髓灰质炎、流行性乙型脑炎、乙型肝炎等疾病。健康病原携带者可能是隐性感染的结果,但隐性感染者不一定都能成为健康病原携带者。病原携带者作为传染源的意义不仅取决于携带者的类型、排出病原体的数量和持续的时间,更取决于携带者的职业、个人卫生习惯和活动范围等。如在饮食服务行业和托幼机构工作的人员携带病原体对人群的威胁较大。

3. **受感染的动物**(infected animal) 人类罹患以动物为传染源的疾病称为**动物源性传染病**(anthropozoonoses)或人畜共患病(zoonosis)。

动物作为传染源的意义主要取决于人与受感染的动物接触的机会和密切程度、传播该病的适宜条件以及受感染动物的种类和密度等。

(二) 传播途径

传播途径(route of transmission)指病原体从传染源排出后,到侵入新的易感者之前,在外界环境中停留和转移所经历的全过程。病原体停留和转移必须依赖各种传播媒介或传播因素,所以也把传播途径看作传播因素的组合。常见的传播途径如下。

1. 经空气传播(air-borne transmission)　参见表 13 - 1。

表 13 - 1　传染病经空气传播的方式

方　式	概　念　与　危　害	流　行　特　征
飞沫传播	传染源咳嗽、打喷嚏、说话喷出的飞沫被他人吸入而引起感染。飞沫在空气中停留时间较短,一般只传给周围的密切接触者。常见于流行性脑脊髓膜炎、流行性感冒、百日咳等疾病	(1) 传播途径易于实现,病例常可连续发生,而且发病的人常为传染源周围的易感人群。若易感人群集中,很可能导致短潜伏期传染病的暴发或流行 (2) 疾病的流行多表现有周期性特点(主要见于尚无有效预防措施的传染病)或表现为季节性升高的现象,一般以冬、春两季多见 (3) 儿童发病多见,与儿童抵抗力较低有直接的关系 (4) 疾病的流行强度往往与人们的居住条件、人口密度、人群中易感人口所占的比例及卫生条件等因素密切相关
飞沫核传播	飞沫失去水分,剩下由蛋白质和病原体组成的核,在空气中可悬浮数小时,被易感者吸入引起感染,称飞沫核传播。见于白喉、结核等耐干燥的病原体	
尘埃传播	较大的飞沫或吐出的痰落在地面上,干燥后随尘埃重新飞扬并悬浮在空气中,易感者吸入可致感染。见于对外界抵抗力强的结核杆菌和炭疽芽孢等病原体	

2. 经水传播(water-borne transmission)　参见表 13 - 2。

表 13 - 2　传染病经水传播的方式

方　式	概　念　与　危　害	流　行　特　征
饮用水传播	是由于含有病原体的人、畜粪便污染水源引起传染病的暴发和流行。多见于肠道传染病和某些寄生虫病,如伤寒、霍乱、囊虫病、甲型肝炎等	① 病例的分布与供水范围一致,且有共同饮用同一水源的历史。② 各种特征的人群均可发病。③ 若水源经常被污染,则流行经过多表现为慢性过程;若系一次性大量污染,常可导致某种传染病的暴发或流行。④ 当对水源采取净化措施后,该病的暴发或流行即可平息。⑤ 患者潜伏期较长,临床症状较轻
接触疫水传播	劳动、游泳等接触疫水时,病原体可经皮肤、黏膜侵入体内引起感染,如钩端螺旋体、血吸虫尾蚴等	① 患者均有接触疫水的历史。② 患者多见于与疫水接触的职业人群,发病多表现有季节性的特点。③ 大量易感人群进入疫区与疫水接触后,可发生暴发或流行。④ 对疫水采取措施或加强个人防护后,可控制病例的发生

3. 经食物传播(food - borne transmission)　所有肠道传染病、某些寄生虫病及个别呼吸道传染病(如结核病、白喉等)可经食物传播。食物传播分为食物本身含有病原体和食物在不同条件下被污染两种情况,其流行特征:① 患者有共同进食某一食物的历史,不吃者不发病;② 如某种或某些食物被大量污染,则在用餐者中可呈暴发或流行;③ 停止食用该食物后,流行则自然平息;④ 一般潜伏期较短,且临床症状较重。

4. 经接触传播(contact transmission)　参见表 13 - 3。

表 13 - 3　经接触传播的方式

方　式	概　念　与　危　害	流　行　特　征
直接接触传播	指传染源与易感者接触而未经任何外界因素所造成的传播,例如性病、狂犬病、鼠咬热等	
间接接触传播	又称日常生活接触传播,指易感者接触了被传染源的排泄物或分泌物污染的日常生活用品而造成的传播。被污	① 呈散发,有家庭集聚性。② 流行过程缓慢,无明显的季节性高峰。③ 在卫生条件

方　式	概 念 与 危 害	流 行 特 征
间接接触传播	染的手在间接接触传播中起着特别重要的作用。例如,食入被肠道传染病患者的手污染了的食物,经口可传播痢疾、伤寒、霍乱、甲型肝炎;被污染的衣服、被褥、帽子可传播疥疮、癣等;儿童玩具、食具、文具可传播白喉、猩红热、手足口病;使用被污染的毛巾可传播沙眼、急性出血性结膜炎;便器可传播痢疾、滴虫病;动物的皮毛可传播炭疽、布鲁菌病等	较差的地方及卫生习惯不良的人群中发病较多。④ 加强对传染源管理及严格的消毒制度后,可减少病例的发生

5. **经媒介节肢动物传播**(arthropod-borne transmission)　参见表 13 - 4。

表 13 - 4　经媒介节肢动物传播的方式

方　式	概 念 与 危 害	流 行 特 征
机械性传播	如苍蝇、蟑螂携带肠道传染病病原体,后者一般只能存活2~5日。当它们觅食时接触食物、反吐或随其粪便将病原体排出体外,污染食物,人们吃了这种被污染的食物或使用这些被污染的食具时感染。常见于伤寒、细菌性痢疾等肠道传染病	
生物性传播	亦称经吸血节肢动物传播,指吸血节肢动物,如蚊、蜱虫等叮咬处于菌血症、立克次体血症、病毒血症、原虫血症的宿主,使病原体随宿主的血液进入节肢动物肠腔或体腔内经过发育及(或)繁殖后,才能感染易感者。病原体在节肢动物体内有的经过繁殖,如流行性乙型脑炎病毒在蚊体内;有的经过发育,如丝虫病的微丝蚴在蚊体内数量上不增加,但需经过一定的发育阶段;有的既经发育又经繁殖,如疟原虫在按蚊体内。吸血节肢动物感染病原体后,不立即具有传染性,需要经过一段称为**外潜伏期**(extrinsic incubation period)的时间后,方有传播能力。经吸血节肢动物传播的疾病为数极多,其中除黄热病、寨卡、疟疾、丝虫病、流行性乙型脑炎、登革热等疾病外,还包括 200 多种虫媒病毒传染病	① 一定的地区性,疾病的地区性与媒介节肢动物的分布一致。② 呈季节性升高,与媒介节肢动物的繁殖季节有关。③ 有职业特点,如森林脑炎多见于伐木工人等野外作业人员。④ 发病有年龄差异,老疫区发病者多是儿童,新疫区各年龄段均易感。⑤ 一般无人直接传给人的情况

6. **经土壤传播**(soil-borne transmission)　传染源的排泄物、分泌物或传染病患者及病畜的尸体处理不当,可使病原体污染土壤,易感者接触污染的土壤可感染某些传染病。常见于蛔虫、钩虫、鞭虫等肠道寄生虫病和以芽孢形式存在的病原体,如炭疽、破伤风、气性坏疽杆菌等引起的疾病。经土壤传播的疾病意义大小与病原体在土壤中的存活时间,人与土壤的接触机会以及个人的卫生习惯有关。

7. **医源性传播**(iatrogenic transmission)　指在医疗、预防工作中,由于未严格地执行规章制度和操作规程,人为地造成某些传染病的传播。常常由于器械消毒不严格,药品、生物制品污染,血制品污染引起传播。传播的主要方式如下。

(1) 经医疗器械和设备传播:医疗器械消毒不严格,在使用过程中被污染都可以造成医源性传播。

(2) 经血液及血制品传播:包括血清、血浆、全血及其他血液制品。经此传播的疾病主要有乙型肝炎、丙型肝炎、艾滋病等,其中乙型肝炎和艾滋病是防制重点。

(3) 经药品及药液传播:各种输液制品在生产过程或使用过程中受到病原微生物的污染,多数微生物能在溶液中生长繁殖,从而造成医源性传播。

8. **垂直传播**(**vertical transmission**)　亦称母婴传播,指在受孕后及生产期间将病原体传给后代。该传播是孕妇与胎儿两代之间的传播,包括三种方式(表 13-5)。

表 13-5　垂直传播的三种方式

方　　式	概　念　与　危　害
经胎盘传播	受感染的孕妇经胎盘血液使胎儿受感染,称为经胎盘传播。经胎盘传播的疾病有风疹、乙型肝炎、腮腺炎、麻疹、水痘、寨卡、巨细胞病毒感染、梅毒等。如孕妇在怀孕早期患风疹可导致胎儿发生畸形、先天性白内障等
上行性传播	病原体经孕妇阴道通过子宫颈口到达绒毛膜或胎盘引起胎儿感染,称为上行性传播。如葡萄球菌、链球菌、大肠杆菌、肺炎球菌及白色念珠菌等
分娩引起的传播	胎儿从无菌的羊膜腔穿出而暴露于母亲严重污染的产道内,胎儿的皮肤、呼吸道、肠道均存在受病原体感染的机会。如孕妇产道存在淋球菌及疱疹病毒等病原体时,则有可能导致经产道出生的新生儿感染

(三) 人群易感性

易感者(**susceptible**)指对某一种传染病缺乏特异性免疫力的人。**人群易感性**(**herd susceptibility**)指人群作为一个整体对传染病的易感程度,其高低取决于易感人口在某一特定人群中所占的比例。人群易感的程度与易感者在人群中所占的比例成正比,易感者越多越易于传染病的发生及传播。**人群免疫性**(**herd immunity**)指人群中免疫人口占全部人口的百分比。群体免疫水平与人群易感性成反比。在其他因素不变的情况下,易感性高,则传染病容易发生、传播和流行。因此,可以通过改变人群的易感性来控制传染病的流行。

1. **人群易感性升高的因素**

(1) 新生儿的增加:出生后 6 个月以上未经人工免疫的婴儿从母体获得的抗体逐渐消失,是传染病的易感者。

(2) 易感人口迁入:大量非流行区居民进入流行区,使流行区人群易感性相对升高。

(3) 免疫人口免疫力的自然消退:大多数传染病在感染或人工免疫后,随着时间的推移,免疫水平会自然下降,成为易感人口,使人群易感性升高。

(4) 免疫人口的迁出和死亡:使人群易感性相对升高。

2. **人群易感性降低的因素**

(1) 计划免疫:按免疫程序对易感儿童进行预防接种或对其他易感人员进行预防接种,使之获得特异性免疫力,可使人群的易感性降低。

(2) 传染病流行:一次传染病流行后,总会有相当数量的易感者因为已感染而获得特异性免疫力,从而使人群的易感性降低。

(3) 隐性感染:易感者获得隐性感染后可产生特异性免疫力,使人群的易感性随之降低。

三、影响传染病流行过程的因素

构成传染病流行过程的三个环节是否能相互连接受自然因素和社会因素的影响。

(一) 自然因素

自然因素包括气候、地理、土壤、动物、植物等许多方面,其中气候、地理和生态因素对流行过程的影响最为明显。

1. **对传染源的影响** 由于动物传染源对自然条件有一定的选择性,就造成了这些疾病的地方性和季节性。如森林脑炎的传染源在森林地区;黄鼠冬眠,由其引起的人间鼠疫在 4～10 月份流行。

2. **对传播途径的影响** 地理条件、气温会影响节肢动物及病原体的生存、发育和繁殖,使生物媒介作为传播途径的疾病有明显的地区和季节性。如以蚊作传播媒介的疟疾和流行性乙型脑炎在夏秋季高发;钩虫病只在温暖潮湿的地区传播。洪涝灾害使介水传播的疾病易发生,干旱使蚊孳生场所减少,则疟疾和流行性乙型脑炎的病例也减少。

3. **对易感者的影响** 如在寒冷季节,冷空气刺激人的呼吸道黏膜,使血管收缩、局部缺血、抵抗力下降,易引发呼吸道疾病。

(二) 社会因素

社会因素包括居住条件、医疗卫生状况、经济水平、文化教育、社会动荡、人口流动、风俗习惯、宗教等诸多方面,对传染病流行过程的影响比较大。如居住条件差则呼吸道传染病容易流行;计划免疫的有效实施能大大地减少相应传染病的发生;各种卫生法律、法规的制定和实施能预防传染源的引入或切断传播途径。

第二节 传染病的防制措施

《传染病防治法》规定,预防、控制和消除传染病的发生与流行是各级医务人员的神圣职责。传染病防制措施可分为疫情未出现时的预防措施、疫情出现后的防疫措施和治疗性预防措施。

一、传染病的预防措施

(一) 传染病的预防和控制策略

1. **预防为主** 我国对传染病的防制实行预防为主的方针,采取防治结合、分类管理、依靠群众、群策群力、因地制宜、发展三级预防保健网等综合防制措施。

2. **建立疾病监测管理系统** 疾病监测即对疾病的动态分布及其影响因素进行长期地、连续地观察,细致地收集、分析资料和反馈疫情,为制定预防疾病的对策和措施提供科学的依据。

(二) 预防接种

预防接种(vaccination)又称人工免疫。是利用生物制品将抗原或抗体注入人体,使机体获得对某种传染病的特异性免疫力,降低人群易感性,预防传染病的发生和流行。根据《疫苗流通和预防接种管理条例》,目前我国疫苗可分为第一类疫苗和第二类疫苗。第一类疫苗是为了优先控制严重危害我国儿童健康的传染病,由国家免费提供、公民有义务接种的疫苗,包括国家免疫规划确定的疫苗,省、自治区、直辖市人民政府在执行国家免疫规划时增加的疫苗,以及县级以上人民政府或者其卫生主管部门组织的应急接种或者群体性预防接种所使用的疫苗。适龄儿童需接种的第一类疫苗包括乙肝疫苗、卡介苗等。第二类疫苗指的是公民以自愿为原则、自费接种的疫苗,如肺炎疫苗、流感疫苗、狂犬病疫苗等。

1. 预防接种的种类及其生物制品

(1) **人工自动免疫**(artificial active immunization)：指用病原微生物或其代谢产物制成的免疫原性物质，口服或注射到机体后，使之自动产生特异性免疫。

(2) **人工被动免疫**(artificial passive immunization)：是将含有抗体的血清或制剂注入人体，使机体获得现成抗体而受到保护的免疫方法。

(3) **被动自动免疫**(passive active immunity)：在人工被动免疫的同时给予人工自动免疫，兼有被动及自动免疫的优点。

2. **计划免疫**(planned immunity) 是根据传染病疫情监测结果和人群免疫状态分析，按照规定的免疫程序，有计划地利用疫苗对特定人群进行预防接种，以提高人群的免疫水平，达到预防、控制、最终消灭针对性传染病的目的。免疫程序是指需要接种疫苗的种类、接种的先后次序及要求。我国现行儿童计划免疫的程序见表 13 - 6。

表 13 - 6 我国儿童计划免疫程序

种 类	月/年龄												
	出生	1月	2月	3月	4月	5月	6月	8月	18月	2岁	3岁	4岁	6岁
乙肝疫苗	①	②					③						
卡介苗	①												
脊灰疫苗			①	②	③							④	
百白破疫苗				①	②	③			④				
白破疫苗													①
麻疹疫苗								①					
麻腮风疫苗									①				
流脑疫苗							①		②		③		④
乙脑疫苗								①		②			
甲肝疫苗									①				

注：流脑疫苗①和②为A群；③和④为A+C群。

3. 预防接种的注意事项

(1) 患发热或全身不适的急性病患者、各种器质性疾病患者、有过接种异常反应者、孕妇、乳母、年老及体弱者暂时不要接种。

(2) 生物制品的接种对象、剂量、接种途径及保存条件等严格按使用说明书要求执行。

(3) 接种时要一人一针一管，避免医源性感染。

4. 预防接种反应及处理

(1) 一般反应：生物制剂本身固有特性引起的机体一过性生理功能障碍，出现局部反应和全身反应。局部反应是接种局部红肿热痛或周围淋巴结肿大，接种后 10 小时左右出现，24 小时达高峰，2～3 日消失。全身反应少见，可出现体温升高、头痛、眩晕、恶寒、乏力、全身不适或出现恶心、呕吐、腹痛等胃肠反应，持续 1～2 日后自行消失。

(2) 异常反应：指接种同一批生物制品的人中，极个别人发生需要医疗处理的反应。分为非特异性反应、精神性反应、变态反应及其他原因不明的反应。非特异性反应指有菌化脓、无菌化脓、淋巴结化脓等,采用对症治疗,有全身反应者用抗生素。由于接种时精神紧张,可能造成暂时性脑缺血引起晕厥,这时要注意安静,头低脚高位卧床,轻者给盐开水或盐糖水,重者对症治疗。个别人接种后 30 分钟内可发生过敏性休克,应立即抢救。

(3) 偶合反应:指疾病偶然与接种同时发生,被误认为是疫苗引起的反应。冬季易偶合流脑,夏季易偶合乙脑和肠道传染病。为预防偶合反应的发生,接种应避开传染病流行季节。

(4) 接种事故:指由生物制品质量不合格、接种工具消毒不严格或接种人员未按规定的疫苗接种途径和剂量进行操作引起的不良事件,应积极避免。

(5) 免疫效果评价:免疫学效果主要通过接种后人群抗体阳转率、抗体平均滴度和抗体持续时间进行评价。流行病学效果可通过比较接种组与未接种组的发病情况进行评价,常用疫苗保护率和疫苗效果指数描述。

(三) 健康教育

健康教育指通过信息传播和行为干预,帮助个人或群体掌握卫生保健知识,树立健康观念,自愿采纳有利于健康的行为和生活方式的教育活动,是预防和控制传染病的有效措施。例如,在某一传染病发病高峰季节到来之前宣传该病的具体预防措施及早期的临床表现,有利于早期发现、早期诊断、早期治疗;宣传合理的膳食结构,加强营养,以增强抗病能力等。

(四) 改善卫生条件

改善卫生条件是对可能存在病原体的实体采取措施。如加强公共场所的卫生管理,杀灭空气中的病原体;改善饮水和食品卫生状况;对粪便和垃圾进行无害化处理;经常性的消毒、杀虫、灭鼠等。此外,医疗卫生机构和生物实验室要严格执行有关的管理制度和操作流程,建立和完善消毒隔离制度。

(五) 检疫

检疫(quarantine)指为了防止传染病的传播而采取的一种卫生防护措施。检疫分为动植物检疫和卫生检疫两大类。前者的目的是为了防止动植物病虫害的传播,而后者则是为了防止人类传染病的传播。卫生检疫分为国内卫生检疫和国境卫生检疫两类。国内卫生检疫指在国内实施的交通卫生和其他卫生检疫。国境卫生检疫指为了防止传染病由国外传入,或者由国内传出,保护国内和国外人群的身体健康,由国境卫生检疫机关在国境口岸对入出境的人员、交通工具、运输设备,以及可能传播传染病的行李、货物、邮包等物品,实施传染病检疫、监测和卫生监督的行政执法活动,是维护国家主权的国家行为。规定检疫的传染病有鼠疫、霍乱和黄热病三种。检疫传染病患者的卫生处理措施包括隔离、留验和就地诊验等。

二、传染病的防疫措施

(一) 对传染源的措施

1. **患者**　做到"五早(早发现、早诊断、早报告、早隔离、早治疗)"。对患者和疑似患者,按《中华人民共和国传染病防治法》的规定实行分级管理。① 对甲类传染病患者和病原携带者,乙类传染病中的传染性非典型肺炎和肺炭疽患者,必须隔离治疗。若拒绝隔离,可由公安部门强制隔离。② 对乙类传染病患者,根据病情可住院或家庭隔离治疗。对其中传染源作用不大的患者如钩端螺旋体病、布鲁菌病等患者可不隔离。③ 对丙类传染病中麻风病、流行性腮腺炎、风疹、急性出血性结膜炎患者必须经临床和微生物学检查证实痊愈后才能恢复工作和学习。其他丙类传染病在临床治愈后即可工作、学习。

2. **疑似患者**　尽早明确诊断。甲类传染病的疑似患者必须在指定场所隔离观察、诊疗。乙类传染病的疑似患者，在医疗保健机构指导下治疗或隔离治疗。传染病疑似患者必须接受医学检查、随访和隔离治疗等措施。

3. **接触者**　进行检疫。检疫期限从最后接触之日开始至该病的最长潜伏期为止。主要措施包括留验、医学观察、应急接种和药物预防。

(二) 对传播途径的措施

对传染源污染的环境所采取的措施。如呼吸道传染病流行时，重点是空气消毒；肠道传染病发生后，对患者的排泄物消毒则非常必要；而虫媒传染病流行时应注意杀虫。

(三) 对易感者的措施

1. **免疫预防**　可采用被动免疫以保护易感者。如注射胎盘球蛋白或人体丙种球蛋白，对麻疹、流行性腮腺炎、甲型肝炎有一定预防效果。麻疹、白喉局部流行时，在一定范围人群中采取应急疫苗接种，提高人群免疫力，可制止大面积流行。

2. **药物预防**　如用磺胺类药物预防流行性脑脊髓膜炎；金刚烷胺预防流行性感冒；抗病毒冲剂、板蓝根等预防病毒性传染病等，可降低发病率或减轻症状。

3. **个人防护**　如戴口罩、手套、鞋套，用蚊帐、避孕套等能对病原体起到一定的阻隔作用。

三、传染病报告制度

(一) 报告种类

根据 2013 年修正的《中华人民共和国传染病防治法》的规定，需报告的传染病有 3 类 39 种。

1. **甲类传染病**　鼠疫、霍乱，共 2 种。

2. **乙类传染病**　传染性非典型肺炎、艾滋病、病毒性肝炎、脊髓灰质炎、人感染高致病性禽流感、麻疹、流行性出血热、狂犬病、流行性乙型脑炎、登革热、炭疽、细菌性和阿米巴性痢疾、肺结核、伤寒和副伤寒、流行性脑脊髓膜炎、百日咳、白喉、新生儿破伤风、猩红热、布鲁菌病、淋病、梅毒、钩端螺旋体病、血吸虫病、疟疾、人感染 H7N9 禽流感，共 26 种。

3. **丙类传染病**　流行性感冒(包括甲型 H1N1 流感)、流行性腮腺炎、风疹、急性出血性结膜炎、麻风病、流行性和地方性斑疹伤寒、黑热病、包虫病、丝虫病，除霍乱、细菌性和阿米巴性痢疾、伤寒和副伤寒以外的感染性腹泻病、手足口病，共 11 种。

(二) 报告时限

(1) 对甲类传染病、乙类传染病中的传染性非典型肺炎、艾滋病、肺炭疽、脊髓灰质炎的患者、病原携带者或疑似患者，城镇应于 2 小时内、农村应于 6 小时内通过传染病疫情监测信息系统进行报告。

(2) 对其他乙类传染病患者、疑似患者和伤寒副伤寒、痢疾、梅毒、淋病、乙型肝炎、白喉、疟疾的病原携带者，城镇应于 6 小时内、农村应于 12 小时内通过传染病疫情监测信息系统进行报告。

(3) 对丙类传染病和其他传染病，应在 24 小时内通过传染病疫情监测信息系统进行报告。

有关单位发现突发公共卫生事件时，应当在 2 小时内向所在地县级人民政府卫生行政部门报告。接到报告的卫生行政部门应当在 2 小时内向本级人民政府报告,并同时通过突发公共卫生事件信息报告管理系统向国家卫生计生委报告。国家卫生计生委对可能造成重大社会影响的突发公共卫生事件,应当立即向国务院报告。

(刘 菲)

第十四章 慢性非传染性疾病的防制

导学

1. 掌握慢性病的概念及慢性病防制策略的制定原则。
2. 熟悉心脑血管病、恶性肿瘤、糖尿病的危险因素及防制措施。
3. 了解慢性病的现况。

慢性非传染性疾病（noncommunicable and chronic diseases, NCDs）简称慢性病，是一组疾病的总称，如心脑血管疾病、恶性肿瘤、糖尿病、慢性阻塞性肺部疾病等，具有病程长、病因复杂、健康损害严重和社会危害严重等特点。慢性病是在多个遗传基因轻度异常的基础上，加上长期紧张疲劳、忽视自我保健、心理应变失衡、不科学的饮食习惯等不健康的生活方式、环境污染物的暴露等因素累积而发生的疾病，其中生活方式是其主要原因。

第一节 慢性非传染性疾病的现况及其防制策略

一、慢性非传染性疾病的现况

（一）慢性病成为人群死亡的主要原因

慢性病及其所致的疾病负担正在全球范围内快速增加，已成为全球的一个主要公共卫生问题，也是我国城市居民死亡的主要原因（表 14-1）。

表 14-1 2015 年中国城市前十位疾病死亡率及死因构成

位　次	死 亡 原 因	死亡率(1/10 万)	构成(%)
1	恶性肿瘤	164.35	26.44
2	心脏病	136.61	21.98
3	脑血管病	128.23	20.63
4	呼吸系统疾病	73.36	11.80

位　　次	死　亡　原　因	死亡率(1/10万)	构成(%)
5	损伤和中毒	37.63	6.05
6	内分泌、营养和代谢疾病	19.25	3.10
7	消化系统疾病	14.27	2.30
8	神经系统疾病	6.90	1.11
9	传染病(含呼吸道结核)	6.78	1.09
10	泌尿生殖系统疾病	6.52	1.05

注：摘自《2015年中国卫生和计划生育统计年鉴》。

(二)慢性病的危险因素

慢性病的病因复杂，并具有多因多果的特点；目前认为常见慢性病主要与吸烟、过量饮酒、不合理膳食、身体活动不足和超重与肥胖等危险因素密切相关。

1. **吸烟**　我国现有吸烟人数超过3亿，15岁以上人群吸烟率为28.1%，其中男性吸烟率高达52.9%，非吸烟者中暴露于二手烟的比例为72.4%。烟草烟雾中含有69种已知的致癌物，吸烟是肺癌、慢性呼吸系统疾病、冠心病、脑卒中等多种疾病发病和死亡的主要危险因素。

2. **饮酒**　有害饮酒行为指男性居民饮用纯酒精≥61 g/d，女性饮用纯酒精≥41 g/d。2012年18岁及以上居民中超过三分之一在一年内有过饮酒行为，饮酒者中有害饮酒率为9.3%，男性(11.1%)高于女性(2.0%)，农村(10.2%)高于城市(7.5%)。控制有害饮酒有助于降低肝脏疾病、胰腺疾病、心脑血管疾病、恶性肿瘤等的发病风险。

3. **体育锻炼**　经常参加体育锻炼指每周参加中、高强度体育锻炼3次及以上，每次至少持续30分钟。2013年我国20~69岁居民经常参加体育锻炼率为18.7%。身体活动不足是导致慢性病最重要的危险因素之一，经常参加体育锻炼有利于控制体重，预防心脑血管疾病、糖尿病和癌症等主要慢性病。

4. **超重与肥胖**　2012年我国18岁及以上成年人超重(24.0≤体质指数(BMI, kg/m²)<28.0)率为30.1%、肥胖(BMI≥28.0 kg/m²)率为11.9%；与2002年相比，增加幅度分别为32.0%和67.6%。6~17岁儿童青少年超重率为9.6%、肥胖率为6.4%；与2002年相比，超重率增加1倍，肥胖率增加2倍。不论是成人还是儿童青少年，超重肥胖率增长幅度都高于发达国家。超重肥胖是引发高血压、糖尿病、心脑血管疾病、癌症等许多慢性病的重要危险因素，对居民的身心健康、体能及生活质量造成严重不良影响。儿童时期的肥胖对健康的影响往往会持续到成年期，加强对儿童超重肥胖的防控尤为重要。

(三)慢性病的疾病负担

慢性病不仅对人们的健康和生命构成巨大危害，并且给个人、家庭和社会带来沉重的经济负担。一是直接经济负担，包括提供服务的费用(医药费、住院费、预防经费)和接受服务的费用(患者及陪护人员的差旅费、伙食费、营养食品费)。二是间接经济负担，包括患者因病损失的工作时间，因病降低工作能力引起的经济损失，因病引起的过早死亡而损失的工作时间；陪护人员、亲友损失的工作时间等。2012年，WHO提出了导致全球和地区主要疾病负担前10位死亡原因的疾病：缺血性心脏病，中风，慢性阻塞性肺病，下呼吸道感染，气管癌、支气管癌、肺癌，艾滋病毒感染/艾滋病,腹泻病,糖尿病,道路交通伤害和高血压性心脏病。

二、慢性非传染性疾病的防制策略

慢性病防制的目的是在人生命的全程预防和控制慢性病的发生,降低慢性病的患病、早亡及失能,提高患者及伤残者的生活质量。慢性病防制应以明确疾病发生、发展规律,疾病危险因素及其之间内在关系为基础,选择有科学证据证实有效的策略及方法。

慢性病的发生、发展一般依从正常人→高危人群(亚临床状态)→疾病→并发症的过程,从任何一个阶段实施干预,都将产生明显的健康效果,干预越早,效果越好。其中心脑血管疾病、恶性肿瘤、糖尿病及慢性呼吸系统疾病是慢性病防制的重点。

1. 制定慢性病防制策略的原则　① 强调在社区及家庭水平上降低最常见慢性病的四种共同危险因素(吸烟、饮酒、不合理膳食、体力活动不足),进行生命全程预防。② 三级预防并重,采取以健康教育、健康促进为主要手段的综合措施,把慢性病作为一类疾病来进行共同的防制。③ 全人群策略和高危人群策略并重。④ 传统保健系统服务内容、方式向包括鼓励患者共同参与,促进和支持患者自我管理,加强患者定期随访,加强与社区、家庭合作等内容的创新性慢性病保健模式发展。⑤ 加强社区慢性病防制行动。⑥ 改变行为危险因素预防慢性病时,应以生态健康促进模式及科学的行为改变理论为指导,建立以政策及环境改变为主要策略的综合性社区行为危险因素干预项目。

2. 慢性病的监测　包括针对慢性病危险因素的监测。WHO 根据 4 条原则,即对慢性病的发病和死亡影响最大、通过有效的第一级预防可以改变、具备有效的测量方法、测量满足适当的伦理学标准,选择吸烟、饮酒、营养、体育锻炼、肥胖、高血压、血糖和血脂 8 个主要危险因素开展监测,同时建议监测周期从 5 年左右 1 次缩短到每 1~2 年 1 次。

3. 慢性病的三级预防　慢性病的预防和控制应包含健康促进、疾病预防、临床诊治和康复等整个过程,因此预防医学必须与临床医学结合才能担负起对慢性病的预防和控制。WHO 强调第一级预防优于第二级预防;全人群策略优于高危人群策略;整合的危险因素管理优于单个危险因素的干预。此外,加快全科医师队伍建设和提高综合业务素质是更好地实现三级预防的前提。通过不断拓展服务领域,推出家庭护理、健康咨询和与生命周期相关的各种预防保健服务,满足人们的卫生保健需求。

第二节　常见慢性非传染性疾病的防制措施

一、心脑血管病防制

心脑血管病是冠状动脉粥样硬化性心脏病(冠心病)、脑卒中和高血压等疾病的总称。冠心病的主要临床表现为心绞痛、心肌梗死、心力衰竭和猝死等。脑卒中主要指脑动脉硬化造成脑的血液循环发生急性障碍,导致出血性脑卒中及缺血性脑卒中,是老年人减寿的"第一杀手"。2012 年,我国 18 岁及以上成人高血压患病率为 25.2%，知晓率为 46.5%，治疗率为 41.1%。高血压是造成心、脑、肾等重要器官损害的罪魁祸首，如脑出血的主要诱因就是高血压的急剧波动所致。

（一）心脑血管病的主要危险因素

1. 高血压的危险因素 包括高盐饮食、超重与肥胖、过量饮酒、钾与镁离子摄入少（蔬菜和水果摄入量少）、体力活动过少、精神高度紧张、遗传因素等，其中个人的生活方式是主要的危险因素。

2. 冠心病的危险因素 包括年龄、性别、家族史、高血压、吸烟、高血脂、高血胆固醇、糖尿病、胰岛素抵抗、超重与肥胖、过量饮酒、性格类型、社会因素等。

3. 脑卒中的危险因素 主要有高血压、心脏病、血脂异常、糖尿病、暂时性脑缺血发作（TIA）、肥胖、吸烟、过量饮酒等。

（二）心脑血管病防制

血脂异常的人群和易患血脂异常的人群（40 岁以上男性、绝经女性、肥胖、有黄色瘤及心脑血管病家族史者）需要定期检测血脂，建议每年检测 1 次，以便及时发现存在的异常，及早干预。血脂异常是引发冠心病和脑血栓的主要危险因素之一，合理饮食和规律运动不仅是预防血脂异常的根本手段，也是治疗血脂异常的基础。

1. 心脑血管病的三级预防

（1）第一级预防：针对引发心脑血管病的主要危险因素采取的措施，包括合理膳食、戒烟限酒、保持良好心态、坚持运动、维持理想体重等，特别是有家族史的人群，更要严格地实施。

（2）第二级预防：在第一级预防的基础上，控制血压（目标为<140/90 mmHg；若为糖尿病或慢性肾病患者，则<130/80 mmHg），控制血脂（参见血脂异常饮食指南和规律运动一三五七），控制糖尿病（参见糖尿病防制）。

（3）第三级预防：对已经发生冠心病、心梗、脑卒中等器质性病变患者，积极进行干预治疗和康复，防止复发；力争使患者病而不残、残而不废，改善患者的生活质量，延长生存时间。

2. 心脑血管病的社区人群预防及监测 开展积极有效的健康教育活动，提高人们对心脑血管病危险因素的认识，增强自我保健意识，改变不良的生活行为方式，达到促进健康的目的。加强社区人群监测，建立健全社区人群防治网络，如对高危人群建立健康档案，进行定期健康检查，控制和减少危险因素，以降低心脑血管病的发病率，充分发挥社区的防制作用，参见图 14-1。

二、恶性肿瘤防制

恶性肿瘤又称为癌，是一组无限制地向外周扩散、浸润的疾病，其发病与遗传易感性、不良行为生活方式及有害环境因素密切相关。2012 年我国新发恶性肿瘤病例约 358.6 万例，死亡病例 218.7 万例；其中肺癌居恶性肿瘤发病之首，每年新发病例约 70.5 万，其次为胃癌、肝癌、结直肠癌和食管癌；男性最好发的恶性肿瘤是肺癌，每年新发病例约 47.0 万，其次为胃癌、肝癌、食管癌和结直肠癌；女性最好发的恶性肿瘤是乳腺癌，每年新发病例约 27.3 万，其次为肺癌、结直肠癌、胃癌和宫颈癌。2012 年我国恶性肿瘤死亡第 1 位的是肺癌，每年死亡病例约 56.9 万，其次为肝癌、胃癌、食管癌和结直肠癌；男性死亡第 1 位为肺癌，每年死亡病例约 38.7 万，其次为肝癌、胃癌、食管癌和结直肠癌；女性死亡第 1 位恶性肿瘤也是肺癌，每年死亡病例约 18.3 万，其次为胃癌、肝癌、结直肠癌和食管癌。

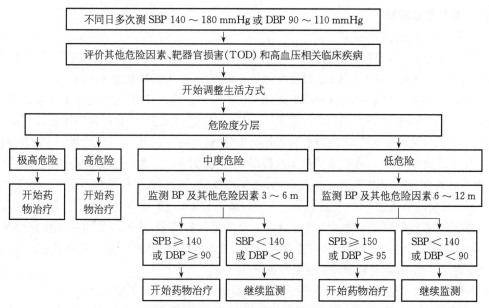

图 14-1　初诊高血压患者评估及启动药物治疗流程
(来源:《中国高血压防治指南》2010 年修订版)

(一) 恶性肿瘤的主要危险因素

1. **环境因素**　主要包括:① 物理因素,如电离辐射、紫外线、慢性灼伤、机械性刺激及外伤性刺激等;② 化学因素,如多环芳烃[如苯并(α)芘]、砷及其化合物、石棉、氯甲醚、联苯胺、苯、氯乙烯、致癌药物(咪唑硫嘌呤、环孢素、环磷酰胺、己烯雌酚)等确认致癌物,黄曲霉毒素、亚硝胺等可疑致癌物和钴、硒等潜在致癌物;③ 生物因素,见表 14-2。

表 14-2　与恶性肿瘤相关的生物因素

生 物 因 素	肿 瘤 类 型	生 物 因 素	肿 瘤 类 型
乙型肝炎病毒、丙型肝炎病毒	原发性肝癌	肝吸虫	混合胆管癌
人乳头状瘤病毒(HPV)	宫颈癌	埃及血吸虫	膀胱癌
幽门螺旋杆菌	胃癌	人类疱疹病毒	Kaposi 肉瘤
EBV	Burkitt 淋巴瘤、鼻咽癌	HIV	非霍金淋巴瘤

2. **遗传因素**　如鼻咽癌、乳癌、食管癌、胃癌、肝癌及结肠癌等有遗传倾向。遗传流行病学研究结果表明,肿瘤遗传易患性可能与癌基因、抑癌基因、DNA 修复酶基因和代谢酶基因多态性等有关。

3. **心理精神因素**　精神创伤、不良情绪等社会心理因素与癌症的发生有关。长期持续的紧张刺激会降低或抑制机体免疫监测功能,促进恶性肿瘤发生发展。忧郁、易怒、内向、孤僻等不良情绪与性格也与恶性肿瘤发生有一定关联。

4. **膳食**　约1/3的恶性肿瘤发生与膳食有关。膳食结构不合理和营养失调是引起恶性肿瘤的重要原因。不科学的烹调、加工方法会导致食物中的营养素丢失、变性,产生亚硝胺、杂环胺类、多环芳烃类等致癌物。

5. **不良的生活方式**　参见本书第三章。

（二）恶性肿瘤防制

主要采用三级预防的措施。

1. **第一级预防** 主要针对危险因素进行干预。具体措施为：① 防癌健康教育；② 环境保护；③ 职业防护；④ 疫苗接种；⑤ 其他：经常参加体育锻炼，不滥用药物和激素类制品。

2007 年世界癌症研究基金会（WCRF）提出 10 条预防癌症的建议：① 在正常体重范围内，尽可能瘦一些；② 将身体活动作为日常生活的一部分，每日进行至少 30 分钟的中度身体活动（相当于快走）；③ 限制摄入高能量密度食物，特别是高糖分、低纤维、高脂肪的加工食物，避免含糖饮料；④ 以植物来源的食物为主，多吃不同种类的蔬果、未作精加工的谷类和豆类食物；⑤ 少吃牛肉、羊肉、猪肉等红肉和火腿、熏肉等加工肉类食物；⑥ 限制饮酒，若饮酒，男性每日不超过 2 杯（1 杯含酒精 10～15 g），女性不超过 1 杯，儿童和孕妇不能饮酒；⑦ 限制盐的摄入量，少吃过咸食物和盐腌食物，不吃发霉的谷类和豆类食物；⑧ 通过膳食本身满足营养需要，不推荐使用膳食补充剂预防癌症；⑨ 完全母乳喂养至少 6 个月，然后在继续母乳喂养的同时添加辅食；⑩ 癌症患者在治疗结束后遵循上述建议。此外，切勿吸烟或咀嚼烟草类产品。

2. **第二级预防** 通过危险信号和筛查做到早期发现、早期诊断、早期治疗。

（1）警惕恶性肿瘤的早期"危险信号"：75％以上恶性肿瘤发生在身体易于查出和易于发现的部位，应注意常见肿瘤的十大症状：① 身体任何部位如乳腺、颈部或腹部的肿块，尤其是逐渐增大的；② 身体任何部位如舌、颊、皮肤等处没有外伤而发生的溃疡，特别是经久不愈的；③ 不正常的出血或分泌物，如中年以上妇女出现不规则阴道流血或分泌物增多；④ 进食时胸骨后闷胀、灼痛、异物感或进行性加重的吞咽不顺；⑤ 久治不愈的干咳、声音嘶哑或痰中带血；⑥ 长期消化不良，进行性食欲减退、消瘦，又未找出明确原因的；⑦ 大便习惯改变或有便血；⑧ 鼻塞、鼻衄、单侧头痛或伴有复视时；⑨ 赘生物或黑痣的突然增大或有破溃、出血，或原来有的毛发脱落时；⑩ 无痛性血尿。若发现这些问题，应及早到医院进行检查和处理。

（2）恶性肿瘤的筛查：依据国家制定的常见癌症筛查及早诊早治技术指南。各地可开展宫颈癌、肺癌、胃癌、肝癌、直肠癌、乳腺癌等的筛查工作。

3. **第三级预防** 主要是改善肿瘤患者的生命质量和预后。制定和完善癌症诊断、治疗和随访方案，加强癌症患者的康复指导，包括中医和西医治疗、心理治疗、营养支持和体育锻炼等。积极开展癌症患者的社区康复工作，使更多的患者获得康复医疗服务。对晚期癌症患者施行三阶梯止痛和临终服务等。

三、糖尿病防制

糖尿病（diabetes mellitus, DM）是由于胰岛素分泌缺陷及（或）其生物作用受损引起以血糖升高为特征的代谢病。长期血糖控制不佳的糖尿病患者，可伴发各种器官，尤其是眼、心血管、神经损害或器官功能不全或衰竭，导致残疾或早亡。随着生活方式的改变和老龄化进程的加速，我国糖尿病的患病率正在呈快速上升趋势。根据 2012 年全国营养与健康调查结果，我国 18 岁及以上人群糖尿病患病率为 9.70％，城市居民高于农村，糖尿病患者人数约 1 亿，糖尿病知晓率为 36.1％，治疗率 33.4％，控制率 30.6％。同期调查的超重率为 30.1％，肥胖率 11.9％，考虑到这两者将来发展成糖尿病的可能性很大，因此，从现在开始，有必要积极开展糖尿病的健康教育和健康管理。

(一) 糖尿病的主要危险因素

目前认为,糖尿病是由遗传因素、环境因素和行为因素共同作用而导致的多因素疾病。

1. 1型糖尿病(T1DM)的危险因素

(1) 遗传易感性:1型糖尿病是多基因遗传病,但遗传基因仅增加发生的易感性。

(2) 环境因素:① 病毒感染:病毒感染可能是有可能引发 T1DM 的启动因子。母亲妊娠期间受病毒感染,尤其是风疹、柯萨奇病毒是儿童患1型糖尿病的重要危险因素。② 营养:母乳喂养与 T1DM 发病率呈负相关;而牛乳喂养可增加患 T1DM 的风险(可能与早期暴露于牛乳蛋白有关)。③ 自身免疫:T1DM 的发生可能与 T 细胞介导的自身免疫导致 β 细胞的选择性破坏、胰岛素分泌减少和绝对缺乏有关。

2. 2型糖尿病(T2DM)的危险因素

(1) 超重与肥胖:总体脂增多或腹内体脂相对或者绝对增多会增加2型糖尿病的发病风险。研究同时表明,腹型肥胖者更易发生糖尿病,腹内脂肪堆积是比全身型肥胖更强的独立危险因素。

(2) 体力活动减少及(或)能量摄入增多:体力活动减少容易使脂肪在体内堆积,降低外周组织对胰岛素的敏感性,损害葡萄糖耐量而直接导致糖尿病。摄取高热量、高脂肪、高蛋白(高动物蛋白)、高碳水化合物及缺乏膳食纤维的饮食会增加 T2DM 的发病风险。

(3) 糖耐量受损(IGT):指血糖水平介于正常和糖尿病之间的一种中间状态。研究表明 1/3 的 IGT 患者 5～10 年后发展成为糖尿病。

(4) 胎儿及新生儿期营养不良:生命早期营养不良可以导致后来的代谢障碍,增加发生 IGT 和2型糖尿病的危险。

(5) 遗传易感性:2型糖尿病有很强的家族聚集性,糖尿病亲属中的患病率比非糖尿病亲属高 4～8 倍。

(二) 糖尿病防制

1. 糖尿病的三级预防

(1) 第一级预防:目标是纠正可控制的糖尿病危险因素,预防糖尿病的发生,降低糖尿病发病率。主要措施包括在一般人群和高危人群中宣传糖尿病的防治知识、提倡健康的行为、预防和控制肥胖、控制血压、改善血脂、及早干预 IGT 或空腹血糖受损(IFG)者。IGT 者被称为糖尿病前期,是最重要的糖尿病高危人群。

(2) 第二级预防:目标是提高糖尿病的检出率,尽早发现和及时治疗糖尿病。进行糖尿病筛查的重点人群为:① 年龄≥45 岁,BMI≥24,以往有 IGT 或 IFG 者;② 有 DM 家族史者;③ 有 HDL-c 降低(≤35 mg/dl 即 0.91 mmol/L)和(或)高 TG 血症(≥250 mg/dl,即 2.75 mmol/L)者;④ 有高血压(成人血压≥140/90 mmHg)和(或)心脑血管病变者;⑤ 年龄≥30 岁的妊娠妇女;有妊娠 DM 史者;曾有分娩巨大儿(出生体重≥4 kg)史者;⑥ 有不能解释的滞产者;有多囊卵巢综合征的妇女;⑦ 常年不参加体力活动者;⑧ 使用一些特殊药物者,如糖皮质激素、利尿剂等。

糖尿病筛查的方法可采用空腹血糖(FPG)或口服 75 g 葡萄糖负荷后 2 小时血糖。

(3) 第三级预防:对糖尿病患者,预防糖尿病的并发症,主要是慢性并发症;关键是尽早和尽可能地控制好患者的血糖、血压,纠正血脂异常和肥胖以及戒烟等。定期进行糖尿病并发症以及相关疾病的筛查,加强相关的治疗措施。对出现各种并发症的患者,应积极治疗并发症,以降低残疾率,改善生活质量,提高生存率。

2. 糖尿病的管理 除了包括根据糖尿病的自然病程和病情及时调整糖尿病的治疗方案外,还包括对糖尿病患者的教育、帮助患者掌握糖尿病自我管理的技巧、对糖尿病并发症的监测和治疗,以及对糖尿病患者相关数据的系统管理。糖尿病的管理应该是连续和全面的。对糖尿病的管理不仅需要利用医院的资源,还需要尽量利用社会的资源。

四、中医药在慢性非传染性疾病防制中的作用

中医治疗慢性病是在整体观念和辨证论治理论指导下,系统地认识个体,充分注重人的个体化差异性,针对不同机体的状态,采取优化的、有针对性的个体化治疗干预措施,使治疗更具有有效性和安全性,使机体逐步恢复阴阳平衡的健康状态;在治未病理论指导下,针对机体危险状态-偏颇体质进行"未病先防",减少慢性病发病率。大力推广应用中医药防治慢性病适宜技术和方法,对控制慢病具有重要意义。

中医药整体调节的治疗理论与实践,如扶正祛邪、标本兼治、益气活血、滋补肝肾等,完善了慢病防治的早期干预措施,对治疗病因复杂,多脏腑罹患的慢病,特别是现代医学缺乏有效诊治模式的慢病危险状态具有明显优势。针对慢病病程长、多脏器损害的特点,中医药包括中药、针灸、按摩、刮痧等丰富多样的疗法,具有疗效可靠,费用相对低廉的特点,尤其注重人体功能的整体调节,激发人体的抗病能力和康复能力,综合干预,有利于对病因复杂的慢病综合治疗与康复。更适合脏腑功能减退、代谢功能较差、罹患慢病的广大的中老年人群。

中医药防治心脑血管病、糖尿病等重大疾病疗效确切。如针对高血压治疗,中医将高血压分为肝阳偏亢型、肝肾阴虚型、痰浊中阻型、气血亏虚型等证型;不同证型的高血压患者往往都可能出现头痛、头晕等症状,但"虚则补之,实则泄之",许多气血亏虚型或寒瘀症状明显的高血压患者如果选择"牛黄降压丸"或者"珍菊降压片",都会造成体质越来越偏颇;反之肝火旺、肝阳偏亢型等以"实证"为主的高血压患者如果用了气血亏虚型偏补益的药物,往往会使血压进一步升高。因此临床上一定要辨清患者的体质和症状,选择适合的药物。

(王晓波)

第十五章 医源性疾病的防制

导学

1. 掌握医源性疾病的概念,医院内感染的防制策略。
2. 熟悉药物不良反应的常见类型及其主要影响因素。
3. 了解中药不良反应。

医源性疾病(Iatrogenic disease)指医护人员在疾病诊断、治疗、预防过程中采取的措施、理论与行为不当而导致的不利于患者身心健康的疾病,包括医院内感染、药源性疾病、长期大量使用某些药物引起的营养缺乏病,以及医护人员语言暗示及服务不当导致的不良影响和疾病等;同时医护人员也可因为职业环境的影响而导致某些疾病的发生。但故意伤害、意外中毒以及巫医造成的后果不属于医源性疾病。随着现代医学的发展,新技术、新药物、新器材的不断应用,医源性疾病的问题日益突出,目前已成为社会关注的敏感医疗问题,同时也是世界各国医学界关注的重点之一。

第一节 医院内感染的防制

医院内感染不仅严重威胁患者的身心健康,也造成了国家、社会和个人的卫生资源的严重浪费。我国每年因医院内感染而投入的费用高达几百亿,医院内感染的预防与控制,已引起各国医疗专家和医院管理者的高度重视,被作为衡量医院管理水平和医疗质量的重要标志。2012 年全国医院内感染监测网的数据显示:医院内感染的患病率为 3.03%～27.76%,其中以重症监护室(ICU)较高,部位主要为呼吸道、泌尿道多见,以 G^- 菌、G^+ 菌和真菌为主,约 1/3 的医院内感染是侵入性操作所致。

一、医院内感染概述

(一)医院内感染的概念

医院内感染(nosocomial infection)亦称**医院获得性感染**(hospital acquired infections, HAI),指患者在入院时不存在、也不处于潜伏期,而在医院内获得的一切感染,或在医院获得而出院后才发病的感染,医疗保健机构工作人员的职业性感染也属于医院内感染。

（二）医院内感染的分类

1. **外源性感染（exogenous infection）** 指病原体来自患者体外，可分为：① **交叉感染（cross infection）**：指患者与患者、患者与医护人员及患者与陪护人员或探视人员之间通过直接和间接接触途径而引起的感染。② **环境感染（environmental infection）**：指患者接触到被污染的物品所引起的感染，例如尿布、被单、床架、床头柜、擦桌布、病历卡、门把手、拖把、食具、玩具等。有时在拥挤而通风不良的候诊室，空气也可以成为感染的途径。③ **医源性感染（Iatrogenic infection）**：指在医疗和预防过程中由于所用的医疗器械、设备、药物、制剂及卫生材料污染造成的感染。

2. **内源性感染（endogenous infection）** 又称自身感染，指感染来自患者自身，即病原体来自患者体内或体表的感染，由人体的正常菌群或条件致病菌引起。当患者抵抗力下降或免疫功能受损，以及长期应用抗生素、免疫抑制剂或激素导致的微生物感染，如术后白色葡萄球菌引起的伤口感染。

二、医院内感染的形成与传播

医院的环境在很多方面不同于其他公共场所。大多数医院内感染是由于存在于一般人群中的微生物引起。这类微生物在健康人群中不会引起疾病或仅出现轻微症状。因此医院内感染发生有其特定条件：

（一）形成因素

1. *病原体* 常见的病原体有细菌、真菌、病毒和寄生虫等，其中以细菌为主，约占 90% 以上，且多数是耐药菌株和条件致病菌；其次是真菌，约占 5%。

2. *感染源* 指医院内有病原体存在的人、动物及物品，包括生物性感染源和非生物性物品（或环境储菌）。生物性感染源包括患者、病原携带者和受污染的动物；非生物性物品包括患者衣物、食品、医疗用品及有利于微生物生存的环境等。

（1）患者：医院内具有传染源性的患者，其病原体随感染部位的脓液、分泌物排出，或从患者消化道、呼吸道及泌尿生殖道排出；这些病原体致病力强，同时具有耐药性，因此很容易在易感宿主体内存留而形成感染。

（2）病原体携带者：自身感染时的病原体为自身体内的微生物，有的是正常菌群，寄居在肠道和上呼吸道；有的为条件致病菌，当机体抵抗力降低或正常防御机制破坏时，则发生感染；而医护人员和探视者常作为"正常人"的健康病原体携带者易被忽视，应引起重视。

（3）动物：主要是鼠类、媒介昆虫等。

（4）非生物性物品：室内物品如灯架、柜顶等，公共设施如水池、水龙头、肥皂盒、拖把及空调等的储菌亦可成为感染来源。

3. *机体因素* 一般患者均处于抵抗力低下状况，几乎所有传染因子均可引起医院内感染。尤其是新生儿免疫机制尚未成熟，老年人随年龄增长发生生理改变，故风险高。此外，患某些疾病的人群如恶性肿瘤、粒细胞缺乏症、免疫缺陷综合征、严重烧伤和某些皮肤病、严重营养不良、昏迷、糖尿病、支气管肺部疾病、尿毒症、肝硬化等医院内感染的易感性增高。

4. *某些诊断或治疗手段的应用* 如外科手术后保留导管（尤其是静脉内和膀胱内）、气管插管或切开、输血、麻醉、使用免疫抑制药物、抗生素等的患者院内感染的易感性增加。

（二）传播途径

1. *接触传播* 是医院内感染最为常见的传播方式。是人与人之间的传播方式，分为两类。

① 直接接触传播：传染源排出的病原体，不经外界传播因素而直接传给接触者。② 间接接触传播：病原体由传染源通过某种传播因素传给接触者。

2. 空气传播　吸入医院空气中含病原体的气溶胶能够导致医院感染的传播。而空气中的气溶胶主要来自飞沫核和尘埃。

3. 公共媒介传播　被病原体污染的血液及其制品、药物、各种制剂、医疗设备、生活用水、食物等，常可导致医院感染的发生。

4. 生物媒介传播　在虫媒传染病流行区，医院若缺乏杀虫、灭鼠措施，就会导致某些传染病在医院中传播。

（三）易感人群

病原体传播给宿主后能否引起宿主感染取决于病原体的致病力和宿主的易感性。幼儿及新生儿由于机体防御功能尚未发育完全，抗感染能力差，容易发生医院内感染。老年人随着年龄的增长，生理防御机能衰退，被感染的机会增高。营养不良患者以及心肾功能不全、器官移植、恶性肿瘤、糖尿病、严重烧伤的患者，由于其免疫力和抵抗力降低，属于易感人群。此外，经常接触感染者和感染源的医护人员，也属于易感人群。

三、医院内感染的诊断指标

诊断医院内感染的客观指标见表 15-1。

表 15-1　医院内感染诊断的客观指标

分　类	客　观　指　标
泌尿道感染	原无症状，现出现尿道症状，尿常规出现脓细胞或 WBC≥10/视野(高倍镜) 细菌学定量培养出一种有意义的微生物(>105/ml)或在多次定量培养中出现大量同一细菌
深呼吸道感染	有临床表现(咳嗽、发热、脓性痰、啰音)，原有呼吸道感染而出现明显加重者(痰培养或 X 线检查不是必需的)
伤口感染	烧伤或术后伤口有脓性排出物或出现典型的感染症状(培养不是必需的)。原有感染伤口，从临床或细菌学上证实为一次新的感染
心血管感染	发生于心瓣膜、心包、心肌或血管等部位的感染(细菌学阳性培养不是必需的)
皮肤感染	从皮肤病灶、溃疡、肿块或其他损伤部位有脓性排出物，包括有典型临床表现而皮肤完好者(不一定要细菌学阳性培养)
胃肠道感染	出现临床表现，且粪便培养出沙门菌、痢疾杆菌、耶尔森菌或其他病原菌。如果没有阳性培养结果，只要流行病学资料证实有院内交叉感染时，也可认为是院内感染
败血症	任何阳性血培养，入院时无菌血症并无标本污染
腹腔内感染	腹腔内出现脓肿或腹膜炎
骨髓感染	有典型临床表现，或出现有意义的 X 线结果(细菌学检查不是必需的)
脑膜感染	有临床表现或脑脊液培养阳性
针刺位感染	在针刺部位有脓性分泌物或出现典型感染体征(血栓性静脉炎，只有当抽出的插管分离培养到阳性结果才认为是感染)

四、医院内感染的防制

1. 建立医院监测管理系统　医院应成立医院内感染管理委员会或管理小组，有条件的医院要设立医院内感染管理科。内设专职管理人员(为公共卫生专业毕业或临床医师经专门培训者)1~3名。同时应按照卫生部颁发的《院内感染控制标准》,建立健全医院内感染监测控制标准,并按月统计上报。通过监测取得第一手资料,分析医院内感染的原因,发现薄弱环节,为采取有效措施提供依据并通过监测来评价各种措施的效果。

2. **建立健全医院各项管理制度** 成立医院内感染控制管理机构,制定管理和检查的考核办法,如入院制度、家属探望制度、各项操作和护理规程及消毒隔离和清洁卫生制度等。在呼吸道疾病流行季节严格病房探查制度,并实施临时空气有效消毒办法。

3. **严格隔离与消毒** 隔离包括对传染源的隔离和对易感者的保护性隔离。隔离时间必须充分。消毒包括制剂、医疗器械、医院内病床、门房把手、地板、患者用过的各种物品、患者的排泄物、分泌物和血液等,这些都应进行消毒处理。

4. **减少不必要的操作和治疗** 尽量减少保留导尿管、保留静脉插管等医护措施;尽量避免过多使用抗生素和激素等。

5. **加强医护人员管理** 包括进行医院内感染知识培训;加强医德教育,规范诊疗行为;对院内医护人员定期体检;对已感染的医护人员要进行彻底治疗等。

6. **医院建设与设备改善** 医院内各种患者高度集中,因此应在医院建筑设计时就考虑到合理布局,明确功能分区,防止交叉感染,兼顾方便患者就诊和治疗;妥善处理各种废弃物,以免污染环境;同时不断完善和改进各种诊疗设备。

第二节 药源性疾病的防制

随着医学科学的发展,药物种类日益繁多,药物的不良反应也愈来愈多,已成为医学研究和应用领域不可忽视的一个问题。据《国家药品不良反应监测年度报告》,1999—2014年,全国药品不良反应监测网络累计收到《药品不良反应/事件报告表》近790万份;2014年监测网络收到《药品不良反应/事件报告表》132.8万份,较2013年增长了0.8%。其中新的和严重药品不良反应/事件报告34.1万份,占同期报告总数的25.7%。按怀疑药品类别统计,化学药占81.2%、中药占17.3%、生物制品占1.5%。抗感染药报告数量仍居首位,占化学药的46.2%,较2013年降低了1.4个百分点,报告比例已连续5年呈下降趋势;心血管系统用药占化学药的10.2%,较2013年上升了0.2%,且连续5年呈上升趋势。

近年来,中药在疾病治疗、预防,以及养生保健等领域的应用越来越广泛。但是在其应用过程中也存在一些认识误区,如认为中药源自天然,药性平和,不会发生毒副作用;中药可长期服用,甚至提出"有病治病、无病健身、安全可靠"等。中药有效性和安全性是中医药生存和发展的坚实基础,也是逐渐为世界人民接受的根本前提。而近些年来发生的比利时中药减肥事件、新加坡黄连事件、马兜铃酸事件、日本柴胡事件、英国千柏鼻炎片和复方芦荟胶囊事件、鱼腥草注射液事件、何首乌事件等中药安全性事件已经严重影响了中药的国际化进程,中药药源性疾病已成为国内外关注的热点。

一、药物不良反应的相关概念

1. **药源性疾病（drug induced disease，DID）** 亦称药物诱发性疾病，指药物用于预防、诊断、治疗疾病过程中，因药物本身的作用、药物的相互作用以及药物的使用引起的与治疗目的无关的不良反应，致使机体某（几）个器官或局部组织发生功能性或器质性损害而出现的一系列临床症状与体征。它不仅包括药物正常用法用量情况下所产生的不良反应，而且还包括由于超量、误服、错误应用以及不正常使用药物等情况而引起的疾病。

2. **药物不良事件（adverse drug event，ADE）** 指药物治疗期间所发生的任何不利的医疗事件，该事件并非一定与该药有因果关系。ADE 包括临床新出现的偶然事件及不良反应。

3. **药物不良反应（adverse drug reaction，ADR）** 指正常剂量的药物用于预防、诊断、治疗疾病或调节生理功能时出现的有害和与用药目的无关的反应。该定义排除了有意或意外的过量用药及用药不当（配伍用药）引起的反应。

4. **药物滥用（drug abuse）** 有广义和狭义之分，广义上是指药物的不规范使用，即在不适当的时间、地点及条件下，以及不适当的方法、剂量、途径、配伍、疗程，给人体使用药物的行为。其中以滥用抗菌药物最为突出，我国抗菌药物临床应用主要有药物品种多、使用率和使用强度高、用量大、药物应用结构不合理等问题。此外，中药的滥用也有报道，如滥用人参导致严重反应，甚至引起死亡；长期服用带朱砂的成药，如朱砂安神丸、活络丹、天王补心丹而致汞中毒。狭义上仅指反复、大量地使用具有依赖性或依赖性潜力的药物，而这种用药与公认医疗实践的需要无关，导致了成瘾性以及出现精神错乱和其他异常行为。"药物滥用"是国际上对吸毒行为的通用术语，与"吸毒"无本质的区别。

二、药物不良反应的常见类型

1. **A 型药物不良反应（type A adverse drug reactions）** 亦称**剂量相关的不良反应（dose-related adverse reactions）**。该反应为药理作用增强所致，常和剂量有关，可以预测，发生率高而死亡率低。通常包括以下几种。

（1）**副作用（side effect）**：是在治疗剂量下出现的与治疗目的无关的作用，对机体危害性不大的不良反应，多为可恢复的功能变化，随目的不同，治疗作用和副作用可相互转变。如阿托品作为麻醉前给药抑制腺体分泌，则术后肠胀气、尿潴留为副作用；而当阿托品用于解除胆道痉挛时，心悸、口干为副作用。

（2）**毒性反应（toxic reaction）**：指由于患者对药物敏感性高，用量过大或过久，药物引起机体发生生理生化功能异常或组织结构病理变化的反应；该反应可在各个系统、器官或组织出现。药物的毒性作用一般是药理作用的延伸，主要对神经、消化、心血管、泌尿、血液等系统，以及皮肤组织造成损害。各种药物毒性性质和反应的临床表现各不相同，但反应程度都和剂量有关，剂量加大，毒性反应增强。药物毒性反应所造成的持续性的功能障碍或器质性病变，停药后恢复较慢，甚至终身不愈。如氨基糖苷类抗生素硫酸链霉素、硫酸庆大霉素等具有耳毒性，可致第八对颅神经损害，造成听力减退或永久性耳聋。

（3）**首剂效应（first-dose response）**：又称**首剂综合征（syndrome of first dose）**或**首剂现象（first dose phenomenon）**，指一些患者在初服某种药物时，由于机体对药物作用尚未适应而引起不可耐受的强烈反应。最初发现引起首剂效应的药物为 α_1 受体阻滞剂盐酸哌唑嗪。

（4）**停药反应（withdrawal reaction）**：又称撤药综合征，指长期连续使用某些药物后，可使人体对这些药物产生适应性，突然停药或减量过快会使人体的调节功能失调而发生功能紊乱，主要表现为临床症状反跳和病情加重。如停用抗高血压药出现血压反跳以及心悸、出汗等症状；停用巴比妥类药物出现不安、精神错乱、惊厥等症状；突然停用肾上腺皮质激素，或减量过快可产生肾上腺危象。

（5）**后遗效应（after effect）**：指停药后血中药物浓度已降至阈浓度以下时残存的生物效应。有些效应短暂且较易恢复，如停用苦寒药物后，患者可能会出现短期食欲不振、腹部不适等症状。而有些作用则比较持久，如长期大量服用甘草，停药后可发生低血钾、高血压、浮肿、乏力等假性醛固酮增多症。

（6）**继发反应（secondary reaction）**：指人体继发于药物治疗作用之后的药物反应。如长期口服广谱抗生素后，肠道内敏感的细菌被杀灭，而不敏感的细菌或真菌大量繁殖，从而引起二重感染，导致真菌感染或伪膜性肠炎等。

2. B 型药物不良反应（type B adverse drug reactions） 又称为**剂量不相关的不良反应（non-dose-related adverse reactions）**。该反应是与药理作用无关的异常反应，一般和剂量无关，难以预测，发生率低而死亡率高。

（1）**变态反应（allergic reaction）**：又称过敏反应，是一种由免疫机制介导的特殊药物反应，通常分为四型：速发型、细胞毒型、免疫复合物型和细胞免疫型。常见的变态反应表现为皮疹、荨麻疹、皮炎、发热、血管神经性水肿、哮喘、过敏性休克等，其中以过敏性休克最为严重，可导致死亡。

（2）**特异质反应（idiosyncrasy reaction）**：由于先天遗传异常所致患者对药物产生的遗传异常反应。可表现为对低剂量药物有极高的敏感性，如红细胞 6-磷酸葡萄糖脱氢酶缺乏者或红细胞谷胱甘肽酶缺乏者服用有氧化作用的药物如磺胺等就可能引起溶血；也可表现为对大剂量药物极不敏感，如维生素 K 环氧化物还原酶的受体变异者对华法林的抗凝血作用耐受。

三、影响药物不良反应的主要因素

1. 性别因素 男女性别差异导致对药物的敏感性不同，通常 ADR 的发生率女性高于男性。例如，女性对地高辛、肝素钠等药物比男性敏感，因氯霉素引起的再生障碍性贫血发生率比男性高 2 倍，因保泰松和氯霉素引起的粒细胞缺乏症发生率比男性高 3 倍。

2. 年龄因素 老年人和婴幼儿较成人更容易出现药物不良反应。老年人对强效镇静剂、催眠药敏感，如服用成人剂量的硝西泮，易导致脑功能紊乱；服用噻嗪类利尿药比年轻人更易发生钾耗竭；服用抗高血压药和噻嗪类药物易引起直立性低血压。婴幼儿由于药物代谢酶等生化功能及免疫功能发育不完善，易发生严重的药源性疾病；婴幼儿因其体内氧化反应弱，加之肾功能不完全，对巴比妥类药物耐受差；因肾脏排泄功能弱，经肾脏排泄的链霉素易在小儿体内蓄积达到中毒剂量。

3. 遗传因素 遗传是造成人类对药物反应个体差异的重要决定因素。由于遗传原因导致的红细胞生化异常，使患者对某些药物如素米痛特别敏感，易引起高铁血红蛋白血症，对乙酰化代谢异常者使用治疗剂量的双香豆素抗凝剂，亦可导致抗凝作用时间延长。

4. 高敏性 有些患者对药物特别敏感，同等剂量的药物可引起比一般患者更强烈的反应，称为高敏性。例如，有少数过敏体质者或致敏患者对某些药物产生一种特殊类型的高敏反应，该反应由免疫反应异常所致，称之为药物变态反应。引起变态反应的常见药物有抗菌药、解热镇痛抗炎药、疫苗等。

5. **疾病或病理状态**　疾病既能改变药物的药效学又能改变药动学,从而诱发 ADR。慢性肝、肾疾病的患者由于药物在体内的代谢及排泄速率降低,使药物的血浆半衰期延长,血药浓度增高,容易引起不良反应。例如,多粘菌素的神经系统毒性反应在肾功能正常者中的发生率为 7%,而在肾功能不良者中可达 80%。

6. **营养因素**　不均衡饮食可影响药物的作用。如在维生素 B_6 缺乏状态时异烟肼引起的神经损伤较正常情况更严重。对缺乏烟酸的动物,硫喷妥钠的麻醉作用会增强。

7. **精神因素**　用药者的精神状态对药物的药理作用和不良反应都能产生重要的影响。安定、乐观的情绪,积极、向上的精神状态和克服、战胜疾病的坚定信心,能使呼吸、循环系统功能稳定,使神经、内分泌系统功能协调,从而增强药物的疗效。烦躁焦虑、忧郁悲观、愤怒、恐惧等情绪能造成自主神经功能紊乱、神经内分泌功能失调,从而降低药物的疗效。对治疗药物信心不足,甚或怀疑药物的患者则不仅疗效欠佳,而且还容易产生不良反应。

四、药源性疾病的预防

1. **正确诊断,合理用药**　误用和滥用药物是引起药源性疾病的主要原因,若能对疾病进行准确诊断,并且合理用药,大多数药源性疾病是可以避免的。因此,在用药的过程中要遵循用药正确(保证有效)、剂量恰当、治疗期限合理、用药产生的危害性极小的原则,做到如下几方面。

(1) 严格掌握用药指南,充分考虑适应证和禁忌证,尤其是麻醉药品和精神药物。

(2) 制订合理的用药方案,用最少品种的药物达到治疗目的,尽量避免药物相互作用引起的不良反应。

(3) 严密观察药物疗效和反应,了解药物反应史,严格按照药物的正确用法和合理用量用药。

(4) 医生主动向患者介绍药物治疗作用和可能发生的不良反应,尊重患者用药知情权,使患者愉快地配合治疗。

2. **加强管理,严格执行新药审批制度**　建立医疗机构药事管理委员会和药学部门监督、指导医院药事管理日常工作,严格执行在医生指导下、在药师监护下合理用药。严格执行新药审批制度,根据《中华人民共和国药品管理法》规定,任何一种新药在作为商品投放市场前,必须经过审批。医院实行公开采购药物,防止劣药进入医院,消除劣药对医疗工作和患者健康的影响。

3. **提高对药物不良反应的认识,开展不良反应的监测**　首先要提高医护人员对药源性疾病的认识,充分认识到药物作用的两重性,它既是治疗疾病的手段,也是致病因素,必须进行科学的管理和应用。对治疗中发现的药物不良反应,要认真分析研究,及时报告并提出防治对策与措施。新药上市后仍需继续监测其药理作用和不良反应。临床医生在用药过程中如发现正常给药途径和剂量时出现意外或严重的不良反应,均应及时向有关部门报告。

(孔丽娅　饶朝龙)

第十六章 伤 害 防 制

导学

1. 掌握伤害的概念,伤害的预防策略和措施。
2. 熟悉伤害的特征、分类及病因,伤害的测量指标、研究方法。
3. 了解影响伤害发生的各种因素,常见伤害的防制。

　　伤害预防控制事关居民的安全和健康、生命及生活,与国民经济发展、人民安居乐业和社会繁荣息息相关。全球每年有数以亿计的居民遭受伤害,700多万人死亡,1 500多万人因伤害遗留功能障碍,800万人终生残疾。WHO指出:2020年人类前三位死亡原因将是心血管疾病、伤害和神经精神疾病。2008年5月中国汶川大地震所造成的重大伤亡,凸显了伤害这一尚未被充分认识的公共卫生问题的重要性。

第一节　伤害研究概述

　　目前,中国伤害死亡人数约占总死亡人数的 11%,伤害的**潜在生产寿命损失年(potentially productive years of life lost, PPYLL)**超过了总 PPYLL 的 30%。交通伤害、自杀、溺水以及跌落导致的死亡人数占全部伤害死亡的 79%。伤害造成的总体损失和社会代价远大于癌症、心脏病、AIDS、脑血管疾病、慢性阻塞性肺疾患、糖尿病、慢性肝病和肝硬化等各种慢性病。因此,全面认识伤害对居民健康和国家可持续性发展均具有重要意义。

一、伤害的概念与分类

(一) 伤害的概念

　　由于运动、热能、化学、电或放射线的能量交换超过机体组织的耐受水平而造成的组织损伤和由于窒息而引起的缺氧,以及由此引起的心理损伤统称为**伤害(injury)**。伤害的本质特征指使身体组织或思想感情受到损害,即包括躯体伤害(外力造成的躯体疼痛、功能受损、组织或肢体伤残和生命丧失等)和精神伤害(语言或行为对人格和尊严的侵犯以及隐私被泄露,造成精神上的打击、摧残或歧视)两个方面。随着心理学和行为科学的发展和人们认识的不断深入,伤害的外延不仅拓展到精神伤害、突发事件应急管理、残疾预防和老年人跌倒,且延伸到了运动伤害、休闲娱乐伤害、玩具伤害、农业伤害、酒精相关性伤害、校园安全和安全社区等。

(二) 伤害的分类

流行病学调查中,伤害分两类:① 非故意伤害(包括非溺水性窒息、钝/锐器伤、碰撞/打击伤、电击伤、火器伤、职业伤害、运动/训练伤、动物/昆虫叮咬伤和光、气压、放射性伤害等);② 故意伤害(包括儿童与老人的虐待/疏忽、家庭/社会暴力、强奸以及与毒品/酒精有关的伤害等)。

1. 按伤害意图分类 疾病监测的死因统计中分四类:① 非故意(意外事故如交通事故、意外中毒、坠落、医源性伤害、烧烫伤和溺水等);② 自残/自杀(自杀或自杀企图);③ 故意(暴力、攻击);④ 不清楚。

2. 按伤害性质分类 ① 骨折;② 扭伤/拉伤;③ 锐器伤、咬伤、开放伤;④ 挫伤、擦伤;⑤ 烧烫伤;⑥ 脑震荡、脑挫裂伤;⑦ 器官系统损伤;⑧ 不清楚;⑨ 其他。

3. 按伤害发生的地点分类 ① 家中;② 公共居住场所;③ 学校与公共场所;④ 体育和运动场所;⑤ 公路/街道;⑥ 贸易和服务场所;⑦ 工业和建筑场所;⑧ 农场/农田;⑨ 不清楚;⑩ 其他。

4. 按伤害发生时活动类别分类 ① 体育活动;② 休闲活动;③ 有偿工作;④ 家务/学习;⑤ 驾乘交通工具;⑥ 不清楚;⑦ 其他。

5. 按伤害部位分类 ① 全身广泛受伤;② 多部位;③ 头部;④ 上肢;⑤ 下肢;⑥ 躯干;⑦ 呼吸系统;⑧ 消化系统;⑨ 神经系统;⑩ 不清楚;⑪ 其他。

6. 按致伤因素的性质种类分类 物理损伤、化学损伤、生物损伤等。还可按《国际疾病分类》标准分类。

二、伤害的危害及流行特征

(一) 伤害的主要危害

1. 伤害是人类的主要死亡原因之一 全球每年有 700 多万人死于伤害,发达国家由伤害导致的死亡占全部年龄调整死亡率的 7.6%,在发展中国家这一数字约为 10.7%,在各国的死因顺位中伤害居第 4～5 位。我国每年大约有 80 万人死于各类伤害(损伤和中毒),伤害死亡占全部死亡的 11%,已成为第五号杀手。

2. 伤害是威胁劳动力人口健康与生命的主要原因 根据我国近期疾病监测资料显示,35 岁以下死亡的人口超过半数由伤害导致。在中国和美国,潜在减寿年数死因顺位的首位都是伤害。

3. 伤害具有常见、多发、死亡率高、致残率高的特点 我国每年至少有 3 亿人发生 1 次以上伤害。《中国因伤害导致残疾的流行病学研究》显示,2006 年我国因伤害导致残疾的现患率为 99.68/万,占残疾人总体的 15.59%。

4. 伤害所造成的直接和间接经济损失巨大 据估计,中国每年有 7 500 万人因伤害而就医,1 500 万人需要住院。1995—2008 年中国每年伤害死亡数在 70 万人左右,110 万人遗留终身残疾(残疾率 84.62/10 万)。每年伤害的医疗费用和因伤害误工的总负担为 1 343 亿元。2008 年四川省"5·12"汶川大地震中遇难和失踪 87 574 人,受伤 374 176 人,直接经济损失 8 451 亿元人民币。与此同时,伤害因急救、医疗、康复以及早死、残疾或功能丧失而消耗着巨额的费用。

(二) 伤害的流行特征

1. **伤害的分布特征**　发展中国家的伤害死亡率高于发达国家;伤害死亡的高发年龄为15～59岁;大多数伤害的发生率和死亡率均为男性高于女性;伤害的死亡原因主要是交通事故、自杀、战争伤害、火灾与烧伤、暴力、职业伤害和溺水等;儿童、青少年伤害死亡呈上升趋势;由于危险职业从业人员的减少和自动化程度提高,以及交通工具和道路等的安全性能的提高等因素,在发达国家职业性伤害和道路交通伤害的发生有逐步下降的趋势。

2. **我国伤害的流行特征**　1998—2005年间,我国在河北、广东、安徽、四川等地开展了20多万社区人群的伤害现场流行病学调查。结果表明,伤害发生率为16.1％～21.9％,伤害人群中2.3％～4.5％暂时性失能,0.13％～1.1％致残。2005年居民伤害死亡率为52.6/10万,因伤害造成的死亡总人数为73.2万,其中由交通事故、自杀、溺水和跌落共造成的死亡人数达55万以上。男性伤害死亡率为64.0/10万,女性为38.4/10万,其性别比为1.67∶1。0岁组和85岁以上人群女性高于男性,其余年龄段均为男性高于女性。1～14岁儿童以溺水为主要死因,15～24岁和25～29岁人群以交通事故和自杀为主,女性自杀造成的死亡高于男性,60岁以上老年人口以自杀、跌落和交通事故为主。1995年前五位伤害死因依次为自杀、交通事故、溺水、跌落和中毒,2005年其顺位依次为交通事故、自杀、跌落、溺水和中毒。交通事故所致的意外死亡一直呈上升趋势。他杀致死的死亡率较低,但上升趋势十分明显。城市伤害死亡率为38.8/10万,农村为59.0/10万。城市伤害死亡的原因依次为:交通事故、自杀、意外坠落、中毒、他杀、溺水、火灾和烧伤;农村伤害死亡的原因依次为:自杀、交通事故、溺水、意外坠落、中毒、他杀、火灾和烧伤。

三、伤害的发生条件及研究方法

(一) 伤害的发生条件

1. **致病因子**　能量(energy)是引起伤害的致病因子,能量的异常交换或在短时间内暴露于大剂量的能量就会导致伤害的发生。引起伤害的能量分别为:**动能(kinetic energy)** 或**机械能(mechanical energy)**、热能、电能、辐射能、化学能。

2. **宿主**　指受伤害者,是伤害流行病学的主要研究对象。在伤害流行病学研究中,应从宿主的人口学特征(如年龄、性别、种族、职业等)和心理行为方式(如饮酒、安全带、心理因素及状态等)两方面关注。

3. **环境**　包括社会环境,即一个国家和地区是否有相应的伤害预防的法律、法规及其执行的程度;自然环境,如气象条件是重要影响因素;生产环境,如安全防护设施、劳动时间、强度及操作规范等因素;生活环境,如居室装修时未采用防滑地面易导致跌落。

(二) 研究方法

1. **常用测量指标**

(1) 伤害发生率:指单位时间内(通常是年)伤害发生的人数与同期人口数之比,是进行伤害研究与监测常用的指标。

(2) 伤害死亡率:指因伤害致死的频率。可以计算伤害的总死亡率,也可以按照伤害的种类计算分年龄别、性别等人群特征的死亡率。

(3) **潜在减寿年数(potential years of life lost, PYLL)**:指某病某年龄组人群死亡者的期望寿命与实际死亡年龄之差的总和。即死亡所造成的寿命损失。PYLL是人群中疾病负担测量的一个直接指标,也是评价人群健康水平的一个重要指标。可用于衡量某种死因对一定年龄组人群的危害程度。即可反映出对各年龄组人群的危害大小。

（4）**伤残调整寿命年**(disability-adjusted life years, DALY)：指从发病(发生伤害)到死亡(或康复)所损失的全部健康生命年。包括因早死所致**生命损失年**(years of life lost, YLL)和疾病所致的**伤残引起的健康生命损失年**(years of life lived with disability, YLLD)两部分。DALY 是因各种疾病造成的早死与残疾对健康寿命年损失的综合指标,DALY＝YLL＋YLLD。

2. 常用研究方法　最常用的是现况研究、病例对照研究、队列研究、社区干预研究及类实验研究等,新的流行病学研究方法如下。

（1）**病例交叉设计**(case crossover design)：1991 年由 M. Maclure 提出,用以研究暴露的瞬间效应对罕见、急性疾病发生的作用。评价在伤害发生以前异常而又短暂的暴露对伤害发生的作用。该方法用受伤害的人作为自身对照,被用于车祸发生与镇静剂使用、饮酒的关系研究,移动电话使用与机动车交通事故的关系等研究。

（2）**Meta 分析**(Meta-analysis)：是将许多目的相同、相互独立的研究结果,进行质量评估、定量综合后得出比较精确的结论。该方法由 Glass 于 1976 年提出,最初用于心理学和教育学方面的研究。如今被用于有关伤害的危险因素探索、治疗、康复等。

（3）**巢式病例对照研究**(nested case-control study)：将队列研究和病例对照相结合的研究方法。先建队列,然后收集每个队列的暴露信息,以及有关混杂的资料;确认随访期内发生的病例,并在同一队列中选择对照作病例-对照分析。被用于工伤事故的危险因素研究、镇静剂使用与机动车交通事故研究等。

（4）**捕捉-标记-再捕捉法**(capture-mark-recapture, CMR)：为估计某地有某病或某种特征人数多少的一种快速流行病学调查方法。该方法要开展两次或两次以上的调查,对第 1 次调查患某种疾病或具有某种特征的人予以登记,在以后的调查中再查出其中登记在案的人,通过统计学处理,估计患病人数及可信限。

3. 伤害监测

（1）**常规监测**(general surveillance)：是有关致死性伤害的趋势及分年龄、性别、州、城市、县的详细资料。

（2）**特殊监测**(special surveillance)：即专项监测,主要包括：机动车伤害、攻击及他杀、自杀及企图自杀、职业性伤害、消费产品伤害、火灾相关的伤害、船只相关的伤害等。

（3）**以医院为基础的监测**(hospital-based surveillance)：指有些医院将伤害资料登记加入到创伤记录中以监测医护质量并将资料应用于科学研究。

（4）**危险因素监测**(risk factor surveillance)：指监测与伤害有关的危险因素,如吸烟、饮酒和安全带使用等。监测数据与调查数据可互相补充,且监测数据往往比调查数据更客观。

（5）**以预防为导向的监测**(prevention-oriented surveillance)：预防性监测比事故性监测更能防患于未然。该方法取得良好效果的范例是,纽约市通过对伤害发生的环境监测成功地预防和控制了儿童的致死性跌落。研究者发现 5 岁以下儿童中 66％的致死性跌落是由于儿童在无人照看时爬出高层建筑窗口所致,从而通过窗外安放护栏有效预防了致死性跌落的发生。

第二节 伤害的预防策略与干预措施

伤害的预防和控制是一项社会系统工程,涉及的部门和机构十分广泛。伤害防制必须把健康教育与健康促进、自救互救、现场调查、临床救护、功能恢复、基础研究以及社会各界群众的积极参与有机地结合起来,建立和发挥学科间、部门间的有效协作,才能减少伤害的发生、死亡和残疾。

一、伤害的预防策略

1. **全人群策略** 在社区居民、企(事)业单位职工、学校师生等人群中开展伤害预防的健康教育,提高全民对预防伤害重要性的认识,增强群体对伤害的预防意识和自我保护意识。

2. **高危人群策略** 对伤害的高危人群开展有针对性的预防教育与培训。如对驾驶员的安全培训,对学生进行防火、交通安全、防止溺水的专题教育等,降低伤害易发人群的伤害危险性。

3. **健康促进策略** 针对所处的环境,提出环境与健康的整合策略。如为预防工作场所的伤害,采取工作场所健康促进项目,主要包括把伤害预防纳入企业建设规划,明确雇员和雇主在职业伤害预防中的责任,通过岗位培训和职业教育加强员工的伤害预防能力,通过投资改善不合理的生产环境,共同参与伤害预防活动等。

二、伤害的三级预防

第一级预防是在伤害发生前针对病因采取相应的预防措施;第二级预防是在伤害发生时采取院前急救与医院治疗等措施;第三级预防是在伤害发生后期阶段对受伤害者施行康复与照料等措施。

三、伤害的综合干预

1. **"五E"干预**

(1) 工程干预:通过对环境改善与产品的设计和革新,减少和消除伤害发生的危险。如城市道路中的盲人道路建设,汽车设计时配置儿童专座等。

(2) 教育干预:通过健康教育和普及安全知识,增强人们对伤害危险的认识、自我保护意识及行为方式的改变,达到预防伤害的目的。如自觉遵守交通规则,避免酒后驾车等。

(3) 强制干预:国家通过法律及法规对伤害的危险行为进行干预,防范伤害。如规定使用安全带,严禁酒后驾车等。

(4) 经济干预:通过强制惩处制度或经济鼓励的手段规范人们的行为,远离伤害。如国内外有许多保险公司以低价安装住宅自动烟雾报警器或喷淋系统防止火灾。

(5) 即时援助和紧急护理:通过建立伤害急救系统,采取有针对性的自助或援助措施,使受伤害的个体或群体获得及时有效的现场处理或送往医院途中的紧急救护,挽救受伤害者的生命,减少伤残发生,提高生命质量。

2. **哈登模型** 美国原国家公路交通安全局负责人哈登(Haddon W. J.)根据伤害发生的三个时

间阶段和三个因素,提出了一个伤害预防模型。该模型将伤害发生的过程分为伤害发生前、发生中和发生后三阶段及宿主(人)、致伤因子(如机动车辆、不安全设备等)、环境三因素。伤害预防应根据发生过程的不同阶段,对致伤因子、宿主和环境开展有针对性的预防。

3. **主动干预与被动干预相结合** 主动干预指个体选择一定的安全设施或采取某些行为方式以避免伤害,如使用安全带、头盔等;被动干预指在外界环境中配置安全设施来减少伤害的风险,如改善刹车、配备安全气囊等。在实际工作中,可根据具体情况将两者结合,能更有效地达到预防伤害的目的。

第三节 常见伤害的防制

目前,交通伤害、自杀、溺水、跌倒与职业伤害和中毒造成的死亡超过了全部伤害死亡的80%,是现阶段伤害预防控制工作的重点。

一、道路交通伤害的防制

道路交通伤害(road traffic injure)或交通事故,是目前世界各国面临的一个主要的、不容忽视的、可预防和控制的公共卫生问题。WHO《道路安全全球现状报告2015》指出:全球每年有125万人、每日约有3 500人死于交通伤害,多达5 000万人因此受伤或致残。90%道路交通死亡发生在低收入或中等收入国家,而这些国家仅拥有世界54%的车辆。

1951—2002年中国道路交通伤害一直呈上升趋势,20世纪80年代后这一趋势尤为明显。21世纪以来每年车祸死亡人数在10万左右,受伤人数达50万,直接财产损失近30亿元。我国道路交通伤害人口死亡率经历了1970—2002年的快速上升、2003—2004年呈现稳中有降的迹象、2005—2009年明显下降的三个阶段。机动车交通事故死亡人员的男女性别比为3.2:1。半数以上死者年龄在16~45岁。3/4的致死性交通事故发生在公路。机动车驾驶人员是主要肇事者,超速行驶、不按规则让行、逆向行驶、违法抢道、酒后驾车、疲劳驾车等不良行为是发生道路交通伤害的主要原因。

中国道路交通伤害的危害性与严重性不仅在于造成居民的死伤和残疾,而且带来每年超过12.5亿美元的经济损失和1 260万潜在寿命损失,各种伤害中劳动人口的健康受到的威胁最大。

1. **危险因素** 主要的危险因素及影响因素包括:自然环境因素,如气候、地理、地域等;驾驶员因素,如视力、疾病、技术经验、心理、生活事件、酗酒、疲劳等;道路、管理及经济状况;年龄、性别及生物周期因素。

2. **干预措施**

(1) 预防策略:建立以政府为主导、多部门配合、全社会参与的道路交通伤害防制工作机制,把道路交通伤害作为一项主要和优先的公共策略,采取综合性措施,预防道路碰撞事故的发生,减少重度创伤和死亡,最大限度降低道路交通伤害的损伤。

(2) 干预措施:① 建立健全交通安全法规,加强管理;② 加强健康教育与安全意识教育;③ 改善路况;④ 提高交通工具安全性能;⑤ 建立完善、高效的交通伤害急救和康复系统;⑥ 加强道路交通伤害监测。

《中华人民共和国道路交通安全法》明确规定：在交叉路口保护行人的权利；对司机和前排乘客强制系安全带；摩托车驾驶员和乘客强制要求戴头盔；要求医疗机构对交通事故中的受伤人员应当及时抢救；在缺乏事故责任依据的情况下，机动车驾驶员要对与非机动车或是行人发生的交通碰撞承担责任等。

二、自杀的防制

自杀（suicide）是一种全球性的现象，在世界所有区域都有发生。每年有 80 万以上的人死于自杀，即约每 40 秒钟死去一人，还有更多的人试图自杀。2012 年，全球 75% 的自杀发生在低收入和中等收入国家，是 15～29 岁人群的第二大死因。自杀包括自杀未遂和自杀死亡。每年有数以百万计的人经历自杀带来的丧亲之痛或受此影响。

20 世纪 90 年代以前我国一直被归为低自杀率的国家（<10/10 万），之后其调整自杀率在（14～33）/10 万，农村高于城市，女性高于男性。自杀是中国居民的第五位死亡原因，第二位伤害死因；15～34 岁人群的第一位死亡原因，也是这一年龄段女性的首位死亡原因，青壮年男性的第二位死亡原因（仅次于交通事故）。目前老年人群自杀问题较严重。中国农村老年人自杀死亡率比城市高 5 倍，特别是农村老年女性的自杀死亡率远高于其他国家。中国卫生部报告每年至少有 200 万人自杀未遂，即每分钟有 3 人自杀未遂，半数自杀未遂者为 40 岁以下的农村妇女。2008 年自杀监测死亡率（9.49/10 万）比 1995 年（18.27/10 万）下降了 48.0%；女性自杀死亡率下降更为明显。研究表明，每发生 1 例自杀，至少将有 5～6 名与自杀者密切相关人员会遭受严重的心理创伤，且每年可致数以万计不到 18 岁的孩子失去父亲或母亲。

1. 危险因素 主要的危险因素包括重疾、绝望或冲动、精神疾病、酒精或其他物质滥用、寻求卫生保健障碍、人际或社会关系丧失、失业或经济困难、易获得致死性工具或物品、自杀未遂史或家族史、系列自杀事件的不良影响等。自杀的主要影响因素是精神障碍、负性生活事件和老年人。在一般人群中，曾经自杀未遂是最重大的自杀风险因素。

2. 干预措施

(1) 预防策略：积极开展自杀研究和预防的社会动员，进行有效的大众健康知识传播；资源分配重点指向农村，确定自杀控制的优先领域和策略；降低致死性制剂的可得性；开展宣传教育工作努力提高高危人群的素质，提供可及性危机干预服务；开展社区卫生服务，及时发现并解决老年人的生活和健康问题；改善农村医疗急救设施，培训提高乡村医生急救能力；改善精神卫生服务水平，提高各级人员对精神障碍的识别率。

(2) 干预措施：① 全球各国多部门合作，提高预防意识；② 预防政策和规划研究，开展疏导治疗；③ 限制或减少获得自杀工具的可及性；④ 初保人员培训；⑤ 建立工作网；⑥ 高发区专项研究；⑦ 健康教育和咨询服务；⑧ 负责任的媒体报道等。

三、溺水的防制

据 WHO 估计，2012 年全球有 37.2 万人死于**溺水**（drowning），即每小时有 40 多人溺水死亡。溺水造成的伤亡约占全球总死亡率的 9%。溺水是非故意伤害死亡的第三大原因，占所有与伤害有关的死亡的 7%。溺水造成的全球性负担和死亡遍及所有经济体和地区，而中、低收入国家占非故意溺水死亡的 91%；非洲区域的溺水死亡率最高，比英国或德国分别高出 10～13 倍。在中国，溺水是 1~14 岁年龄段的第一位死亡原因,溺水死亡率呈逐年下降趋势,1991 年和 2000 年溺水死亡率分别为 7.90/10 万和 5.82/10 万,2005 年我国城市和农村溺水死亡率分别为 4.11/10 万和 6.09/10 万,但与发达国家如美国(2.58/10 万)和澳大利亚(3.2/10 万)相比仍属较高水平。

我国溺水死亡分布特点是:农村高于城市,主要集中在南方各省;一年四季均有发生,4~9 月多发,7 月为高峰;男性高于女性,年龄高峰为 1~4 岁。

1. **危险因素** 包括年龄小、不识水性、不识环境、游泳、失足落水、车船事故、职业工作导致等。从溺水发生场所来看,1~4 岁主要发生在室内脸盆、水缸或浴池,5~9 岁主要发生在水渠、池塘和水库,10 岁以上主要发生在池塘、湖泊和江河中。

2. **干预措施**

(1) 防控策略:运用工程干预、教育干预、强制干预、经济干预和评价五项策略。

(2) 干预措施:① 隔离水体,提高安全性,在池塘、江河、水库边等危险地带设立篱笆或警示标志,预防 5 岁以上儿童溺水;② 开展健康教育,保护高危人群,加强对儿童的监管,预防 5 岁以下儿童溺水死亡;③ 救护技术培训,提高溺水后及时援助和急救能力;④ 加强监测和评估,积累基础数据,为循证决策服务。

四、跌倒的防制

跌倒(falls) 指因疏忽或意外摔倒或坠落在地面或其他较低的平面上而导致的致死性或非致死性伤害,不包括他人或自己的故意伤害,以及从动物、燃烧的建筑物和交通运输工具上跌落,也不包括跌入火焰、水中或机械中。

据估计,全球每年发生的跌伤为 42.2 万次,80% 以上与跌倒有关的死亡都发生在低收入和中等收入国家,其中 2/3 以上的死亡发生在西太平洋和东南亚地区。每年有大约 3 730 万次跌伤需要治疗,导致丧失 1 700 万伤残调整寿命年。发病率最高的群体为 65 岁以上老年人、15~29 岁年轻人和 15 岁以下儿童。全世界几乎 40% 丧失的伤残调整寿命年发生在儿童身上。跌倒是老年人常见的问题,而且是老年人群伤残、失能和死亡的重要原因之一。在世界所有地区,60 岁以上成年人跌倒所致死亡率最高。60% 以上的跌倒死亡发生在 65 岁以上的老人,跌倒引起的骨折占老年人全部骨折的 87%。随着人口老龄化进程加快和期望寿命延长,为保持老年人较高的生命质量、降低医疗费用支出、减轻社会疾病负担,老年人跌倒的预防与控制已成为不容忽视的公共卫生问题和健康问题。

1. **危险因素** 老年人跌倒的危险因素可分为内在和外在两方面。

(1) 内在危险因素:① 生理因素,如平衡和步态障碍、中枢系统和运动系统功能的损害、各系统及器官功能退化;② 疾病,如心血管疾病、眼部疾病等;③ 药物及其副作用,如服用利尿剂、降糖药、精神药物等均可诱发跌倒;④ 心理因素,如跌倒史、沮丧、抑郁、焦虑以及不佳的心理状态等均增加跌倒的危险。

(2) 外在危险因素:① 环境危险因素,如室内灯光昏暗、路面湿滑、不平坦或有障碍物、卫生间没有扶栏、不合适的鞋或辅助行走工具、台阶和人行道缺乏修缮等均与跌倒有关;② 社会因素,如受教育程度、收入水平、享受卫生保健水平、室外环境安全设施、是否独居及与社会交往联系程度等都会影响到老年人跌倒的发生。

2. **干预措施** 主要预防控制策略与措施包括:① 加强针对性和适应性的锻炼,如散步、慢跑、太极拳等,以维持身体功能和预防跌倒;② 合理用药,如严格按医嘱用药、及时停用不必要或诱发跌倒的药物;③ 生活环境更安全,如消除或改善家庭易跌倒因素;④ 健康教育及其他,如健康教育能使老年人了解跌倒的后果、危险因素以及预防措施,积极治疗可能引起跌倒的有关疾病,有人照顾和心理关怀等。

(覃　思)

第十七章 | 突发公共卫生事件的预防与控制

导学

1. 掌握突发公共卫生事件的概念、特征、分类,突发公共卫生事件的预防策略和措施。

2. 熟悉临床医生在应对突发公共卫生事件过程中的作用。

3. 了解近年主要突发公共卫生事件及其危害。

随着全球人口的不断增长和资源的逐渐耗竭,突发公共卫生事件的危害也日益突出。从 2002 年 11 月至 2003 年 8 月,SARS 疫情在世界范围内全面暴发,席卷全球 30 余个国家和地区,导致全球发病 8 422 例,死亡 916 例;2009 年 4 月墨西哥、美国暴发甲型 H1N1 流感,随后在全球蔓延;2011 年 3 月 11 日日本福岛核电站核泄漏事故,被认为是自 1986 年乌克兰切尔诺贝利核泄漏以来最严重的核灾难;2015 年 8 月 12 日,天津滨海新区的爆炸事故造成巨大损失等,都是发生在我们身边刻骨铭心的突发公共卫生事件,对社会造成了极大的恐慌和危害。因此,如何有效预防、及时控制和消除突发公共卫生事件及其危害,指导和规范各类突发公共卫生事件的应急处理工作,最大限度地减少突发公共卫生事件造成的各种损失,保障公众身心健康与生命安全,已成为全球瞩目的焦点问题。

第一节 | 突发公共卫生事件概述

突发公共卫生事件的预防与控制是一项系统而复杂的工程,建立起一系列快速、有效的应急机制,最大限度地将突发性灾害降到最低,是国家在社会层面上应对突发公共卫生事件的有效举措。

一、突发性公共卫生事件

1. **概念** 突发公共卫生事件(emergent public health events)指突然发生,造成或者可能造成社会公众健康严重损害的重大传染病疫情、群体性不明原因疾病、重大食物和职业中毒以及其他严重影响公众健康的事件。

(1) 重大传染病疫情:指某种传染病在短时间内发生、波及范围广泛,出现大量的患者或死亡病例,其发病率远远超过常年发病率水平的情况。主要指病毒、细菌、寄生虫等病原微生物导致的传染病暴发。

(2) 群体性不明原因疾病:指在短时间内,某个相对集中的区域内同时或者相继出现的、具有共同临床表现的患者,且病例不断增加,范围不断扩大,又暂时不能明确原因的疾病。

(3) 重大食物和职业中毒:指由于食品污染和职业危害而造成的人数众多或者伤亡较重的中毒事件。

2. 突发公共事件的分类 根据突发公共事件的发生过程、性质和机制,主要分为以下四类:

(1) 自然灾害:主要包括水旱灾害、气象灾害、地震灾害、地质灾害、海洋灾害、生物灾害和森林草原火灾等。

(2) 事故灾难:主要包括工矿商贸等企业的各类安全事故、交通运输事故、公共设施和设备事故、环境污染和生态破坏事件等。

(3) 公共卫生事件:主要包括重大传染病疫情、群体性不明原因疾病、食品安全和职业危害、重大动植物疫情,以及其他严重影响公众健康和生命安全的事件。

(4) 社会安全事件:主要包括重大群体事件、重大刑事案件、重大社会活动、经济安全事件及涉外突发事件等。

根据突发公共卫生事件性质、危害程度、涉及范围,突发公共卫生事件划分为特别重大(Ⅰ级)、重大(Ⅱ级)、较大(Ⅲ级)和一般(Ⅳ级)四级,依次用红色、橙色、黄色和蓝色进行预警标识。

3. 基本特征 ① 突发性:多为突然发生,很难事先知道事件发生的时间、地点;② 准备和预防的困难性;③ 表现的多样性;④ 处置和结局的复杂性;⑤ 群体性;⑥ 后果的严重性。

4. 特别重大突发公共卫生事件

(1) 肺鼠疫、肺炭疽在大、中城市发生,并有扩散趋势,或肺鼠疫、肺炭疽疫情波及两个以上的省份,并有进一步扩散趋势。

(2) 发生传染性非典型肺炎、人感染高致病性禽流感病例,并有扩散趋势。

(3) 涉及多个省份的群体性不明原因疾病,并有扩散趋势。

(4) 发生新传染病或我国尚未发现的传染病发生或传入,并有扩散趋势,或发现我国已消灭的传染病重新流行。

(5) 发生烈性病菌株、毒株、致病因子等丢失事件。

(6) 周边以及与我国通航的国家和地区发生特大传染病疫情,并出现输入性病例,严重危及我国公共卫生安全的事件。

(7) 国务院卫生行政部门认定的其他特别重大突发公共卫生事件。

二、突发性公共卫生事件的预防控制方针和原则

1. 预防为主,常备不懈 提高全社会对突发公共卫生事件的防范意识,落实各项防范措施,做好人员、技术、物资和设备的应急储备工作。对各类可能引发突发公共卫生事件的情况要及时进行分析、预警,做到早发现、早报告、早处理。

2. 统一领导,分级负责 根据突发公共卫生事件的范围、性质和危害程度,对突发公共卫生事件实行分级管理。各级人民政府负责突发公共卫生事件应急处理的统一领导和指挥,各有关部门按照预案规定,在各自的职责范围内做好突发公共卫生事件应急处理的有关工作。

3. 依法规范,措施果断 地方各级人民政府和卫生行政部门要按照相关法律、法规和规章的

规定,完善突发公共卫生事件应急体系,建立健全系统、规范的突发公共卫生事件应急处理工作制度,对突发公共卫生事件和可能发生的公共卫生事件做出快速反应,及时、有效开展监测、报告和处理工作。

4. **依靠科学,加强合作**　应急工作要充分尊重和依靠科学,要重视开展防范和处理突发公共卫生事件的科研和培训工作,为突发公共卫生事件应急处理提供科技保障。各有关部门和单位要通力合作、资源共享,有效应对突发公共卫生事件。要广泛组织、动员公众参与突发公共卫生事件的应急处理。

三、突发性公共卫生事件的宏观防控

(一) 宏观预防措施

1. **建立统一的突发公共卫生事件预防控制体系**　国家与县级以上地方各级人民政府都须建立和完善统一的突发公共卫生事件预防控制系统,分级负责、反应及时、措施果断、依靠科学、加强合作,尽职尽责地做好工作,确保其正常运行状态。

2. **制订突发公共卫生事件应急预案**　国务院卫生行政主管部门制订全国突发公共卫生事件应急预案。省、自治区、直辖市人民政府根据全国突发公共卫生事件应急预案,制订本行政区域的突发公共卫生事件应急预案。

3. **搞好人才队伍建设**　县级以上各级人民政府,制订卫生人才队伍建设规划,特别要加强公共卫生人才、卫生管理人才、社区卫生服务人才和农村卫生人才队伍的建设。

4. **建立突发事件应急救治系统**　医疗卫生机构对因突发公共卫生事件致病的人员提供医疗救护和现场救援,对就诊患者必须接诊治疗;必要时按照规定程序实施转诊。

5. **作好应对突发公共卫生事件的物质储备**　地方各级政府保证突发公共卫生事件应急处理所需的医疗救护设备、救治药品、医疗器械等物资的生产能力储备、供应。相关部门保证应急设施、设备、救治药品和医疗器械等物资储备。

6. **保障突发公共卫生事件应急基础设施项目建设经费**　按规定落实对突发公共卫生事件应急处理专业技术机构的财政补助政策,及突发公共卫生事件应急处理经费。国务院有关部门和地方各级人民政府应积极通过国际、国内等多渠道筹集资金,用于突发公共卫生事件应急处理工作。

7. **开展突发事件应急知识的教育**　地方卫生行政主管部门不仅对公众开展突发公共卫生事件应急知识的专门教育,还定期对医疗卫生机构人员开展突发公共卫生事件应急处理相关知识、技能的培训,定期组织医疗卫生机构进行突发公共卫生事件应急演练。

(二) 宏观控制措施

1. **启动突发公共卫生事件应急预案**　国务院批准启动全国突发公共卫生事件应急预案;省(直辖市、自治区)批准启动省级突发公共卫生事件应急预案,并向国务院报告。

2. **设立突发公共卫生事件应急指挥部**　突发公共卫生事件发生后,国务院设立全国突发公共卫生事件应急处理指挥部,负责对全国突发公共卫生事件应急处理的统一领导、统一指挥,并且对突发公共卫生事件应急处理工作进行督察和指导。省级政府设立地方突发公共卫生事件应急处理指挥部,负责对本行政区域内突发公共卫生事件应急处理的统一领导、统一指挥。

3. **突发公共卫生事件的应急报告制度和举报制度**

(1) 县级人民政府应当在接到报告后 2 小时内向设区的市级人民政府或者上一级人民政府报

告;设区的市级人民政府应当在接到报告后 2 小时内向省、自治区、直辖市人民政府报告。省级人民政府必须在接到疫情等突发事件报告 1 小时内,向国务院卫生行政主管部门报告。

(2) 县级以上地方人民政府卫生行政主管部门在接到疫情等突发事件报告 2 小时内,向本级政府和上级卫生行政主管部门报告,并同时向国务院卫生行政主管部门报告。

(3) 突发事件监测机构、医疗卫生机构和有关单位发现应当报告的事项时,应当在 2 小时内向所在地县级人民政府卫生行政主管部门报告。

(4) 任何单位和个人都有权向人民政府或者政府部门报告突发事件,有权举报政府及有关部门的失职行为,对举报有功的,给予奖励。

(5) 对突发事件信息的发布主体和要求具有明确规定。

4. 采取控制事件扩散蔓延的紧急措施　各级政府及医疗卫生机构、公安机关、交通运输等相关部门服从突发公共卫生事件应急处理指挥部的统一指挥,立即到达规定岗位,采取有关的控制措施。

5. 组成强有力突发公共卫生事件应急队伍　各省区市应建立专家库及专业学术机构,储备人才,提供咨询。工作人员应定期接受技术培训,积累、充实紧急应对技能。建立一支应急处置队伍,作为应对事件的重要力量。

6. 开展突发公共卫生事件的科学研究　医疗卫生机构服从突发公共卫生事件应急处理指挥部的统一指挥,相互配合、协作,集中力量开展相关的科学研究工作。

第二节　突发公共卫生事件的预防与控制

全方位的预防和控制突发公共卫生事件已经成为我国现代化建设面临的重要课题。根据危机管理的周期理论提出的突发公共卫生事件的三级预防,对研究和探讨如何全面预防和控制突发公共卫生事件具有重要意义。

一、突发公共卫生事件的第一级预防(以传染病为例)

1. 密切关注卫生事件动态　在突发公共卫生事件发生初期,临床医生应该在当地政府和上级卫生行政主管部门的领导下,有针对性地广泛开展健康教育宣传工作,提供有关卫生知识的宣教;动员全体人群积极行动保护自己、保护家庭、正确应对突发事件;指导群众合理营养和平衡膳食,积极进行锻炼,合理用药。必要时在上级卫生主管部门的指导下针对健康人群进行免疫接种。

2. 积极、正确地应对事件的发生　突发公共卫生事件的发生常易引起社会的不安和人民群众一定程度的恐慌。临床医生应针对不同人群不同家庭的情况,开展心理咨询、疏导和宣传教育,使人群正确理解和积极应对突发事件,如向公众宣传预防控制突发公共卫生事件造成的疾病和健康问题的有关知识,指导群众做好个人防护,解释群众疑问,稳定群众情绪,帮助群众树立信心,为防治工作创造互相信任、互相鼓励、互相帮助的良好社会氛围。

3. 开展突发公共卫生事件相关疾病的防治研究　临床医生在突发性公共卫生事件发生后,应配合上级医疗卫生部门尽可能收集相关信息,为寻找病原、防止突发公共卫生事件暴发及科学研究提供依据;及时开展突发公共卫生事件早期防治方面的总结工作;密切关注科学研究机构的研究成果,及时有效地控制突发公共卫生事件;研究和分析突发公共卫生事件带来的其他健康和社会等问题,为今后更好地防治突发性公共卫生事件提供宝贵的经验。

二、突发公共卫生事件的第二级预防

1. **突发公共卫生事件的报告**　凡是法律规定的传染病,医护人员是疫情的法定报告人,是信息报告的"第一道关口"。临床医生作为卫生工作者,有机会在第一时间首次接触突发公共卫生事件的患者,并做出相应报告。临床医生需要强化责任意识和法律意识,在实施医疗服务中注意询问患者的接触史、发病史和观察患者的症状,做好鉴别诊断,在社区短时间内接诊或发现多例病因不明、症状相似的传染病、食物中毒患者,以最快方式向当地疾病预防控制中心和疾病监测机构或卫生行政机关作出报告,便于他们及时进行流行病学调查。每个临床医生应当对传染病做到早发现、早诊断、早报告、早隔离及早治疗。突发公共卫生事件的早期报告制度对于疾病预防控制、维护社会稳定具有重要的意义。

2. **采取有效可行的预防控制措施**　在有关部门做出反应之前,临床医生可以根据具体情况对社区内人群进行分类管理,具体指导,采取必要的预防控制措施,避免事件蔓延,保护公众健康不受损害。

三、突发公共卫生事件的第三级预防

1. **治疗突发公共卫生事件中的患者**　临床医生在实施医疗服务中注意询问患者接触史、发病史和观察患者的症状和体征,做好鉴别诊断,在短时间内接诊或发现多例病因不明、症状相似的传染病、食物中毒患者,要根据自身临床治疗和卫生服务能力对他们提供必要的现场急救,意识到可能已经发生或即将发生突发公共卫生事件,应尽快转诊,并将病历记录的复印件转送至接诊或指定的医疗机构。另外,卫生服务机构内应当采取卫生防护措施,做好医护人员自身保护,防止交叉感染和污染,尤其在转送患者或疑似患者后根据具体突发公共卫生事件进行严格消毒和正确隔离。

2. **做好出院患者的康复和随访工作**　因突发公共卫生事件致病的患者经上级医疗卫生部门治疗出院后,了解患者的病情及出院后的注意事项。卫生服务机构要对患者进行社区康复治疗和出院后随访,如有必要,要进行家庭管理,及时提醒患者遵医嘱服药和定期回医院复查。

四、医疗机构在应对突发公共卫生事件过程中的作用

在应对突发公共卫生事件中,医疗机构是医疗救治体系的重要力量。医疗机构及临床医护人员的正确应对处置,对降低突发公共卫生事件危害程度起着重要的作用。2003 年席卷我国大部分地区的 SARS 疫情再次证明医疗机构作为守门人在应对突发公共卫生事件时具有不可替代的作用。医疗机构在应对突发公共卫生事件需要采取的措施主要有:

1. **制定应急预案**. 根据近年来突发公共卫生事件的发生特点,制定各级部门应对突发公共卫生事件的应急预案,对有效预防、及时控制和消除突发事件的危害,保障医院广大职工及就医者的身体健康与生命安全,维护正常的医疗秩序具有重要作用。

2. **人员培训**　医疗机构各有关部门应该制定培训计划,采取全院培训与重点科室培训相结合,专题讲座和技术演练相结合方式进行培训。突发事件应急处理主管部门应认真研究各自主管范围内最可能发生的突发事件,估计可能发生的情况,拟定应该采取的对策,制定培训计划,对相

关人员实施培训。培训教师为公共卫生专家和疾病预防控制中心人员以及院内专家和各科室主任等。培训内容涵盖各类突发事件的监测、预警、识别、报告、应急处理技术、群体防护、个体防护、现场救护等。

3. 制定应对突发公共卫生事件组织措施

(1) 成立突发事件应急处理指挥部：指挥部由医院院长及有关部门负责人组成，负责对医院内突发公共卫生事件应急处理的统一领导、统一指挥。各有关部门负责人应在各自的职责范围内做好突发事件应急处理的有关工作。

(2) 建立应急救治队伍：抽调全院重点科室的医护人员骨干参加医院的急救医疗队。建立以传染病科、内科、外科、急症科、ICU、护理部为中心的应急医疗队伍。

(3) 建立医疗机构信息管理体系：医疗机构对日常的院内感染、慢性病等应建立及时报告制度。对突发疫情，各级医院及医院内各科室之间应互相通报、传递疫情信息，共享病情，采取相应对策，分工合作，联合防治。对突发公共卫生事件要及时启动预案，落实逐级上报制度。

4. 医疗机构的应急物资准备　急救物资准备和管理实行责任制，由医疗机构负责人指定专门科室负责。将相关科室例如隔离病房、手术室、供应室的负责人编入指挥小组，以保证应急时物质能及时到位。

（吴建军）

附录一 城市社区卫生服务中心设置基本标准

一、设置原则

1. 以区域卫生规划为指导,以社区构成为依据,以社区居民需求为导向。

2. 充分利用现有卫生资源,避免重复建设,优化卫生资源配置。

3. 非营利性质,原则上以公立为主,鼓励其他经济成分力量举办社区卫生机构。

二、基本功能

(一) 社区诊断

开展社区卫生状况调查,进行社区诊断,了解社区居民健康状况,制定和实施社区卫生工作计划。对社区爱国卫生工作予以技术指导。

(二) 健康教育

1. 针对社区主要健康问题,明确社区健康教育的重点和对象,主要内容及适宜方式。

2. 开展健康教育和健康促进,指导社区居民纠正不利于身心健康的行为和生活方式。

3. 配合开展免疫接种,预防性病、艾滋病,开展无偿献血、生殖健康、禁毒及控烟等宣传、教育。

(三) 传染病、职业病、地方病、寄生虫病防治

1. 开展传染病、职业病、地方病及寄生虫病的社区防治。

2. 执行法定传染病登记与报告制度,并协助开展漏报调查。

3. 配合有关部门对传染源予以隔离以及对疫源地进行消毒。

4. 指导恢复期患者定期复查并随访。

5. 开展计划免疫及免疫接种工作。

(四) 社区医疗

1. 开展常见病、多发病和诊断明确的慢性病的医疗服务。

2. 提供会诊、转诊服务。

3. 急危重症的现场紧急救护及转诊。

4. 家庭出诊、家庭护理、家庭病床等家庭医疗服务。

(五) 慢性非传染性疾病的防治

1. 开展健康指导、行为干预。

2. 开展重点慢性非传染性疾病的高危人群监测。

3. 对重点慢性非传染性疾病的患者实施规范化管理。

4. 对恢复期患者进行随访。

（六）妇女保健

1. 开展围产期保健、产前保健、产后保健、更年期保健的检查、指导、咨询工作。

2. 配合上级医疗保健机构开展妇科疾病的筛查。

（七）儿童保健

1. 新生儿期保健、新生儿访视及护理指导、母乳喂养咨询及指导。

2. 开展婴幼儿期保健；学龄前期保健工作，包括早期教育、营养指导、生长发育评价及监测和托幼机构卫生保健的指导。

3. 开展学龄期保健及儿童期常见病、多发病及意外伤害的预防指导。

（八）精神卫生

1. 开展精神卫生咨询、宣传与教育。

2. 及时发现精神疾患，根据需要早期干预。

3. 配合开展康复期精神疾患的监护和社区康复。

（九）老年保健

1. 了解社区老人的基本情况。

2. 指导老人进行疾病预防和自我保健。

3. 指导意外伤害的预防、自救和他救。

（十）开展康复治疗及咨询；开展计划生育技术服务及相关咨询

（十一）提供个人与家庭连续性的健康管理服务

（十二）开展社区卫生服务信息资料的收集、整理、统计、分析和上报

三、基本设施

1. 业务用房使用面积不能少于 400 m^2，布局合理，符合国家卫生学标准及体现无障碍设计要求。

2. 根据社区卫生服务功能、居民需求、社区资源等配置一定数量的设备。

3. 设备

1) 基本设备按《医疗机构管理条例》中的相应标准执行。至少拥有以下设备：接种器材、妇女健康检查器械、儿童体格测量用具、健康教育基本设备、康复器械、抢救床、氧气瓶、氧气袋、洗胃器、电动吸引器、呼吸球囊、气管插管、针灸器具、B超、心电图机、X线机、化验三大常规必备器材、药品柜、无菌柜、高压灭菌设备、紫外线灯、床单元设备、出诊设备、资料柜、电冰箱、电脑及打印机设备。

2) 开展的诊疗科目所必需的其他设备。

3) 具备医患联络、医疗双向转诊必要的通讯、交通设备。

4) 具备与基本医疗保险工作相适应的信息管理等设备。

4. 常用中、西药品和急救药品的管理及配备，按照新《药品管理法》的有关规定执行。二十类急救药品包括：中枢神经兴奋药；抗休克药；强心剂、抗心律失常药；血管扩张药；脱水、利尿药；降血压药；止血药；平喘药；镇痛药；抗过敏药；激素类药；解痉药；解毒药；水电解质平衡药；抗菌药；止吐药；局麻药及各种液体。

四、科室设置

1. 预防保健科：计划免疫室、妇女保健室、儿童保健室、健康教育、计划生育技术指导咨询室。
2. 全科医疗科：全科诊室、急诊室、治疗室、处置室、康复室等。
3. 药房、化验室、X 光室、信息资料室等。
4. 其他科室可根据需要适当设置。

五、人员配置

1. 从事社区卫生服务的专业技术人员须具备法定执业资格。
2. 根据功能、任务、服务人口需要，配置适宜数量的卫生技术人员，每万人口至少配备 2 名全科医师，且相对固定于服务的人群。全科医师与护士之比为 1∶1.5～2，并按实际服务项目配备相应的预防保健、健康教育、药剂、检验、放射及信息管理等专职人员。所有医护人员在上岗前，必须接受全科医学及社区护理知识培训，取得合格证后方可上岗，并逐步向全科医师过渡。

六、管理制度

1. 各类职业道德规范与行为准则。
2. 各类人员岗位职责。
3. 各类人员培训、管理、考核与奖惩制度。
4. 社区预防、保健、健康教育、计划生育、医疗和康复等各项技术服务工作规范。
5. 家庭医疗卫生保健服务规范。
6. 会诊与双向转诊制度。
7. 服务差错及事故防范制度。
8. 医疗保险服务工作制度。
9. 消毒隔离制度。
10. 医疗废弃物管理制度。
11. 财务、药品、设备管理制度。
12. 信息、档案资料管理制度。
13. 社区民主监督与评价制度。
14. 其他有关工作制度。

附录二　城市社区卫生服务站设置基本标准

一、设置原则

1. 依据区域卫生规划和社区人口分布情况科学合理布局。
2. 综合现状与沿革,医疗与预防保健网并用。
3. 覆盖社区人口为1万~3万人。
4. 一般隶属于社区卫生服务中心,条件具备的也可单独设置。

二、基本功能

1. 开展社区居民健康调查,建立健康档案,开展健康教育,实施健康促进。
2. 开展免疫接种,传染病的预防与控制及疫情报告工作。
3. 开展一般常见病、多发病的诊疗以及诊断明确的慢性病的规范化治疗及管理工作。
4. 提供上门医疗服务,即家庭出诊、家庭护理、家庭病床等。
5. 提供个人或家庭的合同式保健服务。
6. 提供双向转诊服务。
7. 提供心理卫生咨询工作、家庭与社区康复指导。
8. 提供计划生育宣传与服务。

三、人员配备

1. 从事专业技术工作人员必须具备相应的法定执业资格。
2. 站负责人应懂管理,接受上岗前的全科医学岗位培训和社区管理的双重培训。
3. 根据功能、任务及服务人口需求,配备适宜类别、层次和数量的卫生技术人员,原则上每站至少配备1名全科医师和2名护士。
4. 待国家有关部门颁布社区卫生服务机构人员编制标准后,按有关规定执行。

四、基本设施

1. 业务用房使用面积不能少于60 m²,布局合理,符合卫生学,体现无障碍设计要求。
2. 设立诊断室、治疗室、药房,预防保健及资料管理室,设有固定的健康教育专栏。
3. 基本设备与提供的卫生服务相适应,同时具备必要的通信设备与基本医疗保险工作相适应的信息管理设备。

至少拥有以下设备:接种包、妇女健康检查器械、儿童体格测量用具、健康教育基本设备、康复器械、诊查床、氧气瓶(氧气袋)、针灸器具、心电图机、血压计、听诊器、体温计、压舌板、处置台、一次性注射器、输液器、药品柜、资料柜、污物桶、高压灭菌设备、紫外线灯、电冰箱、电脑及打印机、电话等。

4. 具备基本常用药物,包括一般中成药品和急救药品。

五、管理制度

参照《城市社区卫生服务中心设置基本标准》。

主要参考文献

[1] 申杰.预防医学.[M].2版.上海：上海科学技术出版社,2012.

[2] 傅华.预防医学.[M].6版.北京：人民卫生出版社,2013.

[3] 史周华.预防医学.[M].2版.北京：中国中医药出版社,2016.

[4] 孙长颢.营养与食品卫生学.[M].6版.北京：人民卫生出版社,2007.

[5] 中国营养学会.中国居民膳食指南(2016年)[M].北京：人民卫生出版社,2016.

[6] 国家食品安全风险评估中心.特殊医学用途配方食品系列标准实施指南[M].北京：中国标准出版社,2015.

[7] 孙秀发,凌文华.临床营养学.[M].3版.北京：科学出版社,2016.